조선의 침구 전문서

허임 침구경험방
許任 鍼灸經驗方

저자 허 임

감수 김남수
김만일

번역 강상숙
원치만
이은화

사단법인 허임기념사업회

저자

허임

감수

김남수: 침구사, 서울맹학교 교과서제정위원 및 심의위원, 중국 북경 침구골상학원 객좌교수, 세계침구학회연합회(WFAS) 침구의사고시위원 및 교육위원, 사단법인 대한침구사협회 봉사단장, (사)허임기념사업회 대표이사, 녹색대학 석좌교수, (사)남북학술교류협회 이사, 남수침술원 원장, 현 뜸사랑 회장, 현 정통침뜸연구소 이사장

김만일: 고려대학교 사학과 졸업, 고려대학교 대학원 사학과 석사 · 박사 과정 졸업, 한림대학교 부설 태동고전연구소 한학연수과정 수료, 현 한림대학교 부설 태동고전연구소 교수, 현 청명문화재단 상임이사, 현 태동고전연구소 소장, 현 (사)허임기념사업회 이사

번역

강상숙: 중등학교 국어교사, 정통침뜸교육원 졸업, 뜸사랑 제4기 뜸요법사, 뜸사랑 봉사단 교육분과 운영위원, (사)허임기념사업회 연구위원

원치만: 정통침뜸교육원 졸업, 뜸사랑 제1기 뜸요법사, 녹색대학교 침뜸 강사, 뜸사랑 정통침뜸교육원 침뜸의학 교수

이은화: 상해중의약대학 중의학과 졸업, 포천중문의대 대체의학대학원 졸업, 정통침뜸교육원 졸업, 뜸사랑 제6기 뜸요법사, 정통침뜸연구소 수석연구원

기획진행 · 손중양

편집 · 유승희

침구경험방

사단법인 허임기념사업회

침구경험방/목차

일러두기

1. 침구경험방의 앞부분에 있는 목차와 본문의 목차가 상이하므로 앞부분 목차를 따르지 않고 원문에 있는 본문 제목으로 목차를 만들었다.
2. 족임읍과 두임읍, 족삼리와 하삼리 등 경혈의 이름은 본문의 표현을 그대로 살렸다.
3. 태충과 대충, 태계와 대계는 원문에서 혼용해서 쓴 그대로 표기했다.
4. 풀어쓰기 힘든 병증명은 각주를 달았다.
5. 원문에서 뜸의 장수를 나타내면서 二七, 三七, 七七이라고 표현한 부분은 2·7, 3·7, 7·7장으로 원문의 표현을 그대로 살렸다. 이는 二七장은 14장, 三七장은 21장, 七七은 49장을 의미한다.
6. 서울대학교 규장각 판본을 토대로 번역하였으나 간혹 식별이 불가능한 글자는 행림서원본을 참고하였다.

해설 : 허임 침구경험방의 의료사적 위치

조선 침구전문서의 효시

'침구경험방'(1644년 초판 간행)은 우리나라 침구전문서의 효시라고 할 수 있다. 조선 사람의 임상을 바탕으로 편찬하여 조선의학의 창출을 선도해 나가는데 분수령 같은 역할을 한 책이다.

사실 당시까지만 해도 침구의서는 대부분 중국의서를 수입하여 그대로 쓰거나, 베껴서 간행하거나, 재편집하는 정도를 넘어서지 못했다. 세종 때의 향약집성방 침구편이나 침구택일편집, 선조 때 유성룡이 쓴 침구요결 등도 거의 송나라 원나라 명나라 침구서를 그대로 인용했을 뿐이다.

침구경험방보다 30여년 앞서 나온 동의보감도 임상의학 창출보다는 의학경전 재구성을 통한 집대성의 의미가 크다. 침구부분도 재구성이라는 의미는 주목할 수 있으나, 이 또한 모두 중국의서를 인용한 것이다. 동의보감 침구편(鍼灸篇)과 병증별 침구처방은 그때까지 존재해왔던 중국의 의방서를 일목요연하게 정리하여 편집한 것일 뿐 조선의 임상을 바탕으로 한 의학이라고 할 수가 없는 것이다. 반면 허임의 침구경험방은 자신의 임상경험을 바탕으로 조선의 침구술을 정리한 침구전문서이다. 따라서 중국의 침구의학 서적이 아니라 조선의 침뜸의학 서적은 허임의 침구경험방에서 비롯된다고 할 수 있는 것이다.

조선의 임상의학 창출 선도

침구경험방은 그동안 중국의 의학경전에 의존하던 데서 조선의 침뜸의술이 독자적으로 자리를 잡도록 하는데 결정적인 역할을 한다.

허임은 침구경험방 서문에서 "감히 스스로를 옛사람의 저술에 견주려는 것이 아니라 단지 일생동안 고심한 것을 차마 버릴 수 없었기 때문이며, 읽는 사람들이 궁리해서 구급활명에 조금이라도 보탬이 있기를 바랄 뿐이다"라며 자신의 평생에 걸친 임상경험을 후대 사람들에게 전수하려는 뜻임을 밝히고 있다. 실제 임상을 한 결과라는 점은 의료현장으로 허임의 침구법이 파급되는데 크게 영향을 미쳤다. 그 후 조선의 의료는 허임의 침구경험방이 대세를 이루었다. 판본으로도 여러 차례 간행되었고, 전국각지에서 필사본으로도 수없이 만들어졌으며, 언해본까지 나왔다. 침구경험방의 발문에 쓴 '집집마다 신의 의술을 만날 수 있도록 하려는 간행취지'가 이루어져 침구가 백성들의 생활의술로 널리 자리를 잡았다.

17세기말 18세기 초 조선에 유학 왔던 일본 오사카 출신 의사 야마가와쥰안(山川淳菴)은 일본으로 허임의 침구경험방을 가져가 판본을 내면서 "나는 젊은 시절 조선에 유학하였다. 면학하는 틈틈이 의인(醫人)을 접하여 자주 침구(鍼灸)가 의가(醫家)의 요체라는 말을 들었다. 또한 실제로 병을 고치는데 그 효험이 가장 빠른 것을 목격하였다. 그리고 치료방법으로써 첫째가 모두 허씨(許氏)의 경험방을 배워서 하는 것이었다."라며 '조선 침구술의 목격담'을 전하고 있다.

그는 조선이야말로 침자(鍼刺)가 가장 뛰어난 나라라고 말하고, "평소 중국에까지 그 명성이 자자했다는 말이 정말 꾸며낸 말이 아니었다."고 털어놓으면서 이 탁월한 조선의 침구술이 하나같이 허임의 침뜸법이라는 것을 말하고 있다. 이 목격담에서 허임의 침구경험방이 조선의 의료사에 얼마나 큰 영향을 미쳤는지 가늠해 볼 수 있다.

임상경험의 정리에 충실했던 침구경험방은 이렇듯 조선 후기의 의학 풍토를 선도(先導)해 나갔다. 의학경전이 아닌 임상경험을 중시하는 경향을 이끌어 조선의 의학을 창출해 나간 것이다. 이 때부터 의원 자신이나 다른 의원의 경험을 소중히 취급하고, 경험이나 징험(徵驗)에 대한 논의도 활발히 이루어진다.

17세기 이후 19세기까지 험(驗)자가 들어간 의서가 그 이전 시기보다 훨씬 많이 출간되는 등 침구경험방 간행 이후 임상경험은 대단히 중요한 사항이 되었다. 17세기 이전까지만 해도 험(驗)자가 들어간 의서가 불과 몇 종에 불과했으나, 이 시기 이후에는 알려진 것만 해도 수십 종에 이른다고 한다. 이러한 경향은 침구분야만이 아니라 의학 전반에 나타난 현상으로 되었다.

침구 전반 내용 갖춘 실용적 침구의서

침뜸에 대해서만 쓴 허임의 침구경험방은 1권 분량의 책으로 실제 침구치료에 써먹을 수 있는 실용적 침구의술서(鍼灸醫術書)다. 책머리에는 저자 허임의 서(序)가 실려 있고, 말미에는 내의원제조(內醫院提調) 이경석(李景奭)의 발(跋)이

붙어있다. 발문에 의하면, 이경석은 영의정의 명으로 당시의 호남관찰사(湖南觀察使)인 목성선(睦性善)에게 부탁하여 간행했다고 한다.

침구경험방은 침구이론을 요약하고, 질병별 침뜸치료에 대한 허임 자신의 임상경험을 최대한 간결하게 서술하려고 했다. 모두 52항목으로 구성되어 있는 이 책은 병기, 경혈, 경락, 침구이론(보사법, 금기, 취혈법등), 병증별 침구처방, 침구기법과 시술경험에 대한 언급 등 침구 전반에 걸친 내용을 두루 갖춘 침구의서이다. 특히 각론에서는 신체 부위별, 내과·외과·전염병·부인병·어린이병 등을 계통별로 나누어 분석·정리하였다.

의약에 관한 단어 중 몇 군데는 한글을 덧붙였다. 주로 허임 자신의 경험을 토대로 하여 편술한 것이고, 특히 뜸을 이용한 치료법에 큰 비중을 두고 있다.

침구경험방이 조선시대 국내에서 몇 차례나 판본이 간행되었는지 알기 어렵다. 규장각에는 1644년에 간행된 초간본과, 초간 간행 후 20여년 후에 중간된 것으로 보이는 판본이 있다. 또 연도를 확인할 수 없는 목판본과 필사본이 있다.

그 외에도 한독약품 의약사료관 등에 목판본이 있는 것으로 알려져 있다. 이러한 사실은 침구경험방이 초간 이후에도 여러 차례 활자나 목판으로 중간되었음을 말해 준다. 필사본은 다양하게 존재한다. 공주에 사는 허임의 후손이 소장하고 있는 침구경험방도 필사본이고, 연세대 의대 동은의학 박물관과 허임기념사업회도 오래 된 것으로 보이지는 않지만 필사본을 한 종씩 소장하고 있다. 침구경험방은 분량이 작아 헤아릴 수 없이 많은 필사본이 있었을 것으로 보인다. 언해본(諺解本)도 판본으로 있었다는 기록이 있다. 필사본으로 침구경험방을 언해한 책은 최근에 경북대학교 남권희 교수에 의해 발굴됐다.

목판본은 물론 필사본이 여러 종으로 존재하고, 언해본과 언해 필사본까지 있는 것으로 보아 민간에서 침구경험방이 대단히 널리 활용되고 있었음을 짐작할 수 있다.

허임(許任)이 1644년(인조 22)에 쓴 침구의서(鍼灸醫書)인 이 책은 우리나라 침뜸의술의 발전과 대중화에 결정적인 역할을 했다. 당시 조선에서는 성종 이후 침구전문업종이 정착되어 침구의원들의 의술이 더욱 발전하고 있었다. 중국 의서를 베끼는 것이 아니라 우리나라에서 독창적인 침구전문서가 나온 데는 우선 침구전문업종의 정착이라는 의료제도사적인 배경이 있었다.

제도사적 배경, 침구전문업종

조선시대 침구전문업종의 창설과 정착과정을 살펴보면 그리 순탄치 않았다는 사실을 확인할 수 있다.

조선 초기 중추원사로 전의 제조(典醫提調)를 맡고 있던 황자후(黃子厚)가 세종대왕에게 '침구(針灸)를 전문으로 하는 업종'을 창설할 것을 건의했다. 그가 세종에게 " … 또 병을 속히 고치는 데는 침과 뜸만한 것이 없습니다. 의원으로서 침놓고 뜸뜨는 구멍을 밝게 알면, 한 푼의 약도 쓰지 않고 모든 병을 고칠 것이니 … 전문(專門)을 세우고 주종소(鑄鍾所)로 하여금 구리로 사람을 만들게 하여, 점혈법(點穴法)에 의하여 재주를 시험하면, <의원을> 취재(取才)하는 법이 또한 확실할 것입니다. … "하니, 예조에서 심의하여 아뢰도록 하였다.

5년 후인 세종20년(1438년) 매년 침구전문생을 3인씩 채용하여 삼의사(三醫司: 내의원, 전의감, 혜민국)에 1명씩 배치하는 형태로 이루어진다. 그러나 이 제도는 4년 후 폐지되고 만다. 그러다가 단종 즉위년(1452) 5월에 임원준(任元濬)의 건의에 따라 침구전문법이 부활되지만, 세조 때에 다시 전문별 취재가 폐지된다.

마침내 성종 3년(1472) 침구의(鍼灸醫)만은 그 필요성이 인정되어 침구전문법을 별설(別設)하여 삼의사에 배치하게 된다. 이 제도는 경국대전에 명시되어 자리를 잡았다. 성종은 의학권려(醫學勸勵) 10조를 정하는 중에 침구의(鍼灸醫)를 따로 설치할 것을 명하였다. 그리고 성종 16년(1485), 조선 최고의 법전『경국대전』의 의과 취재에 침구분야의 취재를 분리 · 독립할 것을 법으로 규정하기에 이르렀다.

전국 각지 침구의원 내침의로 특채

침구전문업종의 창설 이후 침구분야가 전문영역으로 정착하면서 크게 발전했다. 특히 17세기에는 조선의학사 중에서도 침구의학이 괄목할 정도로 발달한 시기다. 허임과 동시대에 활동한 침의(鍼醫) 중에서 조선왕조실록 등에 기록이 남아 있는 경우만 대략 추려 보아도 이들이 침의로 발탁되기 전 활동지가 전국 각지에 걸쳐 있음을 알 수 있다. 충청도 옥천의 전징(全徵), 경상도 거창의 김귀상(金龜祥), 전라도 김제의 김영국(金英國) 등등. 내침의들은 지방의 침구의원으로서 명성이 널리 알려져 내의원으로 천거되어 들어 온 경우가 대부분이다. 경우에 따라서는 내의원에서 각 도감사(道監司)로 임금의 명을 전하고 말(馬)을 보내어 상경케

하기도 했다. 이는 당시 백성들 가운데서 병을 치료해온 침구의원들이 만만치 않은 실력가들이어서 왕실의 침구치료를 위해 특채 했다는 것을 의미한다. 특히 선조 광해군 인조 때에 이르러서는 전란으로 인한 고통이 심한데다, 임금이 직접 자주 침구의 치료를 받게 되어 침의(針醫)들을 우대 하였으므로 침구술법은 더욱 발전하였다.

침구분야 전문영역 발전에 기여

침뜸전성시대의 침구술 발전을 단적으로 보여주는 것이 허임의 침구법이고, 그 이후의 침구술을 선도 해 나간 책이 허임의 침구경험방이다.

허임의 침구술이 어느 정도인지는 침구경험방 발문에 잘 나타나 있다. 당시 춘추관이면서 내의원 제조를 맡고 있던 당대의 문장가 이경석이 침구경험방의 발문에서 “태의 허임은 평소에 신의 의술로 일컬어졌고 평생 동안 치료한 사람은 다 꼽을 수가 없다. 그중에서는 죽어가는 사람을 살려낸 경우도 많아 일세에 명성을 떨쳤으며 침의들에게서는 으뜸으로 추앙되었다.”고 표현하고 있다.

이경석은 또 발문에서 “지금 나라의 재상인 북저 김류가 내국의 도제조를 맡고 있고, 내가 마침 그 아래 있어 이 경험방을 호남관찰사 목성선공에게 부탁하여 간행하게 하였으니, 임금님께서 만백성을 건강하게 살도록 하려는 뜻을 받든 것이다. 훗날 이런 것을 보는 사람들은 이를 이어가야 할 것이다.”라며 당시 영의정의 명으로 관찰사까지 동원하여 침구경험방을 펴낸다고 밝히고 있다. 당시의 인쇄술이 발달했다고는 하지만 판본으로 책을 하나 펴내는 데는 적지 않은 재원이 들어간다. 가난한 침구의원이 판본을 낸다는 것은 불가능하기 때문에 국가적인 사업으로 침구경험방이 간행된 것이다. 한 의원의 임상경험을 국가적인 사업으로 정리 출판해 낸 것은 그 의술이 그만큼 백성들을 위해 필요하다고 보았기 때문일 것이다.

허임의 침구경험방은 침의들의 전문적 영역을 더욱 활성화 시켜서 효종 2년(1651년)에 내의원의 부속청으로 침의청을 설치하는데까지 영향을 미쳤다. 침구경험방 간행 7년 후에 설치한 침의청에는 12인의 침의가 근무했다.

조선시대 중기부터 후기 철종 때까지 내의원 근무자 명단이 적혀 있는 고문서(古文書) 가운데는 「내침의 선생안」이 따로 있다. 이에 따르면 내의원에 근무한 침의만 해도 202명이었다. 이 기록은 허임시대를 전후해서부터 조선 후기까지의 명단이다.

이들 내침의(內鍼醫)들은 대다수가 과거시험을 거치지 않고 천거를 통해서 내의원의 침의가 된 사람들이었다. 대부분이 과거시험을 거쳐 내의원으로 된 다른 의관의 경우와는 정반대의 양상이다. 과거시험을 보지 않은 내의원 침의가 이렇게 많은 것은 민간에서 오랜 임상경험을 통해 습득하는 침술의 특징을 나타내는 것이기도 하다.

침의(鍼醫)들은 구한말 근대적 의료가 자리를 잡아가는 시기에도 의료현장에서 침구치료를 전문으로 하는 의원으로 활동했다. 1866년에 반포한 대전회통과 1867년 육전조례 상에도 전의감과 혜민서에 침의를 별도로 두고, 내의원에도 침의청이 그대로 존속했다. 1900년(光武 4년)에 내부병원을 광제원(廣濟院)으로 개정했는데, 광제원에도 본원의 직제에 의사 7인 가운데 대방의[漢方醫]와 별도로 침의(鍼醫)를 두었다. 조선시대 침의들은 구한말 근대적 의료기관에서도 전문의료인으로 활동하고 있었던 것이다.

침구분야가 전문영역으로 자리를 잡아 발전하는데 몇 백 년까지 영향을 미칠 정도로 조선 침구전문서의 효시인 침구경험방의 내공은 강했다.

일본 · 중국에서의 간행

침구경험방은 조선 최초의 본격적인 침구전문서로 동북아지역 전체 의학사에도 그 위상이 뚜렷하다. 간결하면서 실용적인 이 책은 허임 자신의 독창적인 견해와 임상가로서 치료경험을 많이 수록하고 있어 일찍부터 일본과 중국에서도 이 책의 가치에 주목했다.

일본에서 온 유학생 야마가와쥰안(山川淳菴)은 일본으로 돌아갈 때 침구경험방을 가져갔다. 이를 가지고 1725년 일본판본 침구경험방이 처음 간행됐다. 중국의 중의고적출판사(中醫古籍出版社)가 1994년에 영인(影印)으로 간행한 침구경험방이 일본에서 1778년에 간행한 판본을 사용하고 있다. 이것으로 보아 1778년에도 일본에서 '침구경험방'을 간행한 것을 알 수 있다. 적어도 일본에서 판본을 두 차례 이상 간행한 것이다.

중국에서는 청나라 말기 침구경험방을 표절하여 간행했다. 1874년에 랴오룬홍

(廖潤鴻)이라는 침구의원이 지은 것으로 알려져 왔던 침구집성(鍼灸集成)이 실제로는 허임의 침구경험방과 동의보감의 침뜸 부분을 그대로 베낀 것이라는 사실이 밝혀졌다. 이 책은 청대(淸代)의 대표적 침구의서 중 하나로 최근에 이르기까지 중국에서 여러 차례 간행되었다.

한편 조선에서는 침구경험방 간행 이후 허임을 포함하여 네 사람의 의가의 경험방을 수집하여 펴낸 사의경험방(四醫經驗方)이 나왔다. 거기에도 침구경험방과 관련된 내용을 찾아볼 수 있다.

또 독자적인 보사법으로 널리 알려진 사암침법에도 허임의 침구경험방은 일정한 영향을 미쳤다. 사암이 지은 것이라는 사암침법이라는 책의 치료편 중에도 허임 침구경험방을 인용한 내용이 밝혀지고 있는 것이다.

평생에 걸친 침구의원의 염원

허임은 어릴 때 부모님의 병을 진료한 의원으로부터 침구의술을 배운 뒤 평생을 고통 받고 신음하는 병자들과 함께 했다. 그리고 평생의 임상경험을 널리 그리고 후대까지 전하여 백성들의 고통을 덜어주고자 침구경험방의 저술에 힘을 쏟았다.

그는 책 서문에서 "이제는 늙어서 그나마 올바른 법이 전해지지 못할까 근심하고 있다."며 노침구의원(老鍼灸醫員)의 심경을 피력했다. 또 "읽는 사람들이 궁리해서 구급활명에 조금이라도 보탬이 있기를 바랄 뿐이다"라며 자신의 평생에 걸친 임상경험을 후대 사람들이 널리 활용하기를 기대했다.

그 후 침구경험방(1644)이 판본으로 여러 차례 간행되고, 전국각지에서 필사본으로도 수없이 만들어졌고, 언해본과 언해필사본까지 나와 백성들의 생활의술로 자리를 잡았다. 조선 숙종 때 실학자 홍만선이 쓴 『산림경제』와 이를 증보 1766년(영조 42년)에 유중림이 간행한 『증보산림경제』(增補山林經濟)라는 농서(農書)에도 민간에서 쉽게 이용할 수 있는 구급방으로 허임의 침구경험방의 내용을 인용해 실었다. 허임의 뜻은 이루어지고 있었다.

그러나 일제시대 서양의학에 밀려 우리나라 정통의료인 침구가 유사의료가 되고 침구의원이 유사의료업자로 전락되었으며, 급기야 1962년 침구사 양성제도가 폐지되는 바람에 수 백 년 이어온 조선 침구의원의 역사가 단절되면서 침구전문서도 빛이 바래갔다. 하지만 최근 들어 몇몇 전문가들이 고심과 정성을 모아, 침구경험방을 번역하고 허임 선생의 뜻을 전하려 하고 있어 고무적이다.

이제 사단법인 허임기념사업회도 활동을 시작하고, 그 첫 출판 사업으로 침구경험방을 가능한 한 원문에 충실하여 새로 번역한 것은 침구의원의 역사와 허임 선생의 염원을 오늘을 살아가는 사람들이 다시 새기도록 하자는 뜻으로 알고 있다. 읽는 사람들이 그 뜻을 잊지 말기를 바란다.

2006년 6월

손중양

(사)허임기념사업회 이사

정통침뜸연구소 상임이사

서문

서문

鍼灸經驗方序

경에서는 "사기가 들어온다는 것은 반드시 기가 허한 것이다"라고 했다. 무슨 연유인가? 일반적으로 사람들의 질병은 음식을 조절하지 못하고, 주색이 정도가 지나쳐 바람[風], 차가움[寒], 더위[暑], 습함[濕]이 허하고 쇠한 것을 틈타 경락에 들어와서 영위(榮衛)가 행해지지 못하는 것 때문에 생긴다. 병을 다스리는 방법은 오로지 해당 부분을 분명하게 파악하여 침과 뜸으로 허한 것을 보하고 실한 것은 사하여 각각 혈기를 조절하는 것이다.

經曰 邪之所湊 其氣必虛 何則 凡人疾病 皆由於飮食失節酒色過度 風寒暑濕 乘虛鑠入經絡 榮衛不行故也 治之之法 專在於明知其部分 必以鍼灸 補虛瀉實 各調其氣血也

그 해당부분의 색(色)을 살펴보아 푸른색이 많으면 통증이고, 검은 색이 많으면 풍비가 된다. 흰색이 많으면 한(寒)이고, 황적색이면 열(熱)이다. 풍습한열은 모두 오색으로 나타난다. 한이 많으면 근육이 조여들고 뼈가 아프다. 열이 많으면 근육이 늘어지고 뼈가 약해진다. 오한이 나면서 몸이 차가우면 냉(冷)이고, 오한이 나는데도 몸이 뜨거우면 열(熱)이다.

觀其部分之色 多青則痛 多黑則風痹 多白則寒 黃赤則熱 風濕寒熱 皆現於五色而 寒多則筋攣骨痛 熱多則筋緩骨消 惡寒而身寒者 冷也 惡寒而身熱者 熱也

또한 머리에는 냉통이 없고 배에는 열통이 없다. 일반적으로 통증이 잘 돌아다니고 자주 변하면 풍이다. 통증이 한곳에 있으면서 피부가 붉고 열이 나는 것은 화농의 조짐이다. 혹 피부가 부어오르지만 가렵거나 아프지는 않은 것은 담이다. 머리와 눈이 어지럽고 흐릿한 것은 담에 풍을 겸한 것이다. 담이 심규에 들어가면 정신이 혼미하고 말하는 것이 조리가 없다. 비와 위가 조화를 이루지 못하면 먹고 마실 수 없으며 풍에 맞으면 또한 언어가 막

且頭無冷痛 腹無熱痛 凡痛善行數變者 風也 痛在一處而皮膚赤熱者 膿兆也 惑有皮膚外浮而不痒不痛者 痰也 頭目眩暈者 痰挾風也 痰入心竅則 精神昏迷 言語錯亂 脾胃不和則 不能飮食 中風則 亦言語蹇澁 痰厥則 亦頭痛嘔吐

힌다. 담궐에도 또 머리가 아프고 구토를 한다.

대개 모든 통증과 가려움증, 창양은 심장에 속하고, 모든 바람과 어지럼증은 간에 속한다. 습종으로 붓는 것은 모두 비에 속하고, 모든 기침과 천식은 폐에 속한다. 모든 근육과 뼈의 통증은 신에 속하고, 모든 관절은 담에 속한다. 이것이 진실로 의가의 근본법이요, 병을 살피는 첩경이며 또한 내가 평소에 사용해온 중요한 비결이다.

大概諸痛痒瘡瘍皆屬心 諸風掉眩 皆屬肝 諸濕腫滿 皆屬脾 諸咳氣喘 皆屬肺 諸筋骨痛 皆屬腎 諸節皆屬膽 此固醫家之大綱 察病之捷逕而 亦愚平生所用 要訣也

일반적으로 사람의 손과 발에는 각각 삼양(三陽)과 삼음(三陰)이 있고 맥은 합하여 12경이다. 손의 삼음은 장(臟)으로부터 손으로 가고, 손의 삼양은 손으로부터 머리에 이른다. 발의 삼양은 머리로부터 아래로 내려가 발에 이른다. 발의 삼음은 발에서부터 위로 올라가 배로 들어간다.

凡人手足 各有三陽三陰 脈合爲十二經 手之三陰 從臟走之手 手之三陽 從手走至頭 足之三陽 從頭下走至足 足之三陰 從足上走入腹

맥락은 기혈을 순환시켜 온몸에 흐르는 것을 쉬지 않는다. 그러므로 경맥이란 음양을 통하게 하여서 몸을 영양하는 것이다. 중초에서 시작하여 수태음과 수양명으로 흐르고, 양명에서 족양명 족태음으로 흐르고, 태음에서 수소음 수태양으로 흐르고, 태양에서 족태양 족소음으로, 소음에서 수심주 수소양으로 흐르고, 소양에서 족소양과 족궐음으로, 궐음에서는 다시 수태음으로 돌아온다. 그 기는 항상 새벽을 기준으로 하여 낮을 25도, 밤을 25도로 하여 누수(漏水) 백각(百刻)과 짝을 이룬다. 밤낮으로 운행하는 것은 하늘의 운행과 규율을 같이 하는데 끝나면 처음으로 돌아가 또다시 시작된다. 근육, 뼈, 피부, 주리의 사이에서 운행하는 것이 비유하자면 물이 계곡 사이를 흐르는 것과 같다. 만약 장애물에 걸려서 막히게 되면 물은 흐를 수가 없고 열어서 터주어야만 흐를 수 있다. 그 병의 증세를 살펴서 수시로 변화에 응하여 막힌 것을 터서 통하게 하는 것은 우임금이 하천을 터서 물을 이끌

脈絡傳注周流不息 故經脈者 通陰陽以榮於一身者也 其始從中焦 注手太陰陽明 陽明注足陽明太陰 太陰注手少陰太陽 太陽走足太陽少陰 少陰注手心主少陽 少陽注足少陽厥陰 厥陰復還注手太陰 其氣常以平朝爲紀 晝二十五度 夜二十五度 與漏水下百刻爲配 晝夜流行與天同度 終而復始 行於筋骨膚腠之間 比之水行谿谷 如或有物碍滯則 水不能行 必待開疏而後 乃能流行也 觀其證勢隨時應變 疏其滯 通其塞 須法大禹開川導水之義 乃可却病

어냈던 뜻을 본받아야 한다. 그래야만 비로소 병을 물리칠 수 있다.

경에 이르기를 醫란 意[생각]라는 뜻이다. 혹 생각이 잘못되고 막혀서 변화를 모른다면 함께 병을 논할 수가 없다. 병을 논하는 것도 할 수 없는데 하물며 치료할 수 있기를 바라겠는가. 반드시 마음으로 깨달아 손으로 대응하고, 뜻에 따라 융통하고 변화시키며, 각각 그 경락을 따라서 양에서 음을 끌어내고, 음에서 양을 끌어내고, 왼쪽의 병은 오른쪽에서 치료하고, 오른쪽의 병은 왼쪽에서 치료하니, 침놓고 뜸뜨면 반드시 효과가 있을 것이다.

經曰 醫者意也 或若膠滯不知變化則 不可與論病 論病尚且不可 況望其能治乎 必得之於心 應之於手 運意轉換 各隨其經 從陽引陰 從陰引陽 左之右 右之左 以鍼以灸則 必有其效矣

경에 이르기를 사람들에게 법은 전해줄 수 있으나 솜씨는 전해줄 수가 없다. 가령 음양을 논한다면 등은 양이 되고 배는 음이 된다. 왼쪽은 양이 되고 오른쪽은 음이 된다. 바깥쪽은 양이 되고 안쪽은 음이 된다. 여자는 이와 반대이다. 그래서 등은 음이 되고 배는 양이 된다. 왼쪽이 음이 되고 오른쪽은 양이 되며, 바깥쪽이 음이 되고 안쪽이 양이 된다.

經曰 能與人規矩 不能與人巧 若論陰陽則 背爲陽 腹爲陰 左爲陽 右爲陰 外爲陽 內爲陰 女子反是 背爲陰 腹爲陽 左爲陰 右爲陽 外爲陰 內爲陽也

병을 치료할 때에는 반드시 그 부분의 경락의 정형수경합과 장부의 모혈 원혈 회혈을 살펴야 하고, 움직이는 맥을 진단해서 쓰다듬어 기운을 일게 한 후에 선양후음(先陽後陰), 보사영수(補瀉迎隨)의 법을 시행하면 그 효험은 메아리가 소리에 반응하듯 틀림이 없을 것이다.

臨病將治 必察部分經絡井滎兪經合 及臟腑募原會之穴 診其動脈 搓捻催氣然後 行其先陽後陰 補瀉迎隨之法則 其驗若響應矣

이른바 보라고 하는 것은, 5푼의 혈을 찔러야 할 경우, 침은 2푼을 찔러서 잠시 멈추었다가 다시 2푼을 찌르고 또 잠시 멈추었다가 다시 1푼을 찔러서 환자가 숨을 들이쉴 때 침을 빼고 곧바로 손으로 침구멍을 눌러 진기를 보존하는 것을 보라고 한다.

所謂補者 當刺五分之穴則 鍼入二分 停少時 次入二分 又停少時 次入一分 令患人吸而出鍼卽以手按住鍼孔 保其眞氣 是謂補也

사라고 하는 것은 5푼의 혈을 찔러야 할 경우에 침을 5푼을 찌르고 잠시 쉬었다가 침을 2푼 빼고, 또 잠시 쉬

瀉者 當刺五分之穴則 入鍼五分 停少時 出鍼二分 又停少時 出鍼

었다가 침을 2푼 빼고, 환자로 하여금 숨을 내쉴 때 침을 빼서 그 사기를 이끌어 빼내는 것을 사라고 한다.

二分 又停少時 令患人呼而出鍼 引其邪氣 迎而奪之 是謂瀉也

뜸 또한 보사의 법이 있다. 쑥불이 살에 이르러 스스로 꺼지기를 기다리는 것을 보라고 하고 쑥불이 스스로 꺼지는 것을 기다리지 않고 바로 제거해 버리는 것을 사라고 한다. 옛날부터 손을 사용하는 법이 상세하고 완벽하지 않은 것이 없으나 후인들이 그 뜻을 깨닫지 못하고 혈의 분촌만을 헤아리기에 힘써서 동맥이 손에 응하는 것을 알지 못한다. 병에 대한 중요한 혈을 취하지 못하고 여러 경맥을 어지럽게 함부로 찔러서 병의 근원은 없애지 못하고 쓸데없이 진기만 빼놓는다. 이것이 바로 옛사람이 말한바 "들판에 넓게 그물을 쳐놓고 토끼 한 마리를 잡기 바라지만 잡을 수 있겠는가"라고 하는 것이다.

灸亦有補瀉之法 艾火至肉 以待自滅 謂補也 艾火不待自滅 旋卽掃却謂瀉也 自古用手之法 非不詳盡 後人未達其意 徒務量穴之分寸 不曉動脈之應手 不取對病要穴而 亂刺諸經 未祛病源徒泄眞氣 此正古人所謂廣絡原野 冀獲一兎 其可得乎

명민하지 못한 내가 어려서 부모의 병 때문에 의원의 집에서 일하면서, 오랫동안 노력하여 어렴풋이나마 의술에 눈이 뜨였는데 지금 늙어서까지도 올바른 법이 전해지지 못할까 근심하고 있다. 이에 평소에 듣고 본 것을 가지고 대략 편집하고 차례를 지어 먼저 병을 살피는 요지를 저술하고, 아울러 질병의 전환 구조를 논하고, 보사의 법을 밝히고, 취혈의 잘못된 점을 바로잡았다. 또 잡론 약간을 저술하고 효과를 시험해 본 중요한 경혈과 병에 합당한 약을 기록하여 합해서 한 권으로 만들었다. 감히 스스로를 옛사람의 저술에 견주려는 것이 아니라 단지 일생동안 고심한 것을 차마 버릴 수 없었기 때문이다. 읽는 사람들이 뜻을 더해서 구급활명에 조금이라도 보탬이 있기를 바랄 뿐이다.

愚以不敏 少爲親病 從事醫家 積久用功 粗知門户 及今衰老仍恐正法之不傳 乃將平素聞見 粗加編次 先著察病之要 幷論轉換之機 發明補瀉之法 校正取穴之訛 又著雜論若干 且記試效要穴及當藥 合爲一卷 非敢自擬於古人著述 只爲一生苦心 不忍自棄 覽者若能加之意則 庶於救急活命 或有少補云爾

하양 허임 쓰다.

河陽許任識

제1장
총 론

제1장 총론

1. 잘못 잡는 혈

訛穴

소상 2혈

『동인』[1]에 이르기를 “엄지손가락 끝 안쪽 손톱모서리에서 부추 잎만큼 떨어져 있다”라고 하였다. 부추 잎이라고 하는 것은 크고 작은 것이 있다. 세속에서는 손톱에서 살 쪽으로 실만큼 떨어진 곳을 취하는데 이것은 손톱 모서리에서 살 쪽으로 3푼 쯤 떨어져 있고 첫째 마디 가로금 머리와 서로 만나는 곳에 있다는 것을 살피지 못해서이다. 손가락 발가락 끝이라고 할 때는 모두 이것과 같다.

[少商二穴]

銅曰 在手大指端內側 去爪甲角如韭葉 所謂韭葉 有大小而 俗取爪甲距肉如絲而 不察爪甲角距肉三分許 與第一節橫紋頭相直 手足指端 悉皆倣此

합곡 2혈

『동인』에 이르기를 “엄지손가락과 집게손가락이 갈라지는 뼈 사이 움푹 들어간 곳에 있다”고 하였다. 세속에서는 양명경에 속한다고 억측해서 식지를 따라 우묵한 곳을 취하는데 기골 사이의 우묵한 곳을 살피지 않은 것이다.

[合谷二穴]

銅曰 在手大指次指歧骨間陷中而 俗抑度陽明經之所屬 妄從食指 偏取陷中 不察歧骨間陷中

신문 2혈

『동인』에 이르기를 “손바닥 뒤쪽 뾰족한 뼈 끝 우묵한 곳에 있다”라고 하였다. 세속에서는 음경에 속하는지 양경에 속하는지를 나누지 않고 손목 바깥쪽 뾰족한 뼈 끝 우묵한 곳을 따라서 거의 태양경과 소양경을 함부로 범

[神門二穴]

銅曰 在掌後銳骨端陷中而 俗不分陰陽經之屬 抑從表腕銳骨端陷中 幾至橫犯太陽少陽經 正所謂毫厘之差 千里之謬

---

1) 동인경(銅人經) : 『銅人腧穴針灸圖經』 침구 저작. 총3권. 『신주동인수혈침구도경』이라고도 하며 약칭은 동인경, 또는 동인이라고 한다. 宋代의 王惟一이 저술하였는데 原書는 1027년 송의관원에서 목판본으로 간행하였고, 아울러 四壁石碑에 새기면서 『穴兪都數』 1권을 보충하였다.

신속병

배가 고픈데도 먹고 싶지 않고 얼굴빛이 숯처럼 검다. 기침을 하면 피가 나오고 목구멍이 울리고 헐떡이며, 앉았다가 일어서면 눈앞이 캄캄해서 보이는 것이 없고 가슴이 매달린 것 같아서 허기진 듯하다. 기가 부족하면 무서움을 잘 타고 심장이 두근거리는 것이 사람들이 자기를 잡으러 오는 듯한데 이것이 골궐증이다. 입에는 열이 나고, 혀는 마르고, 목구멍은 붓고, 기가 위로 오르며, 목안이 마르고 아프다. 가슴이 답답하고 아프며 황달이 있고 설사한다. 척추뼈와 넓적다리 안쪽 뒤끝이 아프고 위축되며, 눕기를 좋아한다. 다리 아래가 열이 나고 아프다.

[腎屬病]

飢不欲食 面黑如炭色 咳唾有血 喉鳴而喘 坐而欲起 目如𥆨𥆨無所見 心如懸若飢狀 氣不足則善恐 心惕惕若人將捕之 是謂骨厥證也 口熱舌乾咽腫 上氣嗌乾及痛 煩心心痛 黃疸腸澼 脊臀股內後廉痛痿厥 嗜臥 足下熱而痛

심포락속병

팔이 당기고 손바닥에 열이 나고 겨드랑이가 붓고 가슴과 옆구리가 그득한 듯하고 심장이 뛰고 얼굴이 붉어지고 눈동자는 황색이며 잘 웃고 그치지 않는다. 가슴이 답답하고 아프다.

[心包絡屬病]

肘臂攣急 手掌中熱 腋腫胸脇支滿 心動面赤目黃 善笑不休 煩心心痛

삼초속병

귀가 안 들리고 목구멍 안은 붓고 아프다. 이것은 기로 인한 병이다. 땀이 나고 눈가가 모두 아프다. 귀 뒤와 어깨, 팔 바깥쪽이 모두 아프며 넷째 손가락을 쓸 수 없다.

[三焦屬病]

耳聾嗌腫喉痺 是主氣 汗出 目銳眥痛 耳後肩臑肘臂外皆痛 手小指次指不用

담속병

귀 안, 귀 앞, 귀 뒤가 아프고 입이 쓰고 한숨을 잘 쉬며 가슴과 옆구리가 아프고 얼굴은 먼지가 낀 듯 기름기가 없는데 이것을 양궐증이라 한다. 한쪽 머리와 빰이 아프며 눈가와 결분 가운데가 모두 아프다. 겨드랑이 아래가 붓고 아프며 마노협영[5]이 생기고 땀이 나며 춥고 떨린

[膽屬病]

耳中及耳前耳後痛 口苦善太息 心脇痛 面塵無膏澤 謂陽厥證也 偏頭角頷痛 目銳眥缺盆中皆痛 腋下腫痛馬刀挾癭 汗出振寒瘧 胸脇肋髀膝外 外踝前及諸節皆

다. 가슴과 옆구리, 늑골, 넓적다리 무릎 바깥쪽과 바깥쪽 복사뼈 앞쪽과 모든 관절이 다 아프다. 넷째 발가락을 쓸 수 없다. 담은 지모와 사려를 주관하고 뼈와 관절을 주관한다.

痛 足小指次指不用 膽主謀慮亦主骨節

간속병

[肝屬病]

허리가 아프며 퇴산증[6]과 호산증[7]으로 아랫배가 붓고 아프다. 목구멍 안이 마르고 얼굴은 먼지 낀 듯 탈색된다. 흉만, 구역질을 하며, 동설[8]하며 오줌이 막히고 소변을 질금거린다.

腰痛㿗疝狐疝 小腹腫痛 嗌乾面塵脫色 胸滿嘔逆洞泄 癃閉遺尿

장부, 십이경맥, 기혈, 경락의 위치를 다 말하였는데 『동인경』에 상세하게 기록되어 있다.

臟腑十二經脈 氣血經絡 盡言其處 詳載銅人經

5) 마도협영(馬刀挾癭) : 병명. 瘰串이라고도 한다. 『靈樞 · 癰疽』에서 "癰腫이 단단하면서 짓무르지 않는 경우는 마도협영이다."라고 하였다. 즉 瘰癧이 瘻管을 형성하고 질이 단단하며 그 모양이 길어서 마도 같은 경우는 '馬刀'라 하고, 목 사이에서 발생하여 그 모양이 마치 纓絡[갓끈]같은 경우는 '挾癭''이라 한다.

6) 퇴산(㿗疝) : 古病名, 疝病의 일종. 『靈樞 · 經脈』에서 "족궐음간맥이...병들면 요통으로 인해 허리를 구부리거나 펴지 못하며 남자는 산증이 발생하고 여자의 경우는 소복부가 붓는다."고 하였다. 후대에는 대개 음낭이 크게 붓거나 혹은 짓물러서 농혈이 흐르는 병증을 가리킨다.

7) 호산(狐疝) : 병명. 『靈樞 · 本章』 음호산기, 호산풍, 소장기라고도 함. 어떤 덩어리가 음낭으로 들어가 때로 올라갔다 내려갔다 하는 병증을 가리킨다. 대부분 寒氣가 족궐음간경에 응결되어 발생한다.

8) 동설(洞泄) : 병명. 『素問 · 生氣通天論』 陰盛內寒으로 인해 발생하는 설사를 가리킨다. 『聖濟總錄』 권74에서 "동설이란 먹으면 바로 설사하는 것이다. … 음이 성해 내한이 발생하여 장부의 내부가 공허해지도록 설사하는 것이다."라고 하였다.

5. 십이경 주요혈 十二經抄穴

1) 수태음폐경 手太陰肺經

기는 많고 혈은 적다. 多氣少血

소상 [少商]

정혈이며 목(木)에 속한다. 엄지손가락 끝 손톱모서리에서 부추 잎만큼 떨어진 곳이다.
침은 1푼 깊이로 놓고, 피를 내고 뜸은 뜨지 않는다.

井木也 在手大指端 去爪甲角如韭葉 鍼一分 出血灸禁

어제 [魚際]

형혈이며 화(火)에 속한다. 엄지손가락 본 마디 뒤 안쪽 흩어져있는 맥 가운데 흰살 경계이다. 침은 3푼 깊이로 놓고 3번 숨을 내쉴 동안 꽂아둔다. 뜸을 뜨면 안 된다.

滎火也 在手大指本節後內側散脈中白肉際 鍼三分留三呼 灸禁

태연 [太淵]

수혈이며 토(土)에 속한다. 손바닥 뒤 안쪽 가로금 끄트머리 맥이 뛰는 우묵한 곳에 있다. 침은 2푼 깊이로 놓고 뜸은 3장 뜬다.

腧土也 在掌後內側橫紋頭動脈陷中 鍼二分 灸三壯

경거 [經渠]

경혈이며 금에 속한다. 촌구(寸口)의 우묵한 곳에 있어서 맥이 뛰는 것이 손에 만져진다. 침은 3푼 깊이로 놓고 숨을 3번 내쉴 동안 꽂아둔다. 뜸을 뜨면 정신이 상한다.

經金也 在寸口陷中動脈應手 鍼三分 留三呼 灸傷神

열결 [列缺]

손목 옆쪽 1촌 반 위에 있다. 손아귀를 껴서 둘째손가락 끝이 닿는 곳의 근육과 뼈 틈 사이 맥이 움직이는 곳이다. 침은 3푼 깊이로 놓고 3번 숨을 내쉴 동안 꽂아두며

在腕側上一寸半 以手交叉頭指末筋骨罅中動脈 鍼三分 留三呼 瀉五吸 灸七壯

사법을 쓸 때는 5번 숨을 들이쉴 동안 꽂아둔다. 뜸은 7장을 뜬다.

공최 [孔最]

손목 위로 7촌에 있다. 땀이 나지 않는 열병을 다스린다. 뜸을 3장 뜨면 바로 땀이 난다. 침은 3푼 깊이로 꽂고 뜸은 3장 뜬다.

在腕上七寸 治熱病汗不出 灸三壯 卽出汗 鍼三分 灸三壯

척택 [尺澤]

팔꿈치 가운데 약간 위 맥이 뛰는 가운데에 있다. 침을 깊이 찌르지 않아야 한다. 침은 3푼 깊이로 놓고 뜸은 5장을 뜬다.

在肘中約上動脈中 禁鍼深 鍼三分 灸五壯

중부 [中府]

운문 1촌 아래에 있으며 젖가슴 위 3늑간 맥이 만져지는 곳에 있다. 침은 3푼 깊이로 놓고 5번 숨을 내쉴 동안 꽂아둔다. 뜸은 5장을 뜬다.

在雲門下一寸乳上三肋間動脈應手 鍼三分 留五呼灸五壯

2) 수양명대장경 手陽明大腸經

기도 많고 혈도 많다.

多氣多血

상양 [商陽]

정혈이며 금(金)에 속한다. 둘째손가락 안쪽에 있으며 손톱 모서리에서 부추 잎만큼 떨어진 곳이다. 청맹(靑盲)을 다스린다. 왼쪽 눈에 생겼을 때는 오른쪽 혈자리를 잡고 오른쪽 눈에 생겼을 때는 왼쪽을 잡는다. 침은 1푼 깊이로 놓고 한 번 숨을 내쉴 동안 꽂아두며 뜸은 3장을 뜬다.

井金也 在手大指次指內側 去爪甲角如韭葉 治靑盲 左取右 右取左 鍼一分 留一呼 灸三壯

이간 [二間]

형혈이며 수(水)에 속한다. 둘째손가락 안쪽 본 마디 앞 우묵한 곳에 있다. 침은 3푼 깊이로 놓고 뜸은 3장을 뜬다.

滎水也 在手大指次指內側本節前陷中 鍼三分 灸三壯

삼간 [三間]

수혈이며 목(木)에 속한다. 둘째손가락 본 마디 뒤 안쪽 우묵한 곳에 있다. 침은 3푼 깊이로 놓고 3번 숨을 내쉴 동안 꽂아둔다. 뜸은 3장을 뜬다.

腧木也 在手大指次指本節後內側陷中 鍼三分 留三呼 灸三壯

합곡 [合谷]

일명 호구(虎口)라고도 한다. 엄지손가락 뼈와 둘째손가락 뼈가 연결된 사이 우묵한 곳에 있다. 침은 3푼 깊이로 놓고 6번 숨을 내쉴 동안 꽂아둔다. 임신한 부인에게 침을 놓으면 태아가 상한다. 뜸은 3장을 뜬다.

一名虎口 在手大指次指岐骨間陷中 鍼三分 留六呼 妊損胎 灸三壯

양계 [陽谿]

경혈이며 화(火)에 속한다. 일명 중괴(中魁)라고도 한다. 손목 중간 위쪽 두 힘줄 사이 우묵한 곳에 있다. 침은 3푼 깊이로 놓고 7번 숨을 내쉴 동안 꽂아둔다. 뜸은 3장을 뜬다.

經火也 一名中魁 在腕中上側兩筋陷中 鍼三分 留七呼 灸三壯

곡지 [曲池]

합혈이며 토(土)에 속한다. 팔꿈치 밖 도드라진 뼈의 가로금 끄트머리 우묵한 곳에 있다. 손으로 가슴을 껴안듯이 하고 취혈한다. 침은 7푼 깊이로 놓고 먼저 사하고 나중에 보한다. 뜸은 3장을 뜬다.

合土也 在肘外輔骨橫紋頭陷中 拱胸取之 鍼七分 先瀉後補 灸三壯

견우 [肩髃]

어깨 끄트머리 두 뼈 사이 우묵한 곳에 있다. 팔을 들고서 취혈한다. 침은 5푼 깊이로 놓고 뜸은 7상에서 7·7장까지 뜨는데 너무 많이 뜨지 말아야 한다.

在肩端兩骨間陷中 擧臂取之 鍼五分 灸七壯至七七壯 禁多

영향 [迎香]

콧구멍 옆으로 5푼 되는 곳에 있다. 침은 3푼 깊이로 놓고 3번 숨을 내쉴 동안 꽂아 둔다. 뜸은 뜨지 말아야 한다.

在挾鼻孔傍五分 鍼三分 留三呼 灸禁

3) 족양명위경 足陽明胃經

기도 많고 혈도 많다.

多氣多血

여태 [厲兌]

정혈이며 금(金)에 속한다. 둘째 발가락 끝에 있으며 발톱에서 부추 잎만큼 떨어진 곳이다. 침은 1푼 깊이로 놓고 뜸은 1장을 뜬다.

井金也 在足大指次指端 去爪甲如韭葉 鍼一分 灸一壯

내정 [內庭]

형혈이며 수(水)에 속한다. 둘째 발가락 바깥쪽 사이 우묵한 곳에 있다. 침은 3푼 깊이로 놓고 뜸은 3장을 뜬다.

滎水也 在足大指次指外間陷中 鍼三分 灸三壯

함곡 [陷谷]

수혈이며 목(木)에 속한다. 둘째 발가락 바깥 본절 뒤 내정에서 2촌 떨어진 우묵한 곳에 있다. 침은 3푼 깊이로 놓고 7번 숨을 내쉴 동안 꽂아둔다. 뜸은 3장을 뜬다.

腧木也 在大指次指本節後 去內庭二寸陷中 鍼三分留七呼 灸三壯

충양 [衝陽]

위경의 원혈이다. 발등에서 위로 5촌에 있다. 함곡에서 3

胃原 在足跗上五寸 去陷谷三寸

촌 떨어진 뼈 사이 동맥 위이다. 침은 5푼 깊이로 놓고 뜸은 3장을 뜬다.

骨間動脈上 鍼五分 灸三壯

해계

[解谿]

경혈이며 화(火)에 속한다. 충양혈 뒤 1촌 5푼 되는 곳에 있다. 신발 끈 매는 곳이다. 침은 5푼 깊이로 놓고 뜸은 3장을 뜬다.

經火也 在衝陽後一寸五分 繫鞋帶處 鍼五分 灸三壯

삼리

[三里]

합혈이며 토(土)에 속한다. 슬개 아래 3촌 정강이뼈 바깥쪽 두 근육 사이 우묵한 곳에 있다. 침은 8푼 깊이로 놓고 뜸은 3장을 뜬다.

合土也 在膝蓋下三寸 骬外廉兩筋間陷中 鍼八分 灸三壯

기충

[氣衝]

서혜(샅) 위 가로금 아래 있다. 유간촌[9]의 2치만큼 옆으로 나가 맥이 뛰는 곳을 잡는다. 음환건축[10]을 다스린다. 침을 놓으면 안 된다. 뜸은 7장에서 7·7장까지 뜨는데 바로 낫는다.

在鼠蹊上横紋下 横取乳間寸之二寸許動脈中 治陰丸蹇縮 鍼禁 灸七壯至七七壯 立愈

천추

[天樞]

일명 장계(長谿)라고 한다. 혼백이 머무는 곳이다. 배꼽 옆 2촌에 있다. 침은 5푼 깊이로 놓고 7번 숨을 내쉴 동안 꽂아두며 혹은 침을 놓아서는 안 된다고도 한다. 뜸은 100장을 뜬다.

一名長谿 魂魄之舍 在挾臍傍二寸 鍼五分 留七呼 一云禁 灸百壯

대영

[大迎]

구부러진 턱 앞 1촌 2푼, 뼈 틈 가운데 동맥이 만져지는

在曲頷前一寸二分 骨罅中動脈

---

9) 유간촌(乳間寸) : 유간촌은 유두와 유두 사이를 8촌으로 본 것이다.
10) 음환건축(陰丸蹇縮) : 음낭이 줄어드는 병.

곳에 있다. 또 입 아래턱을 양쪽 어깨에 갖다 댔을 때 닿는 곳이다. 침은 3푼 깊이로 놓고 7번 숨을 내쉴 동안 꽂아둔다. 뜸은 3장을 뜬다.

又以口下當兩肩是 鍼三分 留七呼 灸三壯

두유

[頭維]

신정에서 곡차까지 곡차에서 본신까지 본신에서 두유까지가 각 촌 반이고, 신정에서 두유까지 합하여 4촌 반이다. 이마 모서리 머리털 경계에서 1촌 5푼 들어간 곳 귀 앞 위에 있는 것이다. 11)

神庭至曲差 曲差至本神 本神至頭維 各寸半 神庭至頭維 共四寸半 額角入髮際 耳前上一寸五分是

4) 족태음비경

足太陰脾經

기는 많고 혈은 적다.

多氣少血

은백

[隱白]

정혈이며 목(木)에 속한다. 엄지발가락 안쪽 발톱 모서리에서 부추 잎만큼 떨어진 곳에 있다. 여성의 월경이 멈추지 않는 것을 치료한다. 침은 2푼 깊이로 놓고 뜸은 3장을 뜨며 혹은 뜸을 뜨면 안 된다고도 한다.

井木也 在足大指內側去爪甲角如韭葉 婦人月事不止愈 鍼二分 灸三壯 一云禁

대도

[大都]

형혈이며 화(火)에 속한다. 엄지발가락 본 마디 뒤 안쪽 흰살 경계 우묵한 곳에 있다. 침은 3푼 깊이로 놓고 뜸은 3장을 뜬다.

滎火也 在足大指本節後內側白肉際陷中 鍼三分 灸三壯

11) 두유 : 경혈명. 『針灸甲乙經』 족양명위경에 속하며 족양명경과 족소양경이 만나는 곳이다. 『銅人腧穴針灸經圖』 에서 두부 액각에서 발제 안으로 0.5촌 들어간 곳으로 정중선에서 양옆으로 4.5촌씩 떨어진 부위에 위치한다고 하였고, 『針灸甲乙經』 에서는 “액각의 발제로서, 본신혈에서 양옆으로 1촌씩 떨어진 부위이다.”라고 하였다. 주로 두통, 현훈, 복통, 영풍유루 등을 치료한다.

태백 [太白]

수혈이며 토(土)에 속한다. 발 안쪽 핵골[12] 아래 대도혈의 뒤 1촌 되는 우묵한 곳에 있다. 침은 3푼 깊이로 놓고 뜸은 3장을 뜬다.

腧土也 在足內側核骨下大都後一寸陷中 鍼三分 灸三壯

공손 [公孫]

엄지발가락 본 마디 뒤 1촌 되는 우묵한 곳에 있다. 침은 3푼 깊이로 놓고 뜸은 3장을 뜬다.

在足大指本節後一寸陷中 鍼三分 灸三壯

상구 [商丘]

경혈이며 금(金)에 속한다. 발 안쪽 복사뼈 아래 조금 앞쪽 우묵한 곳에 있다. 침은 3푼 깊이로 놓고 뜸은 3장을 뜬다.

經金也 在足內踝下微前陷中 鍼三分 灸三壯

삼음교 [三陰交]

발 안쪽 복사뼈 위 3촌 쯤 지나서 뼈 아래 우묵한 곳에 있다. 침은 3푼 깊이로 놓는다. 임신부에게는 침을 놓지 말아야 한다. 뜸은 3장을 뜬다.

在足內踝上除踝骨三寸骨下陷中 鍼三分 孕婦則禁 灸三壯

음릉천 [陰陵泉]

합혈이며 수(水)에 속한다. 무릎 안 종아리뼈 아래 안쪽 우묵한 곳에 있다. 무릎을 구부리고 취혈한다. 침은 5푼 깊이로 놓고 뜸을 떠서는 안 된다.

合水也 在膝內輔骨下內側陷中 曲膝取之 鍼五分 灸禁

혈해 [血海]

무릎 종지뼈 위 안쪽 2촌 흰살 경계에 있다. 침은 5푼 깊이로 놓고 뜸은 3장을 뜬다.

在膝臏上內廉二寸白肉際 鍼五分 灸三壯

---

12) 핵골(核骨) : 튀어나온 뼈를 核骨이라 한다. 여기에서는 제1本節의 튀어나온 뼈를 지칭한다.

5) 수소음심경 手少陰心經

혈은 적고 기는 많다. 少血多氣

소충 [少衝]

정혈이며 목(木)에 속한다. 새끼손가락 안쪽 끝 손톱모서리에서 부추 잎만큼 떨어진 곳에 있다. 침은 1푼 깊이로 놓고 뜸은 3장을 뜬다.

井木也 在手小指內側端 去爪甲角如韭葉 鍼一分 灸三壯

소부 [少府]

형혈이며 화(火)에 속한다. 새끼손가락 본 마디 뒤 우묵한 곳에 있다. 노궁혈과 직선상에 있다. 침은 2푼 깊이로 놓고 뜸은 3장을 뜬다.

滎火也 在手小指本節後陷中 直勞宮穴是 鍼二分 灸三壯

신문 [神門]

수혈이며 토(土)에 속한다. 손바닥 뒤 도드라진 뼈 끝 우묵한 곳에 있다. 오간[13]을 치료한다. 침은 3푼 깊이로 놓고 7번 숨을 내쉴 동안 꽂아둔다. 뜸은 7장을 뜨는데 뜸봉을 밀알 만하게 한다.

腧土也 在掌後銳骨端陷中 治五癎 鍼三分 留七呼 灸七壯 炷如小麥

통리 [通里]

손목 뒤쪽 1촌 되는 우묵한 곳에 있다. 침은 3푼 깊이로 놓고 뜸은 3장을 뜬다.

在腕後一寸陷中 鍼三分 灸三壯

영도 [靈道]

경혈이며 금(金)에 속한다. 손바닥 뒤쪽 1촌 5푼 혹은 1촌 되는 곳에 있다. 침은 3푼 깊이로 놓고 뜸은 3장을 뜬다.

經金也 在掌後一寸五分 或一寸 鍼三分 灸三壯

---

13) 오간(五癎) : 癎病의 총칭. 『景岳全書 · 癲癎』에서 가축의 소리와 병태에 근거하여 명명한 癎病을 말한다. 『名醫別錄』은 馬癎, 羊癎, 鷄癎, 猪癎, 牛癎 등을 五癎이라 하였다.

소해 [少海]

합혈이며 수(水)에 속한다. 팔꿈치 안쪽 관절 뒤 우묵한 곳에 있다. 팔꿈치를 머리 쪽으로 향해 구부리고 잡는다. 두통에는 뜸을 뜨지 말아야 한다. 침은 3푼 깊이로 놓으며 뜸은 3장을 뜬다.

合水也 在肘內廉節後陷中 屈肘向頭取之 頭痛禁灸 鍼三分 灸三壯

6) 수태양소장경 手太陽少腸經

혈은 많고 기는 적다.

多血少氣

소택 [少澤]

정혈이며 금(金)에 속한다. 새끼손가락 바깥쪽 손톱 모서리에서 부추 잎만큼 떨어진 곳에 있다. 침은 1푼 깊이로 놓고 뜸은 1장을 뜬다.

井金也 在手小指外側去爪甲角如韭葉 鍼一分 灸一壯

전곡 [前谷]

형혈이며 수(水)에 속한다. 새끼손가락 바깥쪽 본 마디 앞 우묵한 곳에 있다. 침은 1푼 깊이로 놓고 뜸은 1장을 뜬다.

滎水也 在手小指外側本節前陷中 鍼一分 灸一壯

후계 [後谿]

수혈이며 목(木)에 속한다. 새끼손가락 바깥쪽 본 마디 뒤 우묵한 곳에 있다. 침은 1푼 깊이로 놓고 뜸은 1장을 뜬다.

腧木也 在手小指外側本節後陷中 鍼一分 灸一壯

완골 [腕骨]

원혈이다. 손 바깥쪽 손목 앞 올라온 뼈 아래 우묵한 곳에 있다. 기골의 갈라진 틈이 있다. 침은 3푼 깊이로 놓고 3번 숨을 내쉴 동안 꽂아둔다. 뜸은 3장을 뜬다.

原 在手外側腕前起骨下陷中 有岐骨罅縫 鍼三分 留三呼 灸三壯

양곡 [陽谷]

경혈이며 화(火)에 속한다. 손목 바깥쪽 도드라진 뼈 아래 우묵한 곳에 있다. 침은 2분 깊이로 놓고 2번 숨을 내쉴 동안 꽂아두며 뜸은 3장을 뜬다.

經火也 在手外側表腕銳骨下陷中 鍼二分 留二呼 灸三壯

소해 [小海]

합혈이며 토(土)에 속한다. 팔꿈치 안쪽 뾰족한 뼈의 힘줄 밖에 있다. 뾰족한 끝 위로부터 5푼 떨어진 우묵한 곳에 있다. 심경의 소해와 안팎으로 마주하며 팔꿈치를 구부리고 잡는다. 침은 2푼 깊이로 놓고 뜸은 3장을 뜬다.

合土也 在肘內尖骨筋外 自尖端上 去五分陷中 與心經少海內外相對 屈肘取之 鍼二分 灸三壯

천창 [天窓]

목의 큰 힘줄 앞 둥근 뺨 아래 동맥이 뛰는 자리에 있다. 침은 3푼 깊이로 놓고 뜸은 3장을 뜬다.

在頸大筋前曲頰下動脈應手 鍼三分 灸三壯

청궁 [聽宮]

귀 가운데 귀구슬 앞 동맥이 만져지는 우묵한 곳에 있다. 침은 3푼 깊이로 놓고 뜸은 3장을 뜬다.

在耳中珠子前動脈陷中 鍼三分 灸三壯

7) 족태양방광경 足太陽膀胱經

혈은 많고 기는 적다. 등 부위의 2행선과 3행선은 척주를 따라 나란히 잡는다.

多血少氣 脊部二行三行 幷從脊骨而用

지음 [至陰]

정혈이며 금(金)에 속한다. 새끼발가락 바깥쪽에서 부추잎만큼 떨어진 곳에 있다. 침은 2푼 깊이로 놓고 뜸은 3장을 뜬다.

井金也 在足小指外側去爪甲角如韭葉 鍼二分 灸三壯

통곡 [通谷]

형혈이며 수(水)에 속한다. 새끼발가락 바깥쪽 본 마디 앞 우묵한 곳에 있다. 침은 2푼 깊이로 놓고 뜸은 3장을 뜬다.

滎水也　在足小指外側本節前陷中 鍼二分 灸三壯

속골 [束骨]

수혈이며 목(木)에 속한다. 새끼발가락 바깥쪽 본 마디 뒤 우묵한 곳에 있다. 침은 3푼 깊이로 놓고 뜸은 3장을 뜬다.

腧木也　在足小指外側本節後陷中 鍼三分 灸三壯

경골 [京骨]

발 바깥쪽 큰 뼈 아래 흰살 경계 부위에 있다. 침은 3푼 깊이로 놓고 뜸은 7장을 뜬다.

在足外側大骨下白肉際　鍼三分 灸七壯

신맥 [申脈]

발 바깥쪽 복사뼈에서 곧게 내려온 우묵한 곳에 있다. 손톱만큼 내려온 흰살 경계 부위이다. 침은 3푼 깊이로 놓는다.

在足直外踝下陷中　容爪甲白肉際 鍼三分

곤륜 [崑崙]

경혈이며 화(火)에 속한다. 바깥쪽 복사뼈 뒤 발꿈치뼈 5푼 위 우묵한 곳이며 동맥이 만져지는 곳이다. 침은 3푼 깊이로 놓고 뜸은 3장을 뜬다. 뜸봉을 밀알 만하게 한다.

經火也　在足外踝後跟骨上五分陷中動脈 鍼三分 灸三壯 炷如小麥大

위중 [委中]

합혈이며 토(土)에 속한다. 오금의 한가운데 대략 가로금 가운데 동맥이 만져지는 곳에 있다. 침은 8푼 깊이로 놓고 뜸은 3장을 뜬다.

合土也 在膕中央約紋中動脈 鍼八分 灸三壯

의희 [譩譆]

어깨 견갑골 안쪽 제6추 아래 척추 뼈를 끼고 양옆으로 각 3촌 반 떨어진 곳에 있다. 침은 6푼 깊이로 놓고 3번 숨을 내쉴 동안 꽂아둔다. 사법을 쓸 때는 5번 숨을 들이쉴 동안 꽂아둔다. 뜸은 2 · 7장에서 100장까지 뜬다.

在肩髆內廉挾脊第六椎下 兩傍相去各三寸半 鍼六分 留三呼 瀉五吸 灸二七壯至百壯

고황유 [膏肓兪]

제 4추 아래에 양옆으로 각 3촌 반 떨어진 곳에 있다. 3, 4 갈비뼈 사이이다. 견갑골에서 손가락 길이만큼 떨어진 곳이다. 뜸은 100장에서 500장까지 뜬다.

在第四椎下兩傍 相去各三寸半 四肋三間 去胛骨容側指許 灸百壯至五百壯

상료 [上髎]

요과[14] 아래 첫 번째 구멍 협척 우묵한 곳에 있다. 침은 3푼 깊이로 놓고 뜸은 7장을 뜬다.

在第一空 腰髁下挾脊陷中 鍼三分 灸七壯

차료 [次髎]

두 번째 구멍 협척 우묵한 곳에 있다. 침은 3푼 깊이로 놓고 뜸은 7장을 뜬다.

在第二空 挾脊陷中 鍼三分 灸七壯

중료 [中髎]

세 번째 구멍 협척 우묵한 곳에 있다. 침은 2푼 깊이로 놓고 10번 숨을 내쉴 동안 꽂아두며 뜸은 3장을 뜬다.

在第三空 挾脊陷中 鍼二分 留十呼 灸三壯

하료 [下髎]

네 번째 구멍 협척 우묵한 곳에 있다. 침은 2푼 깊이로 놓고 10번 숨을 내쉴 동안 꽂아두며 뜸은 3장을 뜬다.

在第四空 挾脊陷中 鍼二分 留十呼 灸三壯

---

14) 요과(腰髁) : 제5요추와 선골이 맞닿는 부분을 일컫는 말.

대저 [大抒]

목 뒤 제 1추 아래 양옆 각 2촌 떨어진 우묵한 곳에 있다. 침은 5푼 깊이로 놓고 뜸은 7장을 뜬다.

在項後第一椎下 兩傍相去各二寸陷中 鍼五分 灸七壯

풍문 [風門]

일명 열부(熱府)라고도 한다. 제 2추 아래 양옆 각 2촌 떨어진 우묵한 곳에 있다. 침은 2푼 깊이로 놓고 7번 숨을 내쉴 동안 꽂아두며 뜸은 5장을 뜬다.

一名熱府 在第二椎下 兩傍相去各二寸陷中 鍼二分 留七呼 灸五壯

폐유 [肺兪]

제 3추 아래 양옆 각 2촌 떨어진 우묵한 곳에 있다. 침은 5푼 깊이로 놓고 7번 숨을 내쉴 동안 꽂아둔다. 폐 가운데를 찌르게 되면 3일 만에 죽는다. 뜸은 100장.

在第三椎下 兩傍相去各二寸陷中 鍼五分 留七呼 刺中肺三日卒 百壯

심유 [心兪]

제 5추 아래 양옆 각 2촌 떨어진 우묵한 곳에 있다. 침은 3푼 깊이로 놓고 득기하면 즉시 사하는데 뜸은 뜨지 않아야 한다. 한편에서는 떠도 된다고도 한다.

在第五椎下 兩傍相去各二寸陷中 鍼三分 得氣卽瀉 灸禁 一云灸

격유 [膈兪]

제 7추 아래 양옆 각 2촌 떨어진 우묵한 곳에 있다. 침은 3푼 깊이로 놓고 7번 숨을 내쉴 동안 꽂아두며 뜸은 3장에서 100장까지 뜬다.

在第七椎下 兩傍相去各二寸陷中 鍼三分 留七呼 灸三壯至百壯

간유 [肝兪]

제 9추 아래 양방향으로 각 2촌 떨어진 우묵한 곳에 있다. 침은 3푼 깊이로 놓고 6번 숨을 내쉴 동안 꽂아둔다. 간을 찌르면 닷새 만에 죽는다. 뜸은 7장을 뜬다.

在第九椎下 兩傍相去各二寸陷中 鍼三分 留六呼 刺中肝五日卒 灸七壯

담유

제 10추 아래 양방향으로 각 2촌 떨어진 우묵한 곳에 있다. 침은 5푼 깊이로 놓고 뜸은 3장을 뜬다.

[膽兪]

在第十椎下 兩傍相去各二寸陷中 鍼五分 灸三壯

비유

제 11추 아래 양방향으로 각 2촌 떨어진 우묵한 곳에 있다. 침은 3푼 깊이로 놓고 7번 숨을 내쉴 동안 꽂아두며 뜸은 3장을 뜬다.

[脾兪]

在第十一椎下 兩傍相去各二寸陷中 鍼三分 留七呼 灸三壯

위유

제 12추 아래 양방향으로 각 2촌 떨어진 우묵한 곳에 있다. 침은 3푼 깊이로 놓고 7번 숨을 내쉴 동안 꽂아두며 뜸은 3장을 뜬다.

[胃兪]

在第十二椎下 兩傍相去各二寸陷中 鍼三分 留七呼 灸三壯

삼초유

제 13추 아래 양방향으로 각 2촌 떨어진 우묵한 곳에 있다. 침은 5푼 깊이로 놓고 7번 숨을 내쉴 동안 꽂아두며 뜸은 3장을 뜬다.

[三焦兪]

在第十三椎下 兩傍相去各二寸陷中 鍼五分 留七呼 灸三壯

신유

제 14추 아래 양방향으로 각 2촌 떨어진 우묵한 곳에 있다. 침은 3푼 깊이로 놓고 7번 숨을 내쉴 동안 꽂아둔다. 중심을 찌르면 엿새 만에 죽는다. 뜸은 나이수를 따른다.

[腎兪]

在第十四椎下 兩傍相去各二寸陷中 鍼三分 留七呼 刺中腎則六日卒 灸隨年壯

대장유

제 16추 아래 양방향으로 각 2촌 떨어진 우묵한 곳에 있다. 침은 3푼 깊이로 놓고 7번 숨을 내쉴 동안 꽂아두며 뜸은 3장을 뜬다.

[大腸兪]

在第十六椎下 兩傍相去各二寸陷中 鍼三分 留七呼 灸三壯

소장유 [小腸兪]

제 18추 아래 양방향으로 각 2촌 떨어진 우묵한 곳에 있다. 침은 3푼 깊이로 놓고 6번 숨을 내쉴 동안 꽂아두며 뜸은 3장을 뜬다.

在第十八椎下 兩傍相去各二寸陷中 鍼三分 留六呼 灸三壯

방광유 [膀胱兪]

제 19추 아래 양옆 각 2촌 떨어진 우묵한 곳에 있다. 침은 3푼 깊이로 놓고 6번 숨을 내쉴 동안 꽂아두며 뜸은 3장을 뜬다.

在第十九椎下 兩傍相去各二寸陷中 鍼三分 留六呼 灸三壯

곡차 [曲差]

신정 옆 1촌 5푼에 있다. 머리털 경계로 들어가 맥이 뛰는 가운데이다. 침은 2푼 깊이로 놓고 뜸은 3장을 뜬다.

在神庭傍一寸五分 入髮際動脈中 鍼二分 灸三壯

찬죽 [攢竹]

눈썹머리의 우묵하게 들어간 곳이다. 침은 1푼 깊이로 놓고 3번 숨을 내쉴 동안 꽂아두며 사할 때는 숨을 3번 들이쉴 동안 한다. 뜸은 금한다.

在眉頭陷中 鍼一分 留三呼 瀉三吸 灸禁

정명 [睛明]

일명 누공(淚孔)이라고 한다. 눈 안 가에 있다. 침은 1푼 깊이로 놓고 3번 숨을 내쉴 동안 꽂아두며 사(瀉)는 3번 숨을 들이쉴 동안 하고 뜸은 금한다.

一名淚孔 在目內眥 鍼一分 留三呼 瀉三吸 灸禁

8) 족소음신경 足少陰腎經

혈은 적고 기운은 많다.

少血多氣

용천 [涌泉]

정혈(井穴)이며 목(木)에 속한다. 발바닥 한가운데 우묵

井木也 在足心陷中 屈足卷指取

한 곳에 있다. 발가락을 구부려서 취하는데 말랑말랑한 가운데이다. 침은 5푼 깊이로 놓고 뜸은 3장을 뜬다.

之 穴在宛宛中 鍼五分 灸三壯

연곡

[然谷]

형혈이며 화(火)에 속한다. 발 안쪽 복사뼈 앞 큰뼈 아래 우묵한 곳에 있다. 침은 3푼 깊이로 놓고 피를 빼서는 안 된다. 뜸은 3장을 뜬다.

滎火也 在足內踝前起大骨下陷中 鍼三分 禁血 灸三壯

태계

[大谿]

수혈이며 토(土)에 속한다. 발 안쪽 복사뼈 뒤 발 뒤꿈치뼈 위 맥이 뛰는 우묵한 곳에 있다. 침은 3푼 깊이로 놓고 뜸은 3장을 뜬다.

腧土也 在足內踝後跟骨上動脈陷中 鍼三分 灸三壯

조해

[照海]

발 안쪽 복사뼈 아래 흰살 경계에 있다. 음정출[15]을 치료한다. 침은 3푼 깊이로 놓고 뜸은 7장을 뜬다.

在足內踝下白肉際 治陰挺出 鍼三分 灸七壯

복류

[復溜]

경혈이며 금(金)에 속한다. 발 안쪽 복사뼈 위 2촌 되는 우묵한 곳에 있다. 침은 3푼 깊이로 놓고 3번 숨을 내쉴 동안 꽂아둔다. 뜸은 5장을 뜬다.

經金也 在足內踝上二寸陷中 鍼三分 留三呼 灸五壯

음곡

[陰谷]

합혈이며 수(水)에 속한다. 무릎 안 종아리뼈 뒤 큰 근육과 작은 근육 사이에 있다. 손으로 누르면 맥이 뛰는 것이 만져지며 무릎을 구부려 잡는다. 남자의 고증[16]과 같

合水也 在膝內輔骨後大筋下小筋上 按之應手 屈膝取之 治男子如蠱 女子如娠之證 鍼四分

15) 음정출(陰挺出) : 子宮脫垂를 가리킨다. 『濟陰綱目 · 前陰諸疾門』에서 “婦人의 陰挺下脫은 胞絡이 손상되었거나 子臟이 虛冷하거나 분만할 때 너무 힘을 줌으로 인해 발생한다.”고 하였다.

16) 고(蠱) : 병명, 疝瘕의 다른 말이다. 풍사가 하초에 머물러 습과 합해지니 少腹熱痛이 생기면서 白濁이

은 것을 치료하고 여자의 임신과 관련된 증세를 치료한다. 침은 4푼 깊이로 놓고 7번 숨을 내쉴 동안 꽂아둔다. 뜸은 3장을 뜬다.

留七呼 灸三壯

9) 수궐음심포경

手厥陰心包經

혈은 많고 기는 적다.

多血少氣

중충

[中衝]

정혈이며 목(木)에 속한다. 가운데 손가락 끝에 있다. 손톱에서 부추 잎만큼 떨어진 곳이다. 침은 1푼 깊이로 놓는다.

井木也 在手中指端 去爪甲角如韭葉 鍼一分

노궁

[勞宮]

형혈이며 화(火)에 속한다. 손바닥 한복판 두 뼈 사이에 있다. 무명지를 구부렸을 때 끝이 닿는 곳이 바로 이 혈이다. 침은 2푼 깊이로 놓고 뜸은 3장을 뜬다.

滎火也 在手掌中央兩骨間 以屈無名指着端處是穴 鍼二分 灸三壯

대릉

[大陵]

수혈이며 토(土)에 속한다. 손바닥 뒤 가로금 가운데 있는데 두 힘줄 사이의 우묵한 곳이 이것이다. 침은 5푼 깊이로 놓고 뜸은 3장을 뜬다.

腧土也 在掌後橫紋中兩筋間陷中是 鍼五分 灸三壯

내관

[內關]

손바닥 위17) 가로금 위로 2촌 두 힘줄 사이 우묵한 곳에 있다. 침은 5푼 깊이로 놓고 뜸은 3장을 뜬다.

在手掌後橫紋上二寸兩筋間陷中 鍼五分 灸三壯

흘러나오는 병증을 가리킨다. 白蠱라고도 한다. 『素問 · 玉機眞臟論』에서 "脾가 腎에 전해져 나타나는 병으로 疝瘕라고 한다."했는데 다른 이름으로 瘕疝 혹은 蠱라고 부른다.

17) 내관의 위치 : 『靈樞 · 經脈』 "손바닥을 위로 향하게 하여 팔을 뻗었을 때 수근횡문의 中點에서 2촌 직상한 곳으로서 바로 長掌筋腱과 橈側手根屈筋의 사이이다." 그러므로 본문의 "手掌後"의 의미는 "손바닥 위"라 해석함이 일반적인 표현이다.

간사

경혈이며 금(金)에 속한다. 손바닥 가로금 위로 3촌 두 힘줄 사이의 우묵한 곳에 있다. 침은 3푼 깊이로 놓고 뜸은 5장을 뜬다.

[間使]

經金也 在手掌後橫紋上三寸兩筋間陷中 鍼三分 灸五壯

곡택

합혈이며 수(水)에 속한다. 팔꿈치 안의 앞쪽 우묵한 곳에 있다. 팔꿈치를 구부렸을 때 가로금 끄트머리가 바로 혈이다. 침은 3푼 깊이로 놓고 7번 숨을 내쉴 동안 꽂아 둔다. 뜸은 3장을 뜬다.

[曲澤]

合水也 在肘內前廉陷中 屈肘橫紋頭是 鍼三分 留七呼 灸三壯

10) **수소양삼초경**

手少陽三焦經

혈은 적고 기는 많다.

少血多氣

관충

정혈이며 금(金)에 속한다. 넷째 손가락 끝에 있으며 손톱모서리에서 부추 잎만큼 떨어진 곳에 있다. 예막증[18]을 치료한다. 침은 1푼 깊이로 놓고 뜸은 1장을 뜬다.

[關衝]

井金也 在手小指次指端 去爪甲角如韭葉 治翳膜證 鍼一分 灸一壯

액문

형혈이며 수(水)에 속한다. 넷째 손가락 본 마디 앞 우묵한 곳에 있다. 주먹을 쥐고 취한다. 침은 2푼 깊이로 놓고 뜸은 3장을 뜬다.

[液門]

滎水也 在手小指次指間本節前陷中 屈拳取之 鍼二分 灸三壯

중저

수혈이며 목(木)에 속한다. 넷째 손가락 본 마디 뒤 우묵한 곳에 있다. 침은 1푼 깊이로 놓고 뜸은 3장을 뜬다.

[中渚]

腧木也 在手小指次指本節後間陷中 鍼一分 灸三壯

---

18) 예막증(翳膜證) : 각막예탁증. 翳는 병증명이다. 일반적으로 黑睛混濁을 야기하는 外障眼病 및 병변이 치유된 후에 흑정에 瘢痕. 예컨대 凝脂翳, 宿翳 등이 남는 것을 가리킨다.

양지 [陽池]

손목 바깥쪽 위 우묵한 곳에 있다. 침은 2푼 깊이로 놓고 3번 숨을 내쉴 동안 꽂아두며 뜸은 3장을 뜬다.

在手表腕上陷中 鍼二分 留三呼 灸三壯

외관 [外關]

손목 바깥쪽 위로 2촌 두 뼈 사이 우묵한 곳에 있다. 침은 3푼 깊이로 놓고 7번 숨을 내쉴 동안 꽂아둔다. 뜸은 3장을 뜬다.

在手表腕上二寸兩骨間陷中 鍼三分 留七呼 灸三壯

지구 [支溝]

경혈이며 화(火)에 속한다. 손 등 쪽 손목 위로 3촌 올라가 두 힘줄 사이의 우묵한 곳에 있다. 침은 2푼 깊이로 놓고 뜸은 2·7장을 뜬다.

經火也 在手表腕後三寸兩筋間陷中 鍼二分 灸二七壯

천정 [天井]

합혈이며 토(土)에 속한다. 팔꿈치 바깥쪽 큰 뼈 뒤 두 힘줄 사이 팔꿈치 뒤 1촌 되는 우묵한 곳에 있다. 팔꿈치를 구부리고 취한다. 침은 3푼 깊이로 놓고 뜸은 3장을 뜬다.

合土也 在肘外大骨後兩筋間 肘後一寸陷中 屈肘取之 鍼三分 灸三壯

예풍 [翳風]

귀 뒤 우묵한 곳에 있다. 누르면 귀 안쪽이 당긴다. 침은 7푼 깊이로 놓고 뜸은 7장을 뜬다.

在耳後陷中 按之引耳中 鍼七分 灸七壯

사죽공 [絲竹空]

일명 목료(目髎)라고 한다. 눈썹 끝 뒤 우묵한 곳에 있다. 침은 3푼 깊이로 놓고 3번 숨을 내쉴 동안 꽂아두며 즉시 사한다. 뜸은 뜨지 말아야 한다.

一名目髎 在眉後陷中 鍼三分 留三呼 卽瀉 灸禁

이문 [耳門]

귀 앞 도드라진 살 위의 귀의 모양이 갈라진 아래 우묵한 곳에 있다.[19] 침은 3푼 깊이로 놓고 3번 숨을 내쉴 동안 꽂아둔다. 뜸은 3장을 뜬다.

在耳前起肉 當耳缺下陷中 鍼三分 留三呼 灸三壯

11) 족소양담경 足少陽膽經

혈은 적고 기는 많다.

少血多氣

규음 [竅陰]

정혈이며 금(金)에 속한다. 넷째 발가락 끝 발톱 모서리에서 부추 잎만큼 떨어진 곳이다. 침은 1푼 깊이로 놓고 뜸은 3장을 뜬다.

井金也 在足小指次指端 去爪甲角如韭葉 鍼一分 灸三壯

협계 [俠谿]

형혈이며 수(水)에 속한다. 넷째 발가락 본 마디 앞 기골 사이 우묵한 곳에 있다. 침은 3푼 깊이로 놓고 뜸은 3장을 뜬다.

滎水也 在足小指次指本節前岐骨間陷中 鍼三分 灸三壯

임읍 [臨泣]

수혈이며 목(木)에 속한다. 넷째 발가락 본 마디 뒤 협계혈과 1촌 5푼 떨어진 우묵한 곳에 있다. 침은 2푼 깊이로 놓고 뜸은 3장을 뜬다.

腧木也 在足小指次指本節後間去俠谿一寸五分陷中 鍼二分 灸三壯

구허 [丘墟]

바깥쪽 복사뼈 아래에 앞과 같이 임읍에서 3촌 떨어진 곳에 있다. 침은 5푼 깊이로 놓고 7번 숨을 내쉴 동안 꽂아둔다. 뜸은 3장을 뜬다.

在足外踝下 如前去臨泣三寸 鍼五分 留七呼 灸三壯

---

19) 이문(耳門) : 경혈명. 『針灸甲乙經』. 수소양삼초경에 속한다. 耳屛 위 설흔 앞쪽의 오목한 곳에 위치하는데, 입을 벌리고 취혈한다.

현종

[懸鍾]

일명 절골(絶骨)이라고 한다. 바깥쪽 복사뼈에서 위로 3촌 절농 앞 맥이 뛰는 곳에 있다. 침은 6푼 깊이로 놓고 7번 숨을 내쉴 동안 꽂아둔다. 뜸은 3장 혹은 7장을 뜬다.

一名絶骨 在足外踝上三寸絶壠前動脈中 鍼六分 留七呼 灸三壯 或七壯

양보

[陽輔]

경혈이며 화(火)에 속한다. 바깥쪽 복사뼈에서 위로 4촌 올라가 종아리뼈 앞 절골 위에 앞과 같이 3푼 떨어진 곳에 있다. 구허혈에서 7촌 떨어진 곳이다. 침은 5푼 깊이로 놓고 7번 숨을 내쉴 동안 꽂아둔다. 뜸은 3장을 뜬다.

經火也 在足外踝上四寸 輔骨前絶骨上 如前三分 去丘墟七寸 鍼五分 留七呼 灸三壯

양릉천

[陽陵泉]

합혈이며 토(土)에 속한다. 무릎 아래로 1촌 바깥쪽 뾰족한 뼈 앞 우묵한 곳에 있다. 침은 6푼 깊이로 놓고 오랫동안 꽂아두며 득기하면 곧 사한다. 뜸은 7장에서 7・7장까지 뜬다.

合土也 在膝下一寸外廉尖骨前陷中 鍼六分 久留得氣卽瀉 灸七壯至七七壯

환도

[環跳]

비추(髀樞) 가운데의 연자뼈[20] 아래 우묵한 곳에 있다. 옆으로 누워 아래에 있는 다리는 펴고 위에 있는 다리는 굽혀 취한다. 침은 1촌 깊이로 놓고 10번 숨을 내쉴 동안 꽂아둔다. 뜸은 50장을 뜬다.

在髀樞中硯子骨下陷中 側臥伸下足屈上足取之 鍼一寸 留十呼 灸五十壯

경문

[京門]

신경의 모혈이다. 남골에 있다. 남골은 척추를 끼고 있는 허리 가운데 계륵에 있다. 침은 3푼 깊이로 놓고 7번 숨을 내쉴 동안 꽂아둔다. 뜸은 3장을 뜬다.

腎募 在監骨 腰中季肋本挾脊 鍼三分 留七呼 灸三壯

---

20) 연자뼈 : 넓적다리 轉子骨.

일월 [日月]

담경의 모혈이다. 기문혈 아래 5푼에 있다. 침은 7푼 깊이로 놓고 뜸은 5장을 뜬다.

膽募 在期門下五分 鍼七分 灸五壯

견정 [肩井]

어깨 위 우묵한 결분 위의 큰 뼈 앞 1촌 반에 있다. 3개의 손가락으로 눌러서 취하는데 가운데 손가락 아래의 우묵한 곳이다. 침은 5푼 깊이로 놓고 깊이 찌르지 않아야 한다. 뜸은 7장을 뜬다.

在肩上陷 缺盆上大骨前一寸半 以三指按取之 當中指下陷者是 鍼五分 禁深刺 灸七壯

풍지 [風池]

뇌공혈 뒤 머리털 경계의 우묵한 곳에 있으며 귀뿌리에서 1촌 5푼 떨어진 곳이다. 침은 7푼 깊이로 놓고 7번 숨을 내쉴 동안 꽂아둔다. 뜸은 7장을 뜬다.

在腦空後髮際陷中 去耳根一寸五分 鍼七分 留七呼 灸七壯

목창 [目窓]

임읍혈의 1촌 뒤에 있다. 침은 3푼 깊이로 놓고 뜸은 5장을 뜬다.

去臨泣後一寸 鍼三分 灸五壯

임읍 [臨泣]

눈에서 곧게 올라가 머리털 경계로부터 5푼 되는 우묵한 곳에 있다. 침은 3푼 깊이로 놓고 7번 숨을 내쉴 동안 꽂아두며 득기하면 곧 사한다.

在目直上入髮際五分陷中 鍼三分 留七呼 得氣卽瀉

본신 [本神]

곡차혈 옆 1촌 5푼에 있다. 눈 위 머리털 경계로부터 4푼 들어간 곳에 있다. 침은 3푼 깊이로 놓고 뜸은 7장을 뜬다.

在曲差傍一寸五分 目上入髮際四分 鍼三分 灸七壯

객주인 [客主人]

일명 상관(上關)이라고 한다. 귀 앞의 도드라진 뼈 위 가장자리에 있다. 입을 벌리면 구멍이 생기고 약하게 맥이 뛰는 곳이다. 침은 1푼 깊이로 놓고 깊이 찌르지 말아야 한다. 뜸은 7장을 뜬다.

一名上關 在耳前起骨上廉 開口有空 動脈宛宛中 鍼一分 禁深灸七壯

청회 [聽會]

귀 앞 상관혈 아래 1촌 약하게 맥이 뛰는 곳에 있다. 입을 벌리고 취한다. 침은 7푼 깊이로 놓고 3번 숨을 내쉴 동안 꽂아두며 득기하면 곧 사하고 보하지 말아야 한다. 뜸은 5장에서 7·7장까지 뜨며 10일 후 다시 뜬다.

在耳前上關下一寸 動脈宛宛中 張口取之 鍼七分 留三呼 得氣卽瀉 不補 灸五壯至七七壯 十日後更灸

동자료 [瞳子髎]

눈 바깥쪽 가장자리의 5푼 되는 우묵한 곳에 있다. 침은 3푼 깊이로 놓고 뜸은 3장을 뜬다.

在目外眥五分陷中 鍼三分 灸三壯

풍시 [風市]

별혈이다. 무릎 위 바깥 가장자리 두 근육 사이에 있다. 똑바로 서서 두 손을 아래로 늘어뜨려 가운데 손가락 끝이 닿는 곳이다. 무릎으로부터 5촌 위에 있다. 침은 5푼 깊이로 놓고 뜸은 7장을 뜬다.

別穴 在膝上外廉兩筋間 正立舒兩手垂下着 當中指頭盡處是 自膝上五寸也 鍼五分 灸七壯

당양 [當陽]

별혈이다. 눈 위 머리털 경계 혈락이다. 침으로 찔러 피를 낸다.

別穴 在直目上髮際血絡 鍼出血

12) 족궐음간경 足厥陰肝經

혈은 많고 기는 적다.

多血少氣

대돈

[大敦]

정혈이며 목(木)에 속한다. 엄지발가락 끝에 있다. 발톱에서 부추 잎만큼 떨어진 곳과 같으며 털이 3개 난 곳의 앞과 같다. 침은 3푼 깊이로 놓고 6번 숨을 내쉴 동안 꽂아둔다. 뜸은 3장을 뜬다.

井木也 在足大指端 去爪甲角如韭葉 如前三毛中 鍼三分 留六呼 灸三壯

행간

[行間]

형혈이며 화(火)에 속한다. 엄지발가락 바깥쪽 사이 맥이 뛰는 것이 만져지는 우묵한 곳에 있다. 침은 6푼 깊이로 놓고 7번 숨을 내쉴 동안 꽂아둔다. 뜸은 3장을 뜬다.

滎火也 在足大指外間動脈應手陷中 鍼六分 留七呼 灸三壯

태충

[太衝]

수혈이며 토(土)에 속한다. 엄지발가락 바깥쪽 사이 본마디의 뒤로 2촌 우묵한 곳에 있다. 남자들 병의 생사 결정을 진단하는 곳이다. 침은 3푼 깊이로 놓고 10번 숨을 내쉴 동안 꽂아둔다. 뜸은 3장을 뜬다.

腧土也 在足大指外間本節後二寸陷中 男病診訣死生處也 鍼三分 留十呼 灸三壯

중봉

[中封]

경혈이며 금(金)에 속한다. 발 안쪽 복사뼈 앞으로 1촌에 있고 발을 펴고 취한다. 근육 앞의 우묵한 곳이 바로 이곳이다. 침은 4푼 깊이로 놓고 7번 숨을 내쉴 동안 꽂아둔다. 뜸은 3장을 뜬다.

經金也 在足內踝前一寸 伸足取之 筋前陷中是 鍼四分 留七呼 灸三壯

곡천

[曲泉]

합혈이며 수(水)에 속한다. 무릎 안쪽 종아리뼈 아래의 큰 근육과 작은 근육 사이 우묵한 곳에 있다. 무릎을 구부리고 취한다. 침은 6푼 깊이로 놓고 10번 숨을 내쉴 동안 꽂아둔다. 뜸은 3장을 뜬다.

合水也 在膝內輔骨下大筋下小筋上陷中 屈膝取之 鍼六分 留十呼 灸三壯

장문 [章門]

비경의 모혈이다. 갈비뼈 끝 배꼽 위로 2촌 올라가 양 옆으로 6촌에 있다. 옆으로 누워서 위의 다리는 굽히고 아래 다리는 펴서 맥이 뛰는 곳을 취한다. 유간촌을 쓰기도 한다. 침은 6푼 깊이로 놓고 뜸은 7장에서 2·7장을 뜬다. 혹은 100장을 뜬다고도 한다.

脾募 在季肋端 臍上二寸兩傍六寸 側臥屈上足 伸下足 取其動脈中 用乳間寸 鍼六分 灸七壯至二七壯 一云百壯

기문 [期門]

간경의 모혈이다. 젖꼭지 옆으로 1촌 5푼 나가고 또 곧장 1촌 5푼을 내려가 제 2늑간 틈에 있다. 유간촌을 쓰기도 한다. 침은 4푼 깊이로 놓고 뜸은 3장에서 7장을 뜬다.

肝募 在乳傍一寸半直下 又一寸半第二肋間縫中 用乳間寸 鍼四分 灸三壯至七壯

◉ 독맥 督脈

장강혈에서 시작되어 인중혈에서 끝난다.

起於長强穴 終於人中穴

소료 [素髎]

콧등 끝에 있다. 침은 1푼 깊이로 놓는다.

在鼻柱之端 鍼一分

수구 [水溝]

일명 인중(人中)이라고 한다. 콧등 아래 우묵한 곳에 있다. 침은 4푼 깊이로 놓고 5번 숨을 내쉴 동안 꽂아두며 득기하면 곧 사한다. 뜸은 7장에서 3·7장까지 뜬다.

一名人中 在鼻柱下陷中 鍼四分 留五呼 得氣卽瀉 灸七壯至三七壯

신정 [神庭]

코에서 곧게 위로 올라가 머리털 경계로부터 5푼 들어간 곳에 있다. 침은 놓지 말아야 한다. 뜸은 7장에서 3·7장까지 뜬다. 혹은 7·7장을 뜬다고도 한다.

在鼻直上入髮際五分 鍼禁 灸七壯至三七壯 一云七七壯

상성

[上星]

코에서 곧게 올라가 머리털 경계로부터 1촌 들어간 곳에 있다. 침을 놓아 모든 양의 열기를 없앨 수 있다. 침은 1푼 깊이로 놓고 뜸은 7장을 뜨는데 많이 뜨는 것은 좋지 않다.

在鼻直上入髮際一寸 刺洩諸陽熱氣 鍼一分 灸七壯 不宜多

백회

[百會]

정수리 한가운데 가마에 앞머리털 경계로부터 5촌, 뒷머리털 경계에서 7촌에 있다. 침은 2푼 깊이로 놓고 득기하면 곧 사한다. 뜸은 7장에서 7·7장까지 뜬다. 많이 뜨는 것은 좋지 않다.

在項中央旋毛中 自前髮際五寸後髮際七寸也 鍼二分 得氣卽瀉 灸七壯至七七壯 不宜多

풍부

[風府]

일명 설본(舌本)이라고 한다. 뒷목의 머리털 경계에서 2촌 들어가 큰 힘줄의 안쪽 말랑말랑한 곳에 있다. 말을 빨리 하면 그 근육이 일어서고 말을 멈추면 근육이 가라앉는다. 침은 3푼 깊이로 놓고 뜸은 뜨지 말아야 한다.

一名舌本 在項髮際二寸 大筋內宛宛中 疾言 其肉立起 言休 其肉立下 鍼三分 灸禁

아문

[瘂門]

목 뒤의 머리털 경계에서 5푼 들어간 말랑말랑한 곳에 있다. 머리를 뒤로 젖히고 취한다. 침은 3푼 깊이로 놓고 뜸을 뜨면 안 된다. 뜸을 뜨면 벙어리가 된다.

在項後入髮際五分宛宛中 仰頭取之 鍼三分 灸禁 灸則瘂

대추

[大椎]

소골 아래 제 1추 마디 아래 우묵한 곳에 있다. 침은 5푼 깊이로 놓고 뜸은 나이수를 따라 뜬다.

在小骨下第一椎節下陷中 鍼五分 灸隨年壯

신도

[神道]

제 5추 아래에 있는데 머리를 굽히고 취한다. 어린아이의

在第五椎下間 俛而取之 治小兒

풍간과 계종을 치료한다. 뜸은 7장에서 100장까지 뜬다.

風癎瘈瘲 灸七壯至百壯

요유

[腰兪]

일명 요호(腰戶)라고 한다. 제 21추 마디 아래 말랑말랑한 곳에 있다. 배를 땅에 깔고 두 손을 포개서 이마를 받치고 사지를 고르게 편 후 취혈한다. 침은 8푼 깊이로 놓고 3번 숨을 내쉴 동안 꽂아둔다. 사법을 쓸 때에는 5번 숨을 들이쉴 동안 꽂아둔다. 뜸은 7장에서 7·7장까지 뜬다.

一名腰户 在二十一椎節下間宛宛中 以挺腹地 兩手相重支額縱四體然後 乃取之 鍼八分 留三呼瀉五吸 灸七壯至七七壯

◉ 임맥

任脈

회음혈에서 시작하여 승장혈에서 끝난다.

起於會陰穴 終於承漿穴

승장

[承漿]

턱 앞 입술 모서리 아래 말랑말랑한 곳이다. 침은 3푼 깊이로 놓고 득기하면 곧 사한다. 뜸은 7장에서 7·7장까지 뜬다.

在頤前唇稜下宛宛中 鍼三分 得氣卽瀉 灸七壯至七七壯

전중

[亶中]

두 젖꼭지 사이의 우묵한 가운데 있다. 두 젖꼭지의 한 가운데를 재는데 혈자리는 똑바로 누워서 취한다. 침은 놓지 말아야 하고 뜸은 7장에서 7·7장까지 뜬다.

在兩乳間陷中 量乳間正中 仰臥取之 鍼禁 灸七壯至七七壯

구미

[鳩尾]

가슴 앞 폐골[21] 아래 5푼 우묵한 곳에 있다. 폐골이 없는 사람은 기골에서부터 아래로 1촌 내려가 배꼽까지를 함께 9촌으로 쓴다. 침은 3푼 깊이로 놓는다.

在臆前蔽骨下五分陷中 人無蔽骨者 從岐骨下行一寸 至臍共九寸用 鍼三分

21) 폐골(蔽骨) : 검상돌기.

거궐

심경의 모혈이다. 구미혈 아래 1촌에 있다. 침은 6푼 깊이로 놓고 7번 숨을 내쉴 동안 꽂아두며 득기하면 곧 사한다. 뜸은 7장에서 7·7장까지 뜬다.

[巨闕]

心募 在鳩尾下一寸 鍼六分 留七呼 得氣卽瀉 灸七壯 至七七壯

중완

위경의 모혈이다. 배꼽 위 4촌에 있는데 족양명위경이 지나간다. 침은 8푼 깊이로 놓고 7번 숨을 내쉴 동안 꽂아둔다. 사법을 쓸 때에는 5번 숨을 들이쉴 동안 꽂아둔다. 침은 빠르게 뺀다. 뜸은 3·7장에서 100장까지 뜬다.

[中脘]

胃募 在臍上四寸 足陽明經所過 鍼八分 留七呼 瀉五吸 速出鍼 灸三七壯至百壯

수분

배꼽 1촌 위에 있다. 수종을 치료하려면 뜸을 뜨는게 좋다. 침은 8푼 깊이로 놓고 3번 숨을 내쉴 동안 꽂아둔다. 사법을 쓸 때에는 5번 숨을 들이쉴 동안 꽂아둔다. 뜸은 7장에서 100장까지 뜬다.

[水分]

在臍上一寸 治水腫 灸良 鍼八分 留三呼 瀉五吸 灸七壯至百壯

신궐

일명 기합(氣合)이라고도 하며 배꼽 한가운데이다. 침은 놓지 말아야 하고 뜸은 100장을 뜬다.

[神闕]

一名氣合 當臍中 是鍼禁 灸百壯

음교

배꼽 1촌 아래에 있다. 여자의 월경 불순을 치료한다. 침은 8푼 깊이로 놓고 득기하면 곧 사한다. 뜸은 100장을 뜬다.

[陰交]

在臍下一寸 治女子月事不調 鍼八分 得氣卽瀉 灸百壯

기해

배꼽 1촌 5푼 아래에 있다. 남자의 생기의 바다이다. 침은 8푼 깊이로 놓고 침감이 느껴지면 곧 사하고 난 후에

[氣海]

在臍下一寸五分 男子生氣之海也 鍼八分 得氣卽瀉後補 灸百壯

보한다. 뜸은 100장을 뜬다.

석문 [石門]

삼초경의 모혈이다. 일명 단전(丹田)이라고 한다. 배꼽 2촌 아래에 있다. 침은 놓지 말아야 한다. 부인에게 침을 놓으면 평생 아이를 가질 수 없다. 뜸은 7장에서 100장까지 뜬다.

三焦募 一名丹田 在臍下二寸 鍼禁 鍼婦人則終身絶子 灸七壯至百壯

관원 [關元]

소장경의 모혈이다. 배꼽 3촌 아래에 있다. 침은 8푼 깊이로 놓고 3번 숨을 내쉴 동안 꽂아둔다. 사법을 쓸 때에는 5번 숨을 들이쉴 동안 꽂아둔다. 뜸은 100장에서 300장까지 뜬다.

小腸募 在臍下三寸 鍼八分 留三呼 瀉五吸 灸百壯至三百壯

중극 [中極]

방광경의 모혈이다. 일명 옥천(玉泉)이라고 한다. 관원혈의 1촌 아래에 있다. 부인이 아이를 못 낳을 때 4번 침을 놓으면 바로 아이를 가질 수 있다. 침은 8푼 깊이로 놓고 10번 숨을 내쉴 동안 꽂아둔다. 침감을 느끼면 곧 사한다. 뜸은 100장에서 300장까지 뜬다.

膀胱募 一名玉泉 在關元下一寸 婦人斷緖 四度鍼卽有子 鍼八分 留十呼卽瀉 灸百壯至三百壯止

곡골 [曲骨]

횡골 위 털의 경계의 우묵한 곳에 있다. 맥이 뛰는 것이 만져지는 곳이다. 침은 2푼 깊이로 놓고 뜸은 7장에서 7·7장까지 뜬다.

在橫骨上毛際陷中 動脈應手 鍼二分 灸七壯至七七壯

6. 침구법 鍼灸法

『내경』에 이르기를
몹시 피로한 사람에게는 침놓지 말라.
몹시 배고픈 사람에게는 침놓지 말라.
몹시 배부른 사람에게는 침놓지 말라.
몹시 취한 사람에게는 침놓지 말라.
몹시 놀란 사람에게는 침놓지 말라.
몹시 화난 사람에게는 침놓지 말라.
또 형기가 부족한 사람과 오래 병을 앓아 기혈이 허손된 사람에게 침을 놓으면 더욱 그 기가 고갈된다고 하였다. 또 말하기를 "침이 들어가는 것은 가시와 같아도 기가 나오는 것은 수레바퀴의 축과 같다."하니 이것은 침이 사하는 것은 있어도 보하는 것은 없다는 말을 이르는 것이다.

內經曰
無刺大勞
無刺大飢
無刺大飽
無刺大醉
無刺大驚
無刺大怒人
又曰 形氣不足者 久病虛損者 鍼刺則重竭其氣 又曰 鍼入如芒 氣出如車軸 是謂鍼之有瀉無補也

뜸은 보통 아침과 오후에는 곡기가 부족하므로 낮에 떠야 한다. 대개 맥락이 가는 실같이 있으므로 죽근두22)를 사용하여 단지 그 해당 맥에만 뜸하면 질병을 치유할 수 있다. 이렇게 사지(四肢)에 뜸뜨면 풍사를 없앨 수 있다. 뜸을 많이 뜨는 것은 옳지 않다. 그러므로 7장에서 7·7장까지에서 그치고 부득이한 경우라도 나이수를 넘지 말아야 한다. 배꼽 아래 오랜 냉증과 산하23), 기괴24), 복량25), 적기26)에는 뜸봉을 크게 하는 것이 마땅하다. 그러

凡灸 平朝及午後則 穀氣虛乏 須施於日午 大槪脈絡有若細線 以竹筋頭作炷 但令當脈灸之 亦能愈疾 是以四肢則但去風邪 不宜多灸 故七壯至七七壯而止 不得過隨年數 臍下久冷疝瘕氣塊伏梁積氣之證則 宜艾炷大 故曰 腹背宜灸五百壯 如巨闕鳩尾

22) 죽근두(竹筋頭) : 청대의 얇은 속껍질인 노란색의 가는 끈 모양의 약재인 竹茹의 끝을 의미한다. 향이나 점화기구가 없었던 시절에는 뜸이나 탄약에 불을 붙이는데 竹茹를 이용하였다. 지금도 중국에서는 竹茹를 이용하여 직접구를 뜨는 방법이 전해지고 있다.
23) 산하(疝瘕) : 병증명, 瘕疝, 蠱라고도 한다. 『素問·玉機眞藏論』에서 "脾병이 腎에 전변된 것을 疝瘕라고 한다."고 하였다.
24) 기괴(氣塊) : 氣가 뭉친 덩어리. 疝瘕로 나타나는 증상 중 하나로 기운이 뭉쳐 생긴 덩어리로 그 위치가 고정되어 있지 않고 이동하는 특징을 갖는다.
25) 복량(伏梁) : 心積의 다른 말. 『難經·五十六難』에서 "心積을 伏梁이라고 한다. 배꼽 위에서부터 명치

므로 배와 등은 500장을 하고 거궐과 구미 같은 혈은 비록 이것이 가슴과 배의 혈자리라도 7·7장을 넘지 말고 그쳐야 한다. 만약 큰 뜸봉으로 많이 뜸뜨면 사람이 영원히 심력을 잃는다.

雖是胸腹之穴 灸不過七七壯而止 若大炷多灸則 令人永無心力

머리와 정수리의 혈에 많이 뜨면 정신을 잃고, 팔과 다리의 혈에 많이 뜨면 혈맥이 말라 고갈되고, 사지가 가늘어지고 파리해지며 힘이 없고 또 정신을 잃는다.

頭頂穴多灸則 失精神 臂脚穴多灸則 血脈枯渴 四肢細瘦 無力 又失精神

대개 혈에는 깊고 얕음이 있다. 얕은 혈에 많이 뜸뜨면 반드시 근력을 상한다. 그러므로 3장, 5장, 7장을 넘지 말고 그쳐야 한다. 어찌 삼가 조심하지 않겠는가.

蓋穴有淺深 淺穴多灸則 必傷筋力 故不過三壯五壯七壯而止 可不愼哉

금기

[禁 忌]

날것, 찬것, 닭고기, 돼지고기, 술, 국수, 성생활, 구운 고기 등.

生 冷 雞 猪 酒 麵 房 勞 炙煿等物

뜸뜬 뒤의 처치법

[灸後治法]

구창[27]에 땀이 나지 않으면 쉽게 곪지 않는다. 박하와 복숭아와 버드나무 잎을 달인 물로 씻고 나서 소금 끓인 물에 보릿가루를 섞어서 진흙처럼 하여 두터운 바둑알처럼 만들어 포를 대고 그 위에 붙인다. 만약 구창이 마르면 다시 소금 끓인 물을 그 포 위에 적셔주면 즉시 곪는다. 속칭 뜸꽃이라고 한다.

灸瘡無汗則 未易發膿 用薄荷桃柳葉 煎湯淋洗 因用鹽湯和麥末 如泥形如厚碁子 着布上付貼 灸瘡若乾 更用鹽湯水 潤其布上 卽膿 俗名灸花

뜸뜬 후에 열이 있으면 유기생[28]을 채취해서 차도가 있

灸後有熱 取柳寄生 煎服限差

부위에 걸쳐 팔뚝크기만한 덩어리가 있는데, 오랫동안 치유되지 않으면 초조하고 답답하여 잠을 이루지 못하는 등의 증상을 발생하다."고 하였다.

26) 적기(積氣) : 病氣가 몸 안에 몰려있는 것, 흔히 正氣가 虛할 때 邪氣가 침입하여 머물면 일련의 臟器機能 장애로 病症이 발생한다.

27) 구창(灸瘡) : 뜸뜬 자리가 헌 것

28) 유기생(柳寄生) : 버드나무 겨우살이. 겨우살이 전체를 말린 것을 생약에서 槲寄生, 寄生木이라 하며, 약재로 쓴다. 한방에선 줄기와 잎을 治寒, 平補劑, 齒痛, 膈氣, 刺痛, 腰痛, 婦人産後諸症, 凍傷, 動脈硬化에 사용한다.

을 때까지 달여 먹는다.

구창이 오랫동안 아물지 않아 통증이 심한 것은 인분을 태운 재를 곱게 갈아서 가루로 만든다. 먼저 끓인 소금물로 구창을 씻은 후에 그곳에 바르면 곧바로 효과가 있다. 또 황토를 곱게 채로 친 것을 끓인 소금물에 이겨서 진흙처럼 만들어 그곳에 두껍게 붙이면 효과가 있다.

灸瘡久未合 痛甚者 用人糞燒灰細研作末 先以鹽湯洗瘡 後糝當處 卽效 又黃土細篩和鹽湯水如泥 厚貼當處效

금침혈

[禁鍼穴]

신정, 뇌호, 신회, 옥침, 낙각, 승령, 노식, 각손, 승읍, 신도, 영대, 운문, 견정, 전중, 결분, 상관, 구미, 오리, 청령, 합곡, 신궐, 횡골, 기충, 기문, 승근, 수분, 회음, 석문, 인영, 유중, 연곡, 복토, 삼음교, 삼양락.

神庭 腦户 顖會 玉枕 絡却 承靈 顱息 角孫 承泣 神道 靈臺 雲門 肩井 膻中 缺盆 上關 鳩尾 五里 青靈 合谷 神闕 橫骨 氣衝 箕門 承筋 水分 會陰 石門 人迎 乳中 然谷 伏兎 三陰交 三陽絡

금구혈

[禁灸穴]

아문, 풍부, 천주, 승광, 임읍, 두유, 찬죽, 정명, 소료, 화료, 영향, 권료, 하관, 인영, 천유, 천부, 주영, 연액, 유중, 구미, 복애, 견정, 양지, 중충, 소상, 어제, 경거, 양관, 척중, 은백, 누곡, 조구, 독비, 음시, 복토, 비관, 신맥, 위중, 은문, 심유, 승읍, 승부, 계맥, 이문, 석문, 뇌호, 사죽공, 지오회, 백환유.

瘂門 風府 天柱 承光 臨泣 頭維 攢竹 睛明 素髎 禾髎 迎香 顴髎 下關 人迎 天牖 天府 周榮 淵腋 乳中 鳩尾 腹哀 肩貞 陽池 中衝 少商 魚際 經渠 陽關 脊中 隱白 漏谷 條口 犢鼻 陰市 伏兎 髀關 申脈 委中 殷門 心俞 承泣 承扶 瘈脈 耳門 石門 腦户 絲竹空 地五會 白環俞

7. 별혈 別穴

비록 『동인경』에는 나오지 않으나 여러 처방에 흩어져 있으므로 별혈이라고 한다.

雖不出銅人經而 散載諸方 故謂之別穴

신총 4혈 [神聰四穴]

백회혈의 전후좌우로 각 1촌 떨어진 곳에 있다. 두풍[29], 목현[30], 풍간[31], 광란[32]을 주관한다. 침은 3푼 깊이로 놓는다.

在百會前後左右各去一寸 主頭風目眩風癎狂亂 鍼三分

당양 2혈 [當陽二穴]

곧게 눈 위로 올라가 머리털 경계로부터 1촌 들어간 혈락에 있다. 풍현[33], 인사불성, 코막힘을 주관한다. 침은 3푼 깊이로 놓는다.

在直目上入髮際一寸血絡 主風眩不識人鼻塞症 鍼三分

---

29) 두풍(頭風) : 두통이 오랫동안 치유되지 않는 경우를 가리킨다. 『醫林繩目 · 頭痛』에서 "증상이 심하지 않으면서 길게 지속되지 않는 것을 두통이라 하고, 증상이 심하면서 길게 지속되는 것을 두풍이라 한다. 두통은 갑자기 발생하고 쉽게 풀리지만, 두풍은 시도 때도 없이 발작하며 치유된 후에도 쉽게 재발한다."고 하였다.

30) 목현(目眩) : 눈앞이 깜깜해지고 昏花가 보이는 증상을 가리킨다. 대부분 肝腎의 精血 부족이나, 혹은 肝陽風火 痰濁이 상부를 어지럽힘으로 인해 발생한다. 『諸病原候論 · 目眩候』에서 "눈은 오장육부의 정화로서, 宗脈이 모이는 곳이다. 筋骨血氣의 精은 脈과 함께 目系를 이루고, 위로 뇌와 이어지는데, 만약 장부가 허하면 風邪가 虛를 틈타 침입하여 目系를 따라 뇌로 들어가므로 머리가 빙빙 돌고, 目系가 땅겨 눈이 어질어질하면서 目眩이 발생한다."고 하였다.

31) 풍간(風癎) : 병명. 평소 몸이 허약하고 열이 쌓여있는데다 風邪의 침입을 받거나 혹은 간경에 熱이 있음으로 인해 발생하는 癎症을 가리킨다.

32) 광란(狂亂) : 미쳐서 상도를 잃는 病證. 狂症이라고도 함. 대부분 七情過度, 五志化火, 痰蒙心竅 혹은 熱邪가 盛하여 心包로 들어감으로 인해 발생한다. 그 증상은 발작이 매우 급하고 친한 사람을 알아보지 못하면서 욕을 하며 심한 경우는 몽둥이나 칼을 들고 높은 곳에 올라가 소리를 지르며 옷을 벗어 던지고 날뛰며 담을 뛰어넘고, 힘이 평상시보다 2배 이상 세지며 음식을 많이 먹거나 혹은 배고픈 줄을 모르고 헛것을 보거나 헛소리가 들린다고 하며 자기가 최고라고 외치면서 여기저기 쉬지 않고 돌아다니며 밤이 되어도 쉬지 않는 등이다.

33) 풍현(風眩) : 古病名. 1) 『諸病源候論 · 婦人雜病諸候』 풍두훈(風頭眩)이라고도 함. 풍사 혹은 풍담으로 인해 야기되는 현훈을 가리킨다. 2) 전간의 별칭. 『備急千金方』 권14에서 "담과 열이 뒤엉킴으로 인해 요동한 風이 心을 어지럽히면 悶瞀가 발생하는데 이를 현훈이라 한다."

태양 2혈 [太陽二穴]

양 이마 모서리 눈썹 뒤 푸른 핏줄에 있다. 편두통을 치료한다. 침으로 찔러 피를 낸다.

在兩額角眉後青絡 治偏頭痛 鍼出血

명당 1혈 [明堂一穴]

코에서 곧게 올라 머리털 경계로부터 1촌 들어간 곳에 있다. 두풍, 코막힘, 콧물이 많이 흐르는 것을 주관한다. 상성혈이 이것이다.

在鼻直上入髮際一寸 主頭風鼻塞多涕 上星穴是

미충 2혈 [眉衝二穴]

눈 바깥쪽 가장자리 위로 각진 머리칼이 있는 맥이 뛰는 곳이다. 오간, 두통, 코막힘을 주관한다. 침은 2푼 깊이로 놓는다.

在目外眥上銳髮動脈 主五癎頭痛鼻塞 鍼二分

비준 1혈 [鼻準一穴]

콧대 끝에 있다. 주사비(빨간코)를 주관한다. 침을 찔러 피를 낸다.

在鼻柱尖 主鼻上酒皻 鍼出血

이첨 2혈 [耳尖二穴]

귀 끝에 있다. 귀를 구부려 취혈한다. 눈에 생긴 흰 막을 치료한다. 뜸은 7장을 뜨며 많이 뜨는 것은 좋지 않다.

在耳尖 捲耳取之 治目生白膜 灸七壯 不宜多灸

취천 1혈 [聚泉一穴]

혀에 있다. 혀를 입 밖으로 곧게 내밀게 하여 갈라진 틈의 우묵한 곳이다. 효천[34], 해수를 다스린다. 오랫동안 낫지 않으면 생강을 얇은 조각으로 썰어서 혀 위 가운데

在舌 以舌出口外使直有縫陷中 治哮喘咳嗽 久不愈 用生薑 切薄片 搭舌上中 灸七壯 不宜多

34) 효천(哮喘) : 병명. 哮證과 喘證의 합칭이다. '효'는 주로 숨이 가쁘고 후중에서 가래 끓는 소리가 나는 것을 가리키며, '천'은 주로 호흡이 촉박한 것을 가리킨다. 효나 천의 발작이 심하면 모두 입을 벌리고 어깨를 들썩이며 똑바로 눕지 못하는 등의 증상이 나타난다.

올려놓고 뜸 7장을 뜬다. 많이 뜨는 것은 좋지 않다. 열천에는 웅황가루 조금을 뜸봉에 발라서 뜬다. 냉천에는 관동화 조금을 뜸봉에 발라서 뜬다. 뜸을 다 뜬 뒤 곧 맑은 생강차를 조금 마신다. 만약 혀에 설태가 끼고 뻣뻣하면 침으로 찔러 피를 낸다.

灸 熱喘用雄黃末少許和艾炷灸 冷喘用款冬花末少許和艾炷灸 灸畢 卽用生薑茶淸微呷下 若舌胎舌强 少刺 出血

해천 1혈

[海泉一穴]

혀 아래 중앙 맥 위에 있다. 소갈증을 치료한다.

在舌下中央脈上 治消渴

아시혈

[阿是穴]

아픈 곳을 말한다. 또 천응혈이라고도 한다.

謂當處也 又名天應穴也

숭골 1혈

[崇骨一穴]

대추 위 첫 번째 작은 뼈가 이것이다.

在大椎上 第一小椎是也

백로 2혈

[百勞二穴]

대추에 있다. 발제를 향해 2촌되는 곳에 점을 찍어두고 그 2촌 가운데를 잡아서 먹으로 표시하고 먼저 점 위에서 옆으로 펴서 좌우 양쪽 끝이 이것이다. 나력을 치료한다. 뜸을 7장 뜨면 신기한 효과가 있다.

在大椎 向髮際二寸點記 將其二寸中摺 墨記 橫布於先點上 左右兩端盡處是 治瘰癧 灸七壯 神效

정궁 2혈

[精宮二穴]

제 14추 아래 각 3촌 반 나가서 있다. 몽유를 치료한다. 뜸을 7장 뜨면 신기한 효과가 있다.

在第十四椎下各開三寸半 治夢遺 灸七壯 神效

갑봉 2혈

[胛縫二穴]

견갑골 끝 겨드랑이로 연결되는 뾰족한 곳이다. 어깨까지 이어지는 견배통을 다스린다. 침은 3푼 깊이로 놓는다.

在肩胛端腋縫尖 主治肩背痛連胛 鍼三分

환강 2혈 [環岡二穴]

소장유 아래 2촌 가로금 사이에 있다. 변비를 치료한다. 뜸은 7장을 뜬다.

在小腸兪下二寸橫紋間 治大便不通 灸七壯

요안 2혈 [腰眼二穴]

환자에게 옷을 벗게 하고 몸을 곧고 바르게 서게 하여 허리 위 척골 양 옆 약간 우묵한 곳이 요안혈이다. 먼저 계해일을 계산하여 하루 전에 점을 찍어두고 계해일로 넘어가는 한밤중 자시를 기다려 환자를 평상에 얼굴을 대고 엎드리게 하여 작은 뜸봉으로 7장, 9장에서 11장까지 뜸을 뜨면 채충을 토하거나 설사한다. 충을 태우면 즉시 편안해지는데 이 뜸의 이름을 우선구라고 한다. 결핵을 치료하는 빠른 방법이다.

令病人解去衣服 直身正立 於腰上脊骨兩傍有微陷處 是謂腰眼穴也 先計癸亥日 前一日預點 至夜半子時 交爲癸亥日期 便使病人伏床着面而臥 以小艾炷 灸七壯九壯至十一壯 瘵虫吐出 或瀉下 卽焚虫卽安 此法之名遇仙灸 治瘵之捷法也

하요 1혈 [下腰一穴]

팔요혈 한 가운데 척골 위에 있다. 일명 삼종(三宗)이라 한다. 이질에 피고름이 섞인 것을 치료한다. 뜸은 50장을 뜬다.

在八髎正中央脊骨上 名曰三宗 治泄痢下膿血 灸五十壯

회기 1혈 [回氣一穴]

꼬리뼈 위에 있다. 다섯 가지 치질, 혈변, 대변실금을 치료한다. 뜸은 100장을 뜬다.

在脊窮骨上 主五痔便血失屎 灸百壯

낭저 1혈 [囊底一穴]

음낭 아래 十자 무늬에 있다. 주로 신장의 풍창 및 소장의 산기와 모든 신(腎)의 병을 치료한다. 뜸은 7장을 뜬다.

在陰囊下十字紋 主治腎臟風瘡及小腸疝氣一切腎病 灸七壯

난문 2혈 [闌門二穴]

음경 양 옆으로 각 2촌에 있다. 산기로 인해 기가 치솟아 가슴이 답답하고 찢어질 듯 아픈 것을 다스린다. 침은 2푼 반 깊이로 놓고 뜸은 2·7장을 뜬다.

在玉莖傍各二寸 治疝氣衝心欲絕 鍼二分半 灸二七壯

장요 2혈 [腸遶二穴]

옥천혈을 옆으로 끼고 서로 각 2촌 떨어진 곳에 있다. 대변이 막히는 것을 주관한다. 뜸은 나이 수만큼 뜬다.

在挾玉泉相去各二寸 主大便閉塞 灸以年爲壯

견주 2혈 [肩柱二穴]

어깨 끝 기골의 뾰족한 곳에 있다. 나력과 팔을 들지 못하는 것을 치료한다. 뜸은 7장을 뜬다.

在肩端起骨尖 主治瘰癧及手不擧 灸七壯

주첨 2혈 [肘尖二穴]

팔꿈치를 구부렸을 때 팔꿈치 뼈의 끝에 있다. 나력을 치료한다. 또 장옹[35]을 치료한다. 뜸하면 항문으로 고름이 나온다. 뜸은 100장을 뜬다.

在屈肘骨尖 治瘰癧又治腸癰 灸則膿下肛門 灸百壯

용현 2혈 [龍玄二穴]

열결혈 뒤 푸른 핏줄 가운데 있다. 아랫니 통증을 치료한다. 손목 옆쪽 위 맥이 교차하는 곳에 있다고도 한다. 뜸은 7장을 뜬다.

在列缺之後青絡中 治下牙痛 一云在側腕上交叉脈 灸七壯

여세 2혈 [呂細二穴]

발 안쪽 복사뼈의 뾰족한 곳에 있다. 윗니의 통증을 치료한다. 뜸은 2·7장을 뜬다.

在足內踝尖 主治上牙痛 灸二七壯

35) 장옹(腸癰) : 病名. 『素問 · 厥論』. 腸안에 癰이 생기면서 腹部疼痛이 수반되는 病證이다. 대부분 부적절한 음식 섭취, 暴怒, 걱정 및 뛰다가 넘어짐으로 인해 胃腸의 運化機能이 失調되어 濕熱이 내부에 쌓여서 발생한다.

중천 2혈

[中泉二穴]

손목에 있는 양계혈과 양지혈의 가운데 두 힘줄 사이 우묵한 곳에 있다. 심통과 배안에 생긴 모든 기괴를 치료한다. 뜸은 7장을 뜬다.

在手腕陽谿陽池之中兩筋間陷中 治心痛腹中諸氣塊 灸七壯

삼백 4혈

[三白四穴]

손바닥 뒤 가로금 위로 4촌에 있다. 수궐음맥이다. 두개의 맥이 서로 나란히 있는데 하나는 두 힘줄 사이에 있고 또 하나는 큰 근육 밖에 있다. 치루와 피가 나오고 가려운 것을 치료한다. 침은 3푼 깊이로 놓고 두 번 숨을 들이쉴 동안 사한다. 뜸은 3장을 뜬다.

在掌後橫紋上四寸 手厥陰脈也 兩脈相並而 一穴在兩筋中 又一穴在大筋外 主痔漏下血痒 鍼三分 瀉兩吸 灸三壯

중괴 2혈

[中魁二穴]

가운데 손가락의 두 번째 마디 뾰족한 곳 위에 있다. 오열[36], 신물이 올라오는 것, 구토를 치료한다. 뜸은 5장을 뜨는데 불을 입으로 불어서 꺼지도록 한다.

在中指第二節尖上 主五噎呑酸嘔吐 灸五壯 吹火自滅

오호 4혈

[五虎四穴]

식지와 무명지의 두 번째 마디 뾰족한 곳에 있다. 주먹을 쥐고 취혈한다. 손가락이 오그라지는 것을 치료한다. 뜸은 5장을 뜬다.

在食指及無名指第二節尖 屈拳取之 治五指拘攣 灸五壯

대도 2혈

[大都二穴]

엄지손가락과 둘째손가락 사이의 호구, 흰살과 붉은 살의 경계에 있다. 손바닥을 구부리게 해서 취혈한다. 두풍과 어금니의 통증을 치료한다. 침은 1푼 깊이로 놓고 뜸

在手大指次指間虎口赤白肉際 屈掌取之 治頭風牙疼痛 鍼一分 灸七壯

---

36) 오열(五噎) : 병명. 『醫說』 卷五에서 "噎病은 5종이 있으니 즉, 氣噎, 憂噎, 食噎, 勞噎, 思噎이다."라고 하였다. 噎은 갑자기 기가 막혀 통하지 않는 것으로 음식이 목구멍으로 잘 넘어가지 못하거나 넘어갔다 해도 위에까지 내려가지 못하고 이내 게우는 것을 특징으로 한다.

은 7장을 뜬다.

상도 2혈 [上都二穴]

식지와 중지의 본절 기골 사이에 있다. 손과 팔의 홍종을 치료한다. 침은 1푼 깊이로 놓고 뜸은 7장을 뜬다.

在食指中指本節岐骨間 治手臂紅腫 鍼一分 灸七壯

중도 2혈 [中都二穴]

중지와 무명지 사이 본절 앞 기골 사이에 있다. 손과 팔의 홍종을 치료한다. 침은 1푼 깊이로 놓고 뜸은 3장을 뜬다.

在手中指無名指之間本節前岐骨間 治手臂紅腫 鍼一分 灸三壯

하도 2혈 [下都二穴]

소지와 무명지 사이 본절 앞 기골 사이에 있다. 침은 1푼 깊이로 놓고 뜸은 3장을 뜬다.

在手小指無名指之間本節前岐骨間 鍼一分 灸三壯

이상 4개혈(대도, 상도, 중도, 하도)을 일명 팔사(八邪), 팔관(八關)이라고도 한다. 크게 열나는 것과 안통(眼痛), 눈알이 빠지는듯한 증상을 치료한다. 침을 찔러 피를 내면 곧 멎는다.

己上四穴 一名八邪 又名八關 治大熱眼痛睛欲出 鍼出血 立止

사봉 좌우 16혈 [四縫左右十六穴]

4개의 손가락 안쪽 가운데 마디 가로금 자줏빛 맥이 있는 곳이다. 침으로 찔러 피를 낸다.

在手四指內中節橫紋紫脈是 鍼出血

십선 10혈 [十宣十穴]

열 손가락 끄트머리 손톱에서 1푼 떨어진 곳에 있다. 유아[37]를 치료한다. 침은 1푼 깊이로 놓는다.

在手十指頭端去爪甲一分 治乳蛾 鍼一分

37) 유아(乳蛾) : 입안이 허옇게 되는 것.

대공골 2혈 [大空骨二穴]

엄지손가락 두 번째 마디의 뾰족한 위에 있다. 안란[38]과 풍현을 치료한다. 뜸은 9장을 뜨고 입으로 불어서 불을 끈다.

在手大指第二節尖上 治眼爛風眩 灸九壯 以口吹火滅

소공골 2혈 [小空骨二穴]

새끼손가락 본절 뾰족한 곳에 있다. 안란과 풍현을 치료한다. 뜸은 9장을 뜨고 입으로 불어서 불을 끈다.

在手小指本節尖 治眼爛風眩 灸九壯 以口吹火滅

방정 2혈 [旁廷二穴]

겨드랑이 아래 4늑간 사이로 바로 젖꼭지와 같은 높이에 있는데 젖꼭지 뒤 2촌 우묵한 곳이다. 일명 주시(注市)라고도 한다. 팔을 들어서 취혈한다. 갑자기 나쁜 기운을 마셔 발생하는 [39]비시, [40]둔주, [41]흉협지만을 주관한다. 침은 5푼 깊이로 놓고 뜸은 50장을 뜬다.

在腋下四肋間 高下正與乳相直 乳後二寸陷中 名注市 擧臂取之 主卒中惡飛尸遁疰胸脅支滿 鍼五分 灸五十壯

---

38) 안란(眼爛) : 눈이 문드러지는 것.
39) 비시(飛尸) : 古病名. 갑자기 발작을 일으키는 위중한 질환을 가리킨다. 『太平聖惠方』 권56에서 "발작이 서서히 오는 것이 아니라 갑자기 오며, 날아가는 듯이 위급하고 빠르므로 飛尸"라 하였다. 心腹刺痛, 氣息喘急, 脹滿上衝心胸 등이 나타난다.
40) 둔주(遁疰) : 1) 둔시(遁尸) : 병명. 갑자기 발작하는 위험한 병증의 하나. 『太平聖惠方』 권56에서 "둔시는 사람의 기육과 혈맥 사이에 숨어있는 것을 말한다. 갑자기 사기가 침입하면 발작하여 심복창만자통, 천식이 발생하고, 사기가 양륵부를 공격하여 심흉으로 치솟는 것인데, 숨어서 없어지지 않는 것이 이것이다."라고 하였다.
 2) 疰라는 것은 古病名이다. 『素問 · 五常政大論』 注病이라고도 한다. 疰에는 옮겨가다, 붙잡아두다의 뜻이 있으므로 몇몇의 전염성을 가지면서 病程이 지연되는 질병을 가리킨다. 『金匱翼 · 諸疰』에서 "疰란 住로서 사기가 머물러 병이 된다는 것이다. 이는 정기가 부족하여 사기가 그 틈을 타고 근맥에 잠복해서 장부로 흘러가 깊이 골수로 들어가므로 오래도록 낫지 않고 때로 발작했다 멎었다 하니, 사람이 혼절하면서 아프지 않은 곳이 없다."고 하였다. 이 병은 변증이 다양하며 그 명칭이 각기 다른데, 예를 들면 十住, 九住 등으로 나뉜다.
3) 이상의 내용으로 비추어 遁疰는 아침저녁으로 증상이 변동되는 특징을 지니고 있는 갑작스럽게 발병하는 전염성 질환을 가리키는 것으로 보인다. 상호 전염되는 소모성 질환인 傳尸를 일컬어 遁注라고도 한다.
41) 흉협지만(胸脇支滿) : 가슴과 옆구리가 그득하고 답답한 것

치료한다. 七壯

영충 2혈 [營衝二穴]

일명 영지(營池)라고 한다. 발 안쪽 복사뼈 앞과 뒤 두 가장자리 우묵한 가운데 맥에 있다. 적백대하와 소변불통을 치료한다. 침은 3푼 깊이로 놓고 뜸은 30장을 뜬다.

一名營池 在足內踝前後兩邊池中脈 主赤白帶下小便不通 鍼三分 灸三十壯

누음 2혈 [漏陰二穴]

발 안쪽 복사뼈 아래 5푼 약하게 맥이 뛰는 곳에 있다. 적백대하를 치료한다. 침은 1푼 깊이로 놓고 뜸은 30장을 뜬다.

在足內踝下五分有脈微微動 主治赤白帶下 鍼一分 灸三十壯

교의 2혈 [交儀二穴]

발 안쪽 복사뼈 위 5촌 되는 곳에 있다. 부인의 적백이 흐르는 것을 치료한다. 뜸은 30장을 뜬다.

在足內踝上五寸 主婦人漏下赤白 灸三十壯

음양 2혈 [陰陽二穴]

엄지발가락을 아래로 굽혀 안에 있는 무늬 끄트머리 흰 살 경계에 있다. 부인의 적백대하를 치료한다. 뜸은 2·7장을 뜬다.

在足大拇指下屈 裏紋頭白肉際 主婦人赤白帶下 灸二七壯

음독 8혈 [陰獨八穴]

일명 팔풍(八風), 팔사(八邪)라고 한다. 네 발가락 사이에 있다. 부인의 월경부조를 치료한다. 반드시 월경이 정상이 되기까지 치료한다. 또 발등의 홍종을 치료한다. 침은 3푼 깊이로 놓고 뜸은 5장을 뜬다.

一名八風 又名八邪 在足四指間 主治婦人月經不調 須待經定爲度 又治足背上紅腫 鍼三分 灸五壯

족내과첨 2혈 [足內踝尖二穴]

발 안쪽 복사뼈 뾰족한 곳에 있다. 아랫니의 통증과 발안

在足內踝尖 治下牙疼又治足內

쪽 근육의 경련을 치료한다. 뜸은 7장을 뜬다.

廉轉筋 灸七壯

족외과첨 2혈

[足外踝尖二穴]

발 바깥쪽 복사뼈 뾰족한 곳에 있다. 다리 바깥쪽 근육의 경련을 치료한다. 또 한열각기43)를 치료한다. 침으로 찔러 피를 낸다. 뜸은 7장을 뜬다.

在足外踝尖 治脚外轉筋 又治寒熱脚氣 鍼出血 灸七壯

독음 2혈

[獨陰二穴]

둘째 발가락 안쪽 가운데 마디의 가로금 가운데이다. 흉복통과 죽고 싶을 정도의 산통을 다스린다. 남자는 왼쪽 여자는 오른 쪽에 뜸을 5장 뜨면 신기한 효험이 있다.

在足大指次指內中節橫紋當中 主胸腹痛及疝痛欲死 男左女右 灸五壯 神妙

내태충 2혈

[內大衝二穴]

발의 태충혈과 마주한 안쪽 큰 근육의 우묵한 곳에 있다. 발을 들고 취한다. 산기가 위로 치솟아서 호흡곤란이 된 것을 치료한다. 침은 1푼 깊이로 놓고 뜸을 3장 뜨면 매우 신기한 효험이 있다.

在足大冲穴對內傍隔太筋陷中 擧足取之 主治疝氣上衝呼吸不通 鍼一分 灸三壯 極妙

갑근 4혈

[甲根四穴]

엄지발가락 끝 발톱 모서리의 숨은 곳에 있다. 발톱 뿌리의 왼쪽 오른쪽의 발톱 안쪽 틈에 있다. 산증을 치료한다. 침은 1푼 깊이로 놓고 뜸은 3장을 뜨면 매우 신기한 효험이 있다.

在足大拇指端 爪甲角隱 皮爪根左右廉 內甲之隙 治疝 鍼一分 灸三壯 極妙

---

43) 한열각기(寒熱脚氣) : 脚氣의 하나. 다리 힘이 약해지고 저리거나 지각 이상이 생겨서 제대로 걷지 못하는 병증으로 하루에도 몇 번씩 추웠다 열이 났다하는 것이 번갈아 나타난다.

8. 모혈 · 원혈 · 회혈 [募原會穴]

모혈

폐경의 모혈은 중부, 심경의 모혈은 거궐, 위경의 모혈은 중완, 간경의 모혈은 기문, 담경의 모혈은 일월, 비경의 모혈은 장문, 신경의 모혈은 경문, 대장경의 모혈은 천추, 소장경의 모혈은 관원, 삼초 포락 방광 이 세 개의 경맥에는 모혈이 없다. 오장육부의 병은 반드시 문혈[44], 해혈[45], 수혈, 모혈을 취해서 치료한다.

[募 穴]

肺募中府 心募巨闕 胃募中脘 肝募期門 膽募日月 脾募章門 腎募京門 大腸募天樞 小腸募關元 三焦包絡膀胱 此三經無募矣 五臟六腑之病 必取門穴海穴兪穴募穴而治之

원혈

담경의 원혈은 구허, 간경의 원혈은 태충, 소장경의 원혈은 완골, 심경의 원혈은 신문, 위경의 원혈은 충양, 비경의 원혈은 태백, 대장경의 원혈은 합곡, 폐경의 원혈은 태연, 방광경의 원혈은 경골, 신경의 원혈은 태계, 삼초경의 원혈은 양지, 포락의 원혈은 대릉이다.

[原 穴]

膽原丘墟 肝原大冲 小腸原腕骨 心原神門 胃原衝陽 脾原大白 大陽原合谷 肺原太淵 膀胱原京骨 腎原大谿 三焦原陽池 包絡原大陵

회혈

혈회혈은 격유, 기회혈은 전중, 맥회혈은 태연, 근회혈은 양릉, 골회혈은 대저, 수회혈은 절골, 장회혈은 장문, 부회혈은 중완이다.

[會 穴]

血會膈兪 氣會亶中 脈會太淵 筋會陽陵 骨會大杼 髓會絶骨 臟會章門 腑會中脘

9. 십이경 정형수경합방통 十二經井滎腧經合傍通

수태음폐경, 수소음심경, 수궐음심포경, 족궐음간경, 족태음비경, 족소음신경.

肺經 心經 心包絡 肝經 脾經 腎經

---

44) 문혈(門穴): 경혈명에 門자가 들어간 혈로 京門, 期門, 章門을 말한다.
45) 해혈(海穴): 경혈명에 海자가 들어간 혈로 氣海, 照海, 血海, 髓海를 말한다.

봄에 침놓는 혈[정목]

소상, 소충, 중충, 대돈, 은백, 용천.

여름에 침놓는 혈[형화]

어제, 소부, 노궁, 행간, 대도, 연곡.

늦여름에 침놓는 혈[수토]

태연, 신문, 대릉, 태충, 태백, 태계.

가을에 침놓는 혈[경금]

경거, 영도, 간사, 중봉, 상구, 복류.

겨울에 침놓는 혈[합수]

척택, 소해, 곡택, 곡천, 음릉천, 음곡.

春刺井木
少商 少衝 中衝 大敦 隱白 湧泉
夏刺滎火
魚際 少府 勞宮 行間 大都 然谷
仲夏刺腧土
大淵 神門 大陵 大冲 太白 大谿
秋刺經金
經渠 靈道 間使 中封 商丘 復溜
冬刺合水
尺澤 少海 曲澤 曲泉 陰陵泉 陰谷

수양명대장경, 수태양소장경, 수소양삼초경, 족소양담경, 족양명위경, 족태양방광경.

나오는 곳 [정금]

상양, 소택, 관충, 규음, 여태, 지음.

흐르는 곳 [형수]

이간, 전곡, 액문, 협계, 내정, 통곡.

흘러드는 곳 [수목]

삼간, 후계, 중저, 임읍, 함곡, 속골.

지나치는 곳 [원혈]

합곡, 완골, 양지, 구허, 충양, 경골.

지나가는 곳 [경화]

양계, 양곡, 지구, 양보, 해계, 곤륜.

들어가는 곳 [합토]

곡지, 소해, 천정, 양릉천, 삼리, 위중.

大腸經 小腸經 三焦經 膽經 胃經 膀胱經
所出井金
商陽 小澤 關衝 竅陰 厲兌 至陰
所流滎水
二間 前谷 液門 俠谿 內庭 通谷
所注腧木
三間 後谿 中渚 臨泣 陷谷 束骨
所過原
合谷 腕骨 陽池 丘墟 衝陽 京骨
所行經火
陽谿 陽谷 支溝 陽輔 解谿 崑崙
所入合土
曲池 小海 天井 陽陵泉 三里 委中

정(井)이란 것은 동쪽이고 봄이다. 만물이 처음 생겨난 것이 샘물로부터 나온 것이기 때문에 정이라고 한다. 종일토록 물을 길어도 줄어들지 않으며 하루 종일 물을 부

井者 東方春也 萬物始生 故所出爲井 謂終日常汲而未嘗損 終日泉注而未嘗溢 今言井者 不損

어도 넘치지 않는 것을 말한다. 지금 정이라고 말한 것은 줄지도 않고 넘치지도 않아서 언제나 샘 같기 때문에 그렇게 이름붙인 것이다.

不溢 常如此焉 故名

형(滎)이란 것은 물이 처음으로 근원에서 나와 흐르는 것이 아직 미미하므로 흐르는 것을 형이라 한다.

滎者 水始出其原 流之尚微 故所流爲滎

수(腧)란 것은 물이 위로부터 아래로 흘러들어가고 아래가 다시 그 흐름을 이어받기 때문에 수라고 한다.

腧者 水上而注下 下復承流 故爲腧

원(原)이란 것은 삼초가 행해지는 근원이다. 삼초는 원기의 다른 이름이다. 그러므로 지나가는 것을 원이라 한다.

原者 三焦所行之原也 三焦者元氣之別名 故所過爲原

경(經)이란 것은 물이 통과하여 지나는 것이다. 그러므로 흘러서 가는 것을 경이라 한다.

經者 水行經而過 故所行爲經

합(合)이란 것은 북방이며 겨울이다. 양기가 오장으로 들어감으로 합이라고 한다. 그 경맥이 이로부터 오장에 들어가서 여러 경맥과 함께 서로 합해지는 것이다.

合者 北方冬也 陽氣入臟 故爲合 謂其經脈自此而入臟 與諸經相合也

10. 치수를 재는 법

折量法

머리에는 머리의 척촌이 있고 배에는 배의 척촌이 있다. 가로와 세로의 척촌이 모두 서로 달라서 각기 그 요점이 있다. 오직 등과 손발은 모두 동신촌으로 취혈한다.

頭有頭部尺寸 腹有腹部尺寸 橫直尺寸 俱不同 各有其要 惟背部手足部 並以同身寸 取之

머리

앞머리털 경계에서 뒷머리털 경계까지를 12촌으로 하여

[頭部]

前髮際 至後髮際 折作十二寸爲

1척 2촌이 된다. 앞머리털 경계가 분명하지 않은 사람은 눈썹 중심에서 위로 3촌 올라가 취하고, 뒷머리털 경계가 분명하지 않은 사람은 대추 위로 3촌 올라가 취한다. 앞뒤 머리털 경계가 분명하지 않은 사람은 모두 1척 8촌으로 쓴다.

一尺二寸 前髮際不明者 取眉心上行三寸 後髮際不明者 取大顀上行三寸 前後髮際不明者 共折作一尺八寸

머리의 가로 치수는 눈안 모서리에서 바깥쪽 모서리까지를 1촌으로 사용한다. 신정에서 곡차까지, 곡차에서 본신까지, 본신에서 두유까지 모두 4촌 반이다.

用頭部橫寸以眼內眥角 比至外眥角爲一寸 用神庭至曲差 曲差至本神 本神至頭維 共四寸半

등

[背部]

대추로부터 아래로 꼬리뼈까지가 모두 21추이다. 모두 함께 3척으로 한다. 위의 일곱 추는 매 추마다 1촌 4푼 1리이니 모두 9촌 8푼 7리이고, 가운데 일곱 추는 매 추가 1촌 6푼 1리이다. 14추와 배꼽은 같은 높이이고 모두 2척 1촌 1분 4리이다. 아래 일곱 추는 매 추가 1촌 2푼 6리이다.46)

自大椎下至尾骶 共二十一椎 通折作三尺 上七椎 每椎一寸四分一厘 共九寸八分七厘
中七椎 每椎一寸六分一厘 十四椎與臍平 共二尺一寸一分四厘
下七椎 每椎一寸二分六厘

제 2행은 척골을 끼고 각 1촌 반이다. 척골 1촌을 제외하고 모두 4촌인데 양쪽으로 나누어져 있다. 제 3행은 척골을 끼고 각 3촌이다. 척골 1촌을 제외하면 모두 7촌인데 양 옆으로 나누어져 있다.

第二行挾脊 各一寸半 除脊骨一寸 共折作四寸 分兩傍
第三行挾脊 各三寸 除脊骨一寸 共折作七寸 分兩傍

가슴

[膺部]

천돌로부터 전중까지를 기준으로 하여 6촌 8푼으로 한다. 아래로 1촌 6푼 내려가면 중정이다. 위로 천돌을 취하고 아래로 중정까지를 도합 8촌 4푼으로 한다.

自天突至亶中爲准 折作六寸八分 下行一寸六分爲中庭 上取天突下至中庭 共折作八寸四分

46) 척추골(脊椎骨) : 척추동물의 척주를 형성하는 뼈. 척주골. 척추 추골이라고도 한다. 33개의 추골로 구성되어 있으며 신체의 가운데 축으로서 척수를 보호하고 있다. 사람의 척추는 경추 7개, 흉추 12개, 요추 5개, 천추 5개, 미추 4~5개 등으로 나누어져 있는데 각 추골은 각기 특유의 형태를 띠므로 판별이 용이하다. 척추법은 척부의 각 추골을 계산하는 방법이다.『素問 · 氣府論』에서 "대추에서...저골에 이르기까지는 모두 21절인데 이는 척추를 계산하는 방법이다."라고 하였다.

배 (복부 중선)

심폐골로부터 아래로는 배꼽까지를 8촌으로 판단하여 짓는다. 검상돌기가 없는 사람은 기골을 취하여 아래로는 배꼽 중심까지를 도합 9촌으로 판단하여 취한다. 배꼽 가운데로부터 횡골 가로금 털의 경계까지 5촌으로 판단하여 쓰고, 가슴과 배의 가로 치수는 같이 쓰는데 양젖꼭지 가로 길이를 8촌으로 하여서 쓴다.

[腹部中行]

自心蔽骨 下至臍 共折作八寸 人若無蔽骨者 取岐骨 下至臍心 共折作九寸 取之 自臍中至毛際 橫骨橫紋 折作五寸 用膺部腹部 橫寸 並用乳間橫折 作八寸用

제2장

각 론

제2장 각론

1. 머리와 얼굴　頭面部

머리는 모든 양이 모인다. 그러므로 머리에는 냉통이 없다고 말한다. 침으로 치료하고자 하면 마땅히 손과 발의 모든 양경에 침을 놓는데 머리에 침을 놓는 것이 옳지 않다는 것은 어찌된 것인가? 침이란 것은 기를 끌어당길 수 있다. 만약 머리에 침을 놓으면 모든 양의 기가 함께 머리로 빽빽하게 모이니 그 열을 눌러 그치게 하기 어렵다. 혹 인사불성인 사람은 반드시 수족의 모든 양경을 끌어내어 사해야 한다. 그러므로 말하기를 끓는 물을 그치게 하는 것은 땔나무를 빼내는 것만 같지 못하다고 했다.

頭者 諸陽之會 故曰 頭無冷痛 欲以鍼治 宜刺手足諸陽經 不宜頭部者 何也 鍼者能於引氣 若刺頭部 則諸陽之氣 幷欝於頭 其熱難可止抑 或爲不省人事者 必須引瀉手足諸陽經 故曰 揚湯止沸莫如抽薪

만약 기운이 기를 끌어낼 수 없는 사람과 혹 담궐 두통인 사람이 반드시 머리의 혈에 뜸뜨면 낫는 것은 어찌된 것인가? 쑥의 성질은 열나는 것에 뜸을 뜨면 그 열을 발산시키고, 차가운 것에 뜸을 뜨면 그 차가운 것을 온화하게 한다. 약을 먹으면 기가 위로 오르지만 쑥으로 뜸을 뜨면 아래로 내려가기 때문이다.

若氣不能引氣者 或痰厥頭痛者 必灸頭部穴 乃能獲痊者 何則 艾之性 熱者 灸之則 使其熱發散 寒者 灸之則 使其寒溫和 入藥則上行 艾灸則下行故也

손의 세 양경은 손에서부터 머리를 향해 가고, 발의 세 양경은 머리에서부터 발을 향해 간다.

手之三陽 從手走之頭 足之三陽 從頭走之足

족양명위경의 얼굴 경락은 윗니로 들어가 입을 끼고 아래로 내려가서 승장 아래 턱 앞에서 만나서 귀 앞에 이르며 목구멍을 순행한다.

足陽明胃經面絡 入上齒 俠口下交承漿下頤前 至耳前 循喉嚨

수양명대장경은 아랫니로 들어가 입을 끼고 인중에서 교차하여 왼쪽에서 오른쪽으로 가고 오른쪽에서 왼쪽으로 가니 위로 콧구멍을 끼고 있다.

手陽明大腸經 入下齒 俠口 交人中 左之右 右之左 上俠鼻孔

상하 양명경(족양명위경과 수양명대장경)은 모두 콧구멍을 끼고 있다. 양의 기를 모두 사하려면 먼저 백회를 침으로 찌르고 다음에 모든 양의 열기를 이끌어내어 그것을 아래로 내려가게 하여야 한다. 비유하자면 연적의 윗구멍을 열어두는 것과 같다.	上下陽明經 皆俠鼻孔也 欲瀉諸陽之氣 先刺百會 次引諸陽熱氣使之下行 比之 如開硯滴之上孔也
만약 열이 심해서 기를 아래로 내릴 수 없는 경우 먼저 명주로 목을 조여 매면 머리와 이마의 태양혈과 당양혈의 혈락이 저절로 나타나는데 삼릉침으로 그 핏줄을 찔러서 피를 빼내 버리면 신기한 효험이 있다. 이 방법은 혈을 금과 같이 아끼라는 말과는 크게 다르나 신기한 효과가 있는 좋은 방법이다. 노인은 피를 많이 빼면 좋지 않다. 그러나 피를 내도 되는 사람에게는 시행한다.	若熱極 不能下氣者 以紬繫頸則頭額太陽及當陽血絡自現 卽以三稜鍼 貫刺其血絡 棄血如糞神效 此法 與惜血如金之言 大不同 然奇效良方之法也 老人不宜多出血 然可以出血者 施
두통과 안질, 적목 등의 증세에는 모두 사법을 쓰고 기타 여러 증상에는 평보평사하는 것이 옳다.	頭痛及眼疾赤目等症 全用瀉法 其他諸症 宜平補平瀉
풍(風)에 상해서 열이 나는 것은 풍이 목(木)이고, 목생화(木生火)이기 때문이다.	傷風爲熱者 乃風爲木 木生火故也
머리와 눈에 종기가 나고 가슴과 옆구리가 그득하여 답답한 것 팔꿈치 안쪽의 혈락과 함곡에 피를 많이 내면 곧 차도가 있다.	[頭目癰腫胸脅支滿] 肘內血絡及陷谷 多出血 立差
편두통과 눈이 침침해서 견디지 못하는 것 풍지, 두유, 본신. 왼쪽이 아프면 오른쪽을 다스리고 오른쪽이 아프면 왼쪽을 다스린다. 모두 10번 숨을 내쉴 동안 꽂아둔다. 기를 끌어내면 즉시 차도가 있는 신기한 효험이 있다. 두 눈 바깥쪽 가장자리 위 예리한 털이 있는 맥이 뛰는 곳에 각각 뜸을 3장 뜨면 즉시 효험이 있다.	[偏頭痛目䀮䀮 不可忍] 風池頭維本神 患左治右 患右治左 皆留鍼十呼 引氣卽差 神效 兩眼外眥上銳髮動脈 各灸三壯立效

얼굴빛이 검푸른 것 [面蒼黑]

행간, 중봉, 신유, 간유, 척택, 합곡, 하삼리.

行間 中封 腎兪 肝兪 尺澤 合谷 下三里

머리와 얼굴에 풍으로 종기가 발작하여 1~2일에 붉은 종기가 생김새는 불꽃같고 개암나무 열매같이 돋아나오며 혹 윤이 나면서 점점 크게 번져서 곧 숨이 끊어질 듯 숨을 쉬는 것

[頭面風癉發作一二日 赤腫形如火爛 突起如榛子 或如潤太因漸廣大 氣息奄奄]

급히 삼릉침으로 그 당처와 사방에 붉게 에운 경계까지를 여기저기 많이 찔러서 나쁜 피를 뺀다. 잠깐이면 살아나서 얼굴 빛이 변하여 평소와 같이 된다. 다음날 보고 다시 덜 가라앉은 곳과 새로 무리진 곳을 침으로 찌른다. 종기마다를 따라 침으로 찌르면 신기한 효험이 있다. 마땅히 임기응변하는 것이 옳다.

急以三稜鍼 亂刺當處 及四畔赤暈 不計其數 多出惡血 片時卽蘇 色變如常 翌日更觀 未盡處及新暈 鍼刺 隨腫隨鍼則神效 宜臨機應變

2. 귀 耳部

귀는 신(腎)에 속한다. 왼쪽은 기를 주로 하고 오른쪽은 혈을 주로 한다. 귀가 막히거나 귀에서 소리가 나는 것은 구규(九竅)가 통하지 않는 것이다. 또 심(心)은 구멍을 주관하고, 심기(心氣)는 귀에 통하니, 기는 신에 통하기 때문에 심에 병이 나면 귀에서 소리가 나고 울려서 먼데서 나는 소리를 들을 수 없나.

耳屬腎 左主氣 右主血 耳塞噪者 九竅不通 又曰 心主竅 心氣通耳 氣通於腎 故心病則耳噪而鳴 不能聽遠聲

귀가 울려서 먼데서 나는 소리를 들을 수 없는 것 [耳鳴不能聽遠]

심유에 뜸을 30장 뜬다.

心兪三十壯

귀아픔과 귀울음 [耳痛耳鳴]

갈대 대롱을 5촌 길이로 잘라서 한 쪽 끄트머리를 귀구멍에 끼워 넣고 밀가루떡으로 그 가장자리를 막는다. 또

以葦筒長五寸切斷 一頭插耳孔以泥糆密封于筒之口畔而 外出

밖으로 나와 있는 대롱 입구에 쑥을 올려놓고 뜸을 7장 뜬다. 왼쪽이 아프면 오른쪽을 다스리고 오른쪽이 아프면 왼쪽을 다스린다.

筒頭 安艾 灸七壯 左取右 右取左

또 다른 방법은 창출을 구해서 사릉철침으로 대나무통처럼 구멍을 뚫어 위의 갈대대롱을 사용하는 방법으로 3·7장 뜸을 뜨면 큰 효험이 있다.

又方 取蒼朮 以四稜鐵鍼 穿孔如竹筒 一如右葦筒法 灸三七壯有大效

귀머거리

[耳聾]

먼저 백회에 침을 놓고 다음에 합곡, 완골, 중저, 후계, 하삼리, 절골, 곤륜에 모두 오랫동안 유침하고 신유에는 2·7장에서 나이 수에 이르기까지 뜸을 뜬다.

先刺百會 次刺合谷腕骨中渚後谿下三里絶骨崑崙 並久留鍼 腎兪二七壯至隨年爲壯

허로, 이수[47], 귀머거리

[虛勞羸瘦耳聾]

신유에 3·7장, 심유에 30장 뜸을 뜬다.

腎兪三七壯 心兪三十壯

3. 눈

目 部

눈은 간에 속하고 심은 혈을 생성하며 간은 혈을 저장한다. 눈은 혈을 얻어야 볼 수 있고 손은 혈을 얻어야 쥘 수 있고 발은 혈을 얻어야 걸을 수 있다.

目屬肝 心生血 肝藏之 目得血而能視 掌得血而能握 足得血而能步

눈동자는 오장에 소속되니 자세히 보면 검은 동자는 간에 속하고, 흰동자는 폐에 속하고, 검은동자와 흰동자 사이는 비위에 속하고, 눈동자[48]는 신에 속한다. 눈꺼풀은 비에 속하고 눈 윗선은 방광에 속하고, 아랫선은 비위에 속한다. 눈 안쪽 구석은 방광과 대장에 속하고, 눈 바깥

目睛屬五臟 精采黑睛屬肝 白睛屬肺 白黑間脾胃 瞳子屬腎 眼胞屬脾 上絃膀胱 下絃脾胃 內眥屬膀胱及大腸 外眥膽與小腸 內外眥並屬心經 各隨其經治之

---

47) 이수(羸瘦) : 몸이 여위는 것.

48) 눈동자 : 여기에서의 눈동자는 눈알 홍채의 한가운데 있어서 빛이 들어가는 문이 되는 동그란 부분을 의미한다.

쪽 구석은 담과 소장에 속하고, 눈 안쪽 구석과 눈 바깥쪽 구석은 모두 수소음심경에 속한다. 그 경맥을 따라서 삭삭 치료하면 신기한 효험이 있지 않을 수 없다.

無不神效

바람을 쐬면 차가운 눈물이 흐르는 것 [迎風冷淚]

정명, 완골, 풍지, 두유, 상성, 영향.

睛明腕骨風池頭維上星迎香

풍목[49], 눈자위가 문드러지는 것 [風目眶爛]

태양, 당양, 척택에 모두 침을 놓아 피를 빼내면 신기한 효과가 있다.

太陽當陽尺澤皆鍼 棄血如糞 神效

눈에 생긴 백예[50] [目生白瞖]

먼저 예막이 나온 곳을 살펴보고 경맥을 따라 매일 기를 통하게 하면 신기한 효과가 없지 않다. 또 하나의 방법은 간유에 7장, 제 9추 마디 위에 7장 뜸을 뜨고, 합곡, 외관, 정명, 곤륜에 모두 오랫동안 유침한다. 대공골에 9장 뜸을 뜨고 입으로 불어서 불을 끈다. 엄지손가락 안쪽 가로금 머리에 각 3장, 새끼손가락 본 마디 뾰족한 곳에 각 3장, 이첨에 7장 뜸을 뜬다. 많이 뜸뜨는 것은 좋지 않다.

先看瞖膜出處 隨經逐日通氣則無不神效
又方 肝兪七壯 第九椎節上七壯 合谷外關睛明崑崙 並久留鍼 大空骨九壯 吹火滅 手大指內側橫紋頭 各三壯 手小指本節尖各三壯 耳尖七壯 不宜多灸

눈알이 아프고 눈물이 나오지 않는 것 [目睛痛無淚]

중완, 내정에 모두 오래 침을 꽂아두었다가 사하면 신기한 효과가 있다.

中脘內庭 皆久留鍼卽瀉 神效

---

49) 풍목광란(風目眶爛) : 爛弦風이라고도 한다. 안검주변이 붉게 문드러지며, 가렵고 아픈 증상으로 눈썹이 빠지거나 안검에 변형을 일으키게 된다. 脾胃濕熱한 상태에서 風邪를 감수하여 風爛이 된다. 이는 안검 안에서 風痘로 변하며, 가려워서 늘 손으로 문지르므로 심하면 눈언저리가 모두 짓무른다. 사계절에 관계없이 증상이 모두 같다.

50) 백예(白瞖) : 눈에 백태가 끼어 잘 보이지 않는 것.

눈자위의 아래 위가 검푸른 색인 것 [眼眶上下有靑黑色]

척택에 침을 3푼 깊이로 놓으면 신기한 효과가 있다. 尺澤 鍼三分 神效

눈동자가 돌출한 것 [瞳子突出]

용천, 연곡, 태양, 태충, 합곡, 백회, 상료, 차료, 중료, 하료, 간유, 신유. 湧泉然谷太陽大衝合谷百會上髎次髎中髎下髎肝兪腎兪

어른과 어린이의 야맹증 [大人小兒雀目]

간유에 7장 뜸을 뜨고, 엄지손가락 손톱 뒤 첫 번째 마디 가로금 끄트머리 흰살 경계에 각각 뜸을 1장 뜬다. 肝兪七壯 手大指甲後第一節橫紋頭白肉際 各灸一壯

4. 입 口部

입은 비에 속하고 코는 폐에 속하고 윗니와 윗잇몸과 윗입술은 위에 속한다. 아랫니와 아랫잇몸과 아래 입술은 대장에 속한다. 독맥 임맥은 중선을 주관한다. 각각 그 경맥을 따라서 치료하면 실수가 있을 수 없다. 위에 열이 있으면 구취가 생기고, 폐에 열이 있으면 목구멍이 맵고, 비에 열이 있으면 입이 달고, 담에 열이 있으면 입이 쓰고 쓴물이 올라오며, 심에 열이 있으면 입이 쓰고, 간에 열이 있으면 입이 시고, 신에 열이 있으면 입이 짜고, 위 열이 있으면 입이 싱겁다.

口屬脾 鼻屬肺 上齒上腭齗及脣屬胃 下齒下齗及脣屬大腸 督脈任脈主中行 各隨其經治之 萬無一失 胃熱則生口臭 肺熱喉辛 脾熱口甛 膽熱口苦嘔苦 心熱口苦肝熱口酸 腎熱口醎 胃熱口淡

입안에 창이 생긴 것 [口中生瘡]

승장, 노궁. 承漿 勞宮

입술에 종기가 난 것 [脣腫]

내관, 신문, 합곡, 하삼리, 내정, 삼음교. 內關神門合谷下三里內庭三陰交

입안이 끈적거리며 달라붙는 듯한 것 [口中如膠]

태계. 大谿

입에서 피나는 것이 멈추지 않는 것 [口中出血不止]

상성에 50장 뜸을 뜨고 풍부에 3푼 깊이로 침을 놓는다. 上星五十壯 風府鍼三分

입과 코에서 피가 나는 것 [口鼻幷出血]

역시 상성에 뜸을 뜬다. 亦灸上星

입이 다물어지지 않는 것 [唇吻不收]

합곡, 하삼리. 合谷下三里

입이 쓴 것 [口苦]

하삼리, 절골, 연곡, 신문. 下三里絶骨然谷神門

혀가 붓고, 혀가 갈라지고, 혀가 강직되는 것 [重舌舌裂舌强]

혀는 심으로 통하는 구멍이다. 신문, 은백, 삼음교. 舌者心之竅也 神門隱白三陰交

입을 다물고 입을 벌리지 못하는 것 [口噤牙車不開]

상관, 협거, 아시혈. 上關頰車阿是

5. 코 鼻部

코는 폐에 속하고 소리를 주관한다. 鼻屬肺 主聲音

오취 [五臭]

심은 탄내가 나고, 간은 누린내가 나고, 비는 향내가 나고, 폐는 비린내가 나고, 신은 썩은 내가 난다. 心焦[쓰다] 肝燥[노리다] 脾香 肺腥[비리다] 腎腐[구리다]

코안에 군살이 생긴 것 [鼻中瘜肉]

상성에 100장 뜸을 뜬다. 영향, 합곡, 신문, 폐유, 심유, 척택, 신회.

上星百壯 迎香合谷神門肺兪心兪尺澤顖會

코막힘 [鼻塞]

백회, 상성, 신회, 임읍, 합곡, 여태에 모두 뜸을 뜬다.

百會上星顖會臨泣合谷厲兌 幷皆灸之

콧물이 흐르고 코피가 나는 것 [鼽衄]

콧물이 나오는 것을 구(鼽), 피가 나오는 것을 뉵(衄)이라 한다. 풍부, 영향, 상성에 2·7장 뜸하고 태충, 절골, 합곡, 대릉, 척택, 신문.

水出曰鼽 血出曰衄 風府迎香上星二七壯 太冲絶骨合谷大陵尺澤神門

냄새를 맡지 못하는 것 [鼻不聞香臭]

신회, 천주, 수구에 뜸뜬다.

顖會天柱水溝幷灸

코피가 그치지 않고 말을 하지 못하는 병 [衄血不止瘖不能言]

간유, 합곡, 간사, 대계, 영도, 풍부, 태충.

肝兪合谷間使大谿靈道風府大冲

6. 해수 咳 嗽

대개 담으로 인한 숨가쁨은 열로 인하여 기가 위로 오르는 것이니 말하기를 화기가 뜨거워져 올라가기 때문이라고 하였다.

凡痰喘因熱而上 謂火氣炎上故也

기침이 그치지 않는 것 [欬逆不止]

대추에서 5추까지의 마디 위를 모두 나이 수만큼 뜸뜬다. 또 하나의 방법은 기문에 3장 뜸뜨면 그친다. 또 하나의 방법은 젖 아래 손가락 한 마디 정도 되는 곳, 젖과 수직

自大椎至五椎節上 灸隨年壯 又方 期門三壯立止 又方 在乳下容一指許 正與乳相直肋間陷

되는 바로 아래의 갈비뼈 사이 우묵한 곳에 뜸을 3장 뜬다. 여인은 젖꼭지를 구부려 닿는 곳을 취하고 남자는 왼쪽, 여자는 오른쪽에 뜸을 뜬다. 뜸기운이 기육까지 도달하면 그친다.

中 灸三壯 女人則屈乳頭取之 灸男左女右 到肌立止

목이 쉰 것 [失音]

어제, 합곡, 간사, 신문, 연곡, 폐유, 신유.

魚際合谷間使神門然谷肺兪腎兪

침을 뱉으며 숨을 헐떡이는 것 [唾喘]

상성에 7장, 합곡에 3장 뜸을 뜬다. 태연, 후계, 연곡, 천돌.

上星七壯 合谷三壯 太淵後谿然谷天突

구토하며 음식을 넘기지 못하는 것 [嘔吐不下食]

중완에 침, 연곡에 침을 놓고, 심유에 20장 뜸을 뜬다.

中院鍼 然谷鍼 心兪二十壯

숨이 넘어갈 듯 몰아쉬며 헐떡이는 것 [喘急]

상성, 합곡, 대계, 대릉, 열결, 하삼리에 오랫동안 침을 머물게 하여 그 기를 아래로 내린다.

上星合谷大谿大陵列缺下三里久留鍼 下其氣

그렁그렁 거리며 숨을 헐떡이는 것 [哮喘]

천돌에 뜸을 5장 뜬다. 또 가는 노끈으로 목둘레를 재어서 구미골 끝에서부터 양끝을 뒤로 돌린다.[51] 척골 위 노끈이 닿는 곳에 점을 찍어 표시하고 그곳에 7장 혹은 3·7장 뜸을 뜬다.

天突五壯 又以細索套頸量 鳩尾骨尖 其兩端旋後脊骨上索盡處點記 灸七壯 或三七壯

위가 뒤집어져서 술, 죽, 국을 모두 토하는 것 [飜胃酒及粥湯皆吐]

간사에 3장 뜸을 뜨고 중완에 침을 놓으면 신기한 효험

間使三壯 中脘鍼 神效

51) 이를 효천투경법이라 한다.(이 책 117쪽 참조)

이 있다.

담으로 숨을 헐떡이는 것 [痰喘]
고황유에 뜸, 폐유에 뜸, 신유에 뜸, 합곡에 침, 태연에 침, 천돌에 7장, 신도에 3·7장, 전중에 7·7장 뜸을 뜬다.
膏肓兪灸 肺兪灸 腎兪灸 合谷鍼 太淵鍼 天突灸七壯 神道三七壯 亶中七七壯

마른 구역 [乾嘔]
기문에 3장 뜸을 뜬다.
期門三壯

폐옹이 있어 기침하고 가래가 있으며 상기하는 것 [肺癰咳嗽上氣]
천돌, 전중, 고황유, 폐유에 모두 뜸을 뜬다. 기죽마혈에 7장 뜸을 뜬다. 모든 혈의 효과는 이 혈보다 못하다.
天突亶中膏肓兪肺兪皆灸 騎竹馬穴七壯 諸穴之效 無逾於此穴也

기침하며 숨이 차서 물을 마시는 것 [咳喘飮水]
태연, 신문, 지구, 중저, 합곡.
太淵神門支溝中渚合谷

숨이 차고 구역질이 나며 하품하고 기지개를 켜는 것 [喘嘔欠伸]
태연, 중완, 하삼리, 삼음교에 침을 놓는다.
太淵中脘下三里三陰交 並鍼

내상을 입어 피를 토하는 것 [唾血內損]
어제는 사하고, 척택은 보한다. 간사, 신문, 태충, 폐유에 100장 뜸을 뜬다. 간유에도 100장 뜸을 뜬다. 비유에는 3장 뜸을 뜬다. 하삼리.
魚際瀉 尺澤補 間使神門大冲肺兪百壯 肝兪百壯 脾兪三壯 下三里

가래침 [痰涎]
연곡, 복류, 신유에 모두 뜸을 뜬다.
然谷復溜腎兪並灸

숨이 차고 배가 그득하여 걷지 못하는 것 [喘脹不能行]
기문에 5장 뜸뜬다. 중완 하삼리에 침을 놓고 합곡, 상성
期門五壯 中脘下三里並鍼 合谷

에는 뜸을 뜬다.

上星並灸

적이 맺혀서 배안에 물이 차는 것

격유에 5장, 조해에 3장 뜸을 뜨고 중완에는 침을 10번 숨을 내쉴 동안 꽂아 두었다가 뺀다.

[結積留飮]

膈兪五壯 照海三壯 中脘鍼 留十呼而出

7. 인후

咽喉

앞목의 뒷쪽이 인(咽)이다. 인(咽)은 음식물을 삼키고 후(喉)는 숨을 쉰다. 인은 상완 중완 하완에 접해서 위에 통하므로 음식물을 삼키고, 후는 오장을 통해 폐에 연결되므로 숨을 쉬는 것이다. '기는 후로 통하고, 곡은 인으로 통한다'가 이것이다. 만일 육부가 차가우면 인두가 갈라지고 목소리가 쉰다.

前頸後咽 咽以嚥物 喉以候氣 咽接三脘以通胃 故以之嚥物 喉通五臟以系肺 故以之候氣 氣喉穀咽是也 若腑寒則 咽門破而聲嘶

목에 음식물 같은 것이 막히는 것

모두 음과 양이 고르지 못해서 비롯된 것인데 삼초가 막히고 진액이 순조롭게 흐르지 못하기 때문에 기운이 막혀서 트림이 생기는 것이다. 족양명위경, 폐경, 심경, 소장경은 모두 목구멍에 이어져 있다. 치료하려면 각기 그 경맥을 따라 침을 놓으면 실수가 없다.

[噎者]

皆由於陰陽不恒 三焦隔絶 津液不利 故令人氣隔成噎也 足陽明胃經肺經心經小腸經皆絡於喉嚨 凡治者 各隨其經應手鍼之萬無一失

목안의 한쪽 편도가 부은 것

천창혈은 목의 큰 근육 앞, 굽은 뺨 끝 아래 우묵한 곳에 있다. 아픈 곳 가장자리 1, 2촌 되는 곳을 침으로 깊이 찔러서 목구멍 안 당처에 이르도록 한 후 즉시 침을 빼고 조금 있다가 병자로 하여금 침을 삼키게 하면 걸림이 없게 되는 신기한 효험이 있다.

[單蛾] (목안히 ᄒᆞᆫ편도든증)

天窓穴在頸大筋前 曲頰端下陷中 以鍼深刺患邊一二寸許至喉內當處而後 卽出旋 使病人呑涎無碍 神效

목안의 양쪽 편도가 부은 것 [雙蛾] (목안희두편다도든증)

천창, 척택, 신문, 하삼리, 대계에 모두 침을 놓고 소상과 엄지손가락 손톱 뒤 뿌리에 침을 3개 나란히 찌른다. 병세가 급하면 하루에 두 번 침을 놓으면 신기한 효과가 있다.

天窓尺澤神門下三里大谿並鍼少商及大拇指爪甲後根排刺三鍼 如病急 一日再鍼 神效

목구멍이 붓지 않고 열이 나며 막혀서 삼키고 마신 것이 코로 다시 나오는 것 [咽喉不腫而熱塞呑飮從鼻還出]

오랫동안 낫지 않으면 연곡, 합곡에 오랫동안 침을 꽂았다가 즉시 사한다.

久不愈 然谷合谷幷久留鍼卽瀉

목구멍이 붓고 가슴과 옆구리가 그득하고 답답한 것 [喉腫胸脅支滿]

척택, 대계, 신문, 합곡, 내관, 중저, 절골.

尺澤大谿神門合谷內關中渚絶骨

8. 뺨과 목 頰項

목은 위경과 담경에 속한다. 대개 아픈 것은 실해서이고 가려운 것은 허해서이다. 의자(醫者)는 마땅히 임기응변해야 한다.

項屬胃經膽經 凡病痛者爲實痒者爲虛 醫者宜臨機應變

이빨과 뺨이 아픈 것 [牙頰痛]

합곡, 하삼리, 신문, 열결, 용현에 뜸을 3장 뜬다. 용현은 손목 옆 맥이 교차하는 곳에 있다. 여세에 2·7장 뜸뜨는데 발 안쪽 복사뼈 뾰족한 곳이다.

合谷下三里神門列缺龍玄三壯 在手側腕上交叉脈 呂細二七壯 在足內踝尖

목이 뻣뻣한 것 [項强]

풍문, 견정, 풍지, 곤륜, 천주, 풍부, 절골. 그 경락을 자세히 살펴서 아시혈과 함께 치료한다. 아픈 곳에 따라서 침

風門肩井風池崑崙天柱風府絶骨 詳其經絡治之 兼鍼阿是穴

을 놓는 법은 <팔이 아픈 것에 대해 설명한 부분>에 자세히 나와 있다. 잘 행하면 신기한 효험이 없는 것이 없다.

隨痛隨鍼之法 詳在於手臂痠痛之部 能行則 無不神效

9. 이빨

齒部

이빨은 뼈의 나머지이고 뼈는 신의 정이다. 『천금[52]』에 이르기를 대개 사람의 이빨에 병이 나는 것은 대부분 일, 월식[53]이 일어나는 밤에 먹고 마셨기 때문이라고 하였다.

齒者骨之餘 骨者腎之精 千金云 凡人患齒者 多由於日食夜飲食所致也

윗니가 아픈 것

하삼리에 뜸을 7장 뜬다.

[上齒痛]

下三里 灸七壯

아랫니가 아픈 것

합곡에 뜸을 7장 뜬다.

[下齒痛]

合谷 灸七壯

윗니와 아랫니가 다 아픈 것

손 등쪽 손목 위 도드라진 뼈 뾰족한 끝에 뜸을 3장 뜬다. 만약 잘 낫지 않으면 다시 뜸을 7장 뜨는데 왼쪽이 아프면 오른쪽에 뜸을 뜨고, 오른쪽이 아프면 왼쪽에 뜸을 뜨면 신기한 효과가 있다.

[上下齒痛]

幷灸手表腕上踝骨尖端三壯 若不愈 更灸七壯 左痛灸右 右痛灸左 神效

또 한 방법은 아픈 이빨에 뜸을 7장 뜬다. 더 뜨면 반드시 부골저[54]가 생기게 되니 더 뜨지는 말아야 한다.

又方 灸痛齒七壯 愼勿加灸 必患附骨疽

52) 천금(千金) : 書名. 『千金方』의 약칭. 『備急千金要方』과 『千金翼方』으로 구성되어 있다. 그 중 이곳 문장은 『備急千金要方』 권6 의 齒病篇을 인용한 것이다.

53) 『備急千金要方』 권6 齒病第6에서는 "凡人好患齒病, 多由月蝕夜食飮之所致也, 識者深宜愼之, 所以日月蝕未平時, 特忌飮食, 小兒亦然."이라고 하였다. 『許任經驗方』에서는 『千金方』 원문의 月蝕을 바꾸어 日蝕으로 표현하고 있지만 문맥상 日蝕과 月蝕을 포괄적으로 파악하여 사용한 것으로 추정된다.

54) 부골저(附骨疽) : 병증명. 『肘後方』 권5. 다골저, 후골저라고도 한다. 『外科精義』 卷上에서 "부골저는

또 한 방법은 기와조각에 사람의 입을 그리고 또 아픈 사람의 원래 상하 이빨수를 분명히 세어서 그 그려진 입 안에 기록한다. 아픈 이가 몇 번째인지를 살펴서 해당되는 그려진 이빨 위에 뜸을 3·7장 뜨면 며칠 되지 않아 차도가 있는 신기한 효험이 있다.

又方 取片瓦畫人口形 又明計病人上下齒之元數 以墨筆盡記於畫口內 仍察痛齒第幾而 當於畫齒上 灸三七壯 不數日 立差神效

벌레 먹은 이

합곡, 열결, 여태, 중저, 신문, 하삼리.

[齒齲痛] (벌레먹는니)

合谷列缺厲兌中渚神門下三里

잇몸이 썩는 것

합곡, 중완, 하삼리에 모두 침을 놓고 승장에 7장, 노궁에 1장 뜸을 뜬다.

[齒齗腐]

合谷中脘下三里幷鍼 承漿七壯 勞宮一壯

10. 가슴

心胸

수삼음경이 주관한다. 『자』55)에 이르기를 심사(心邪)가 실하면 가슴이 몹시 아프고 허하면 가슴이 답답하고 두근거리며 잘 잊어버린다.

手三陰經主之 資云 心邪實則心中暴痛 虛則 心煩惕然失智

가슴이 두근거리고 잘 잊어버리는 것

내관, 백회, 신문.

[心惕惕失智]

內關百會神門

가슴과 배가 아프거나 담궐 흉통이 있는 것

3추 아래 4추에 가까운 척골 위에서 양옆으로 각 5푼인

[胸腹痛或痰厥胸痛]

量三椎下近四椎上 從脊骨上兩

독기가 깊숙이 들어가 뼈에 달라붙은 것이다."라고 하였다. 본증은 전신의 골격에서 발생한다. 초기에는 한열이 왕래하고 환부가 부어오르며 피부색이 변하지 않다가 점차 근골에 송곳으로 찌르는 듯한 통증이 발생한다. 심한 경우는 몸을 굽히거나 펴고 돌리기 힘들어진다.

55) 자(資) : 책이름. 『資生經』

곳에 뜸을 3·7장에서 7·7장까지 뜨면 곧 차도가 있는 신기한 효과가 있다.

傍 各五分 灸三七壯至七七壯 立差 神效

갑자기 가슴이 아프고 땀이 나는 것

[卒心胸痛汗出]

간사, 신문, 열결, 대돈에 침을 찔러 피를 낸다.

間使神門列缺大敦 刺出血

가슴이 그득하고 답답하며 기가 치밀어 오르고 답답하며 달아오르는 것

[胸滿逆氣悶熱]

심유에 2·7장, 격유에 3장, 궐음유에는 나이 수만큼 뜸을 뜬다.

心兪二七壯 隔兪三壯 厥陰兪隨年壯

오래된 흉통

[積年胸痛]

엄지발가락의 발톱뿌리, 발톱의 반 되는 곳에 뜸을 7장 뜨는데 남자는 왼쪽, 여자는 오른쪽에 뜬다. 태충에 3장, 독음에 5장, 장문에 7장 뜸을 뜨면 곧 낫는다. 만약 낫지 않으면 다시 뜸뜬다.

足大指爪甲之本根 爪甲之半當中 灸七壯 男左女右 大冲三壯 獨陰五壯 章門七壯 立愈 若或不愈 更灸

진심통

[眞心痛]

손톱이 모두 푸른색이면 단지 반나절 밖에 살 수 없다. 아침에 발작하면 저녁에 죽고, 저녁에 발작하면 아침에 죽으니 다 치료할 수 없다. 심이란 몸의 군주이기 때문이다.

爪甲俱靑 只得半日活 朝發夕死 夕發朝死 不可治 盖心者 一身君主故也

가슴이 아프고 차갑고 시큼한 물을 토하는 것

[胸痛吐冷酸水]

태충에 3장, 내관에 2장, 독음에 5장, 엄지발가락 안쪽 첫마디 가로금 가운데 3장, 미궁골에 50장 뜸을 뜬다.

太冲三壯 內關二壯 獨陰五壯 足大指內初節橫紋中三壯 尾窮骨灸五十壯

가슴이 달아오르고 잠을 자지 못하는 것

[心熱不寐]

해계를 사하고 용천을 보하면 곧 낫는다.

解谿瀉 湧泉補 立愈

가슴이 찌르는 듯 아프고 손이 갑자기 파래지는 것

[胸痛如刺手卒靑]

간사, 내관, 하삼리, 지구, 태계, 소충, 격유에 7장 뜸을 뜬다.

間使內關下三里支溝大谿少冲膈兪七壯

찬 기운이 치밀어 올라 가슴이 아픈 것

[冷氣衝心痛]

내관·태충에 3장, 독음에 5장, 배꼽 아래 6촌 양 옆 각 1촌에 3·7장 뜸을 뜬다. 또 밀납을 먹인 노끈으로 병인의 입 양 모서리를 재어 그것을 한 마디로 삼아서 3번을 접어 3각을 이루게 하여 한 각은 배꼽 가운데에 대고 두 각은 배꼽 아래에 놓아 양방이 닿는 곳에 점을 찍어 뜸을 2·7장 뜨면 곧 차도가 있다.

內關大冲三壯 獨陰五壯 臍下六寸兩傍各一寸 灸三七壯 又以蠟繩 量患人口兩角 爲一寸作三摺成三角 以一角安臍心 兩角在臍下兩傍盡處點記 灸二七壯 立差

놀라고 두려워하여 가슴이 아픈 것

[驚恐心痛]

신문, 소충, 연곡, 양릉천, 내관.

神門少衝然谷陽陵泉內關

마음이 황홀한 것

[心恍惚]

천정, 심유, 백회, 신도.

天井心兪百會神道

가슴과 배가 갑자기 아프고 설사하는 것

[胸腹痛暴泄]

대도, 음릉천, 태백, 중완에 침을 놓는다.

大都陰陵泉太白中脘鍼

가슴이 아프고 침을 흘리는 것

[心痛嘔涎]

삼충[56]이 있으면 침을 토하게 된다. 상완에 7장 뜸을 뜬다.

有三虫則 多涎 上脘七壯

가슴이 아프고 얼굴빛이 거무스레해지며 죽을 것 같은 것

[心痛面蒼黑欲死]

척택에 침을 놓고 지구를 사한다. 하삼리에 침을 꽂아두며 합곡에 2·7장, 대릉에 3장 뜸을 뜬다. 태충.

尺澤鍼 支溝瀉 下三里留鍼 合谷二七壯 大陵三壯 大冲

---

56) 삼충(三虫) : 『諸病源候論』 권50. 소아에게 흔히 보이는 세 가지 장기생충병으로 즉 장충, 적충, 요충이다.

마음이 슬프고 두려우며 가슴이 답답하고 달아오르는 것 [心悲恐煩熱]

신문, 대릉, 어제, 통리, 태연, 공손, 폐유, 은백, 삼음교, 음릉천. 神門大陵魚際通里大淵公孫肺兪隱白三陰交陰陵泉

심풍 [心風]

심유에 30장 뜸을 뜨고 중완, 곡택에 침을 놓는다. 心兪三十壯 中脘曲澤並鍼

풍현 [風眩]

임읍, 양곡, 완골, 신맥. 臨泣陽谷腕骨申脈

가슴에서 양옆구리로 끌어당기듯 아픈 것 [胸引兩脇痛]

간유, 내관, 어제, 절골. 肝兪內關魚際絶骨

가슴이 아프고 입을 벌리지 못하는 것 [胸痛口噤]

기문에 3장 뜸을 뜨고, 대릉, 신문, 음낭 아래 십자 무늬에 뜸을 3장 뜬다. 期門三壯 大陵神門 陰囊下十字紋三壯

가슴에서 옆구리까지 아픈 것 [胸連脇痛]

기문, 장문, 절골, 신문, 행간, 용천. 期門章門絶骨神門行間湧泉

가슴 가운데 어혈이 있는 것 [胸中瘀血]

하삼리, 내관, 신문, 태연. 下三里內關神門大淵

가슴에 걸려서 먹는 것을 꺼리는 것 [胸噎不嗜食]

간사, 관충, 중완에 침을 놓고, 기문에 3장 뜸을 뜬다. 연곡. 間使關衝中脘鍼 期門三壯 然谷

11. 배와 옆구리 腹脇

세로촌은 중행촌[57]을 쓰고 가로촌은 유간촌을 쓴다. 『방』[58]에 이르기를 배는 열로 인해 아픈 것이 없으니 발에 있는 세 음경과 오장유혈로 다스린다고 하였다. 만약 찬 기운이 흘러들어 아픈 것에 침을 찌르고 부항구법은 <배와 옆구리> 끝 부분에 있다.

直寸用中行寸 橫寸用乳間寸 方曰 腹無熱痛 治在足三陰經及五臟兪穴 若冷氣流注痛 鍼刺付缸灸法 在腹脅門末

위가 아픈 것 [胃脘痛]

간유, 비유, 하삼리, 격유, 태충, 독음, 두 젖 아래 각 1촌에 뜸을 20장 뜬다.

肝兪脾兪下三里隔兪大冲獨陰兩乳下各一寸 灸二十壯

먹은 것이 내려가지 않고 배안이 꾸르륵거리며 대변이 불규칙하고 소변이 황적색인 것 [飮食不下腹中雷鳴大便不節小便黃赤]

중완에 침을 놓는다. 대장유, 방광유와 9추 아래 양 옆 각 3촌 반에 있는 혼문에 뜸을 3장 뜰 수 있다.

中脘鍼 大腸兪膀胱兪魂門 在九椎下兩傍各三寸半 可灸三壯

냉과 열의 고르지 않은 기운이 배꼽을 둘러 흐르며 공격하여 아픈 것 [冷熱不調繞臍攻注疼痛]

기해에 3·7장, 천추에 100장, 대장유에 3장, 태계에 3장 뜸을 뜬다.

氣海三七壯 天樞百壯 大腸兪三壯 大谿三壯

배가 불룩하고 배꼽과 아랫배가 단단한 것 [腹脹堅臍小腹亦堅]

수분, 중극에 각 100장, 삼초유, 격유에 각 3장, 신유에는 나이 수만큼 뜸을 뜬다. 태충, 삼음교, 비유, 중완에는 침을 놓는다.

水分中極各百壯 三焦兪膈兪各三壯 腎兪以年壯 大谿大冲三陰交脾兪中脘鍼

---

57) 중행촌 : 중행촌은 복부중선상(즉 任脈線上)의 세로 골도법을 말한다.
58) 방 : 『황제내경』을 지칭한다.

뱃속에서 소리가 나고 아픈 것 [腸鳴痛]

삼음교, 공손. 三陰交公孫

배와 옆구리와 여러 곳이 여기저기 찌르는 듯이 아파서 참을 수 없는 것 [腹脅及諸處流注刺痛不可忍]

길쭉한 모양의 부항을 쓰는데 부항의 입구는 손가락 3개가 들어갈 만해야 독을 빨아낼 수 있다. 아픈 곳을 따라 한 곳에 삼릉침으로 4~5군데를 찌르고 부항의 아가리 안에 붙인다. 부항구를 7번 하는데 아픈 곳을 따라 침을 놓고 또 부항구를 한다. 여러 번 하면 신기한 효과가 있다.

用體長缸而 缸口以手三指容入 乃能吸毒也 隨其痛每一處 以三稜鍼刺四五穴 幷入缸口內 付缸灸七次 隨痛隨鍼 亦付缸灸 累次神效

12. 붓는 것과 배가 불룩한 것 腫脹

온몸이 갑자기 붓고 얼굴이 부어 커지는 것 [滿身卒腫面浮洪大]

발 안쪽 복사뼈 아래 흰살 경계에 3장 뜸을 뜨면 곧 효과가 있다.

內踝下白肉際三壯 立效

물이 차서 배가 붓고 불룩한 것 [水腫腹脹]

수분, 삼음교, 음교에 100장 뜸을 뜬다. 오장유혈을 함께 다스린다. 중완에 침놓은 후 그 구멍을 눌러 물이 나오지 않게 하고 음교에 7장 뜸을 뜬다.

水分三陰交陰交幷百壯 幷治五臟兪穴 中脘鍼後按其孔 勿令出水 陰蹻七壯

사지와 얼굴과 눈이 붓는 것 [四肢面目浮腫]

조해, 인중, 합곡, 하삼리, 절골, 곡지, 중완에 침을 놓는다. 완골, 비유, 위유, 삼음교.

照海人中合谷下三里絶骨曲池 中脘鍼 腕骨脾兪胃兪三陰交

한(寒)이 많으면 근(筋)이 오그라들고 뼈가 아프고, 열(熱)이 많으면 근이 이완되고 뼈가 삭는다. 삼음 삼양의 맥으로 치료하는데 병이 왼쪽에 있으면 오른쪽을 치료하고 오른쪽에 있으면 왼쪽을 치료한다. 속에 있으면 겉을 치료하고, 겉에 있으면 속을 치료하며, 위에 있으면 아래를 치료하고, 아래에 있으면 위를 치료하며, 배에 있으면 등을 치료한다. 이것이 양을 따라 음을 끌어내고 음을 따라 양을 끌어내는 법이다.

筋攣骨痛 熱多則筋緩骨消 治在三陰三陽之脈 病在左治右 在右治左 在裏治表 在表治裏 在上治下 在腹治背 是謂從陽引陰從陰引陽之法也

팔의 근이 오그라지고 시큰거리며 아프고 음식을 전혀 먹지 못하고 인사불성인 것

[手臂筋攣酸痛 專廢食飮 不省人事者]

의자(醫者)는 왼손 엄지손가락으로 근육이 뭉쳐 아픈 곳을 꽉 눌러서 움직이지 못하게 하고 침으로 그 근육이 뭉친 곳을 찌른다. 침봉이 상한 근육에 닿으면 아픔을 참을 수 없는 곳이 있으니 이것이 바로 천응혈이다. 아픈 곳을 따라 침을 찌르면 신기한 효과가 있다. 그렇지 않으면 다시 침을 놓는다. 대개 경락의 모든 혈에 침을 놓는 것은 이 방법보다 나은 것이 없다. 상한 근육에 침을 놓으면 즉시 차도가 있으며 상하지 않은 근육에 침을 놓으면 효과가 굼뜨고 느리게 되니 도로 빼서 그 혈에 다시 놓으면 조금 후에 낫게 된다.

醫者 以左手大拇指 堅按筋結作痛處 使不得動移 卽以鍼貫刺其筋結處 鋒應於傷筋則 痠痛不可忍處 是天應穴也 隨痛隨鍼 神效 不然則再鍼 凡鍼經絡諸穴無逾於此法也 鍼傷筋則卽差 鍼不傷筋則卽蹇 卽還刺其穴則少歇矣

손가락 발가락 마디가 어긋나서 시큰거리고 아픈 것이 오래 낫지 않는 것

[手足指節蹉跌痠痛久不愈]

다친 손발가락을 구부려 피부와 뼈를 안으로 끝까지 오므라뜨려서 원리침(圓利鍼)으로 대략 가로금이 생긴 빈 곳을 깊이 찔렀다가 빼는데 모든 관절이 상한 것은 같은 방법으로 한다.

屈其傷指 限皮骨內縮 卽以圓利鍼 深刺其約紋虛空而拔 諸節傷同

팔꿈치가 시큰거리며 아픈 것 [肘節痠痛]

병인으로 하여금 팔꿈치를 구부리게 하고 곡지혈 근처 가로금이 있는 빈 곳을 침으로 깊이 찔러 팔꿈치 아래 피부 밖으로 뚫고 나오게 하는데 삼가 조심하여 근육을 다치게 하지 말아야 한다. 10일이 지나지 않아 스스로 차도가 있는 신기한 효과가 있다.

使病人屈肘 曲池穴至近橫紋空處 以鍼深刺 穿出肘下外皮 愼勿犯筋 不至十日 自差 神效

여러 달 어깨가 아프고 어깨 관절을 아교풀로 붙인 듯 하여 팔이 들리지 않는 것 [肩痛累月肩節如膠連接不能擧]

어깨 아래 겨드랑이 위 사이의 빈 곳을 취혈하여 침을 찌른다. 침봉이 거의 피부 밖으로 뚫고 나오도록 하는데 팔꿈치의 치료법과 같다. 뼈를 다치지 않게 삼가 조심해야 하며 근육이 뭉쳐 있으면 그곳에도 함께 침으로 찌르면 신기한 효과가 있다.

取肩下腋上兩間空虛 鍼刺 鍼鋒幾至穿出皮外 一如治肘之法 愼勿犯骨 兼刺筋結處 神效

떨어지거나 넘어지거나 부딪치거나 맞은 상처 [落傷打撲傷]

각각 그 경맥에 따라 침을 놓고 또 천응혈을 취해 침을 놓은 후에 쑥기운이 많이 들어가게 하여 어혈을 부드럽게 풀어야 한다.

各隨其經 鍼刺又取天應穴 鍼刺後 多入艾氣 使其瘀血和解

양팔과 가슴에 경련이 일어나는 것 [兩臂及胸轉筋]

대릉에 7장 뜸을 뜨고, 전중, 거궐, 척택. 모두 손과 발의 근육에 쥐가 나는 것을 치료한다.

大陵七壯 亶中巨闕尺澤 幷治手足筋急

팔이 가늘어지고 힘이 없는 것 [臂細無力]

견우, 곡지, 열결, 척택, 지구, 중저.

肩髃曲池列缺尺澤支溝中渚

팔꿈치와 손목이 시큰거리고 아프며 무거운 것 [肘腕酸痛重]

내관, 외관, 절골, 신문, 합곡, 중완에 침을 놓는다. 만약

內關外關絶骨神門合谷中脘鍼

근육에 쥐가 나면 천응혈을 침으로 찌르는데 즉시 효과가 나지 않는 것이 없다.

若筋急 刺天應穴 無不卽效

손과 팔을 잘 떠는 것

[手臂善動]

곡택에 7장 뜸을 뜬다. 태충, 간유, 신문.

曲澤七壯 大冲肝兪神門

손바닥에 열이 나는 것

[手掌熱]

내관, 열결, 곡지, 통리, 신문, 후계.

內關列缺曲池通里神門後谿

팔 안쪽이 아프고 가려운 것

[臂內廉痛皮痒]

곡지, 폐유, 비유, 신문에 침을 놓고 중완에 침을 놓는다.

曲池肺兪脾兪神門鍼 中脘鍼

다섯 손가락을 구부렸다 폈다 하지 못하는 것

[手五指不能屈伸]

곡지, 하삼리, 외관, 지구, 합곡, 중완에 침을 놓고 절골, 중저, 엄지손가락 안쪽 제1 관절 가로금 끄트머리에 뜸을 1장 뜬다.

曲池下三里外關支溝合谷中脘鍼 絶骨中渚手大指內廉第一節橫紋頭 一壯

겨드랑이가 붓는 것

[腋腫]

행간, 신문, 태연, 절골, 담유, 완골.

行間神門太淵絶骨膽兪腕骨

왼쪽 손발에 힘이 없는 것

[左手足無力]

신궐에 100장 뜸을 뜬다. 낫지 않으면 뜸 500장을 더 뜬다.

神闕 百壯 如不愈 加灸五百壯

두 손에 열이 많이 나서 불 속에 있는 듯한 것

[兩手大熱如在火中]

용천에 5장 뜸을 뜨면 곧 효과가 있다.

湧泉灸五壯 立效

15. 허리와 등

腰 背

허리와 등이 아픈 것은 신기가 허약한데 바람을 마주하여 앉고 누워서 차가운 것에 닿아 생긴 것이다. 오장의 병은 그 아픈 곳이 옮겨 다니지 않고, 육부의 병은 그 아픈 곳이 여기저기 옮겨 다닌다. 방광경과 간경, 담경이 주관하는데 부항구를 하는 것이 좋다. 아픈 곳마다 침으로 찌르고 부항을 붙이는 것을 7번 하면 신기한 효과가 있다.

腰背痛者 腎氣虛弱而當風坐臥觸冷之致也 臟病不離其處 腑病居處無常 膀胱經及肝膽經主之 宜用缸灸 每處鍼刺 每處缸灸七次 神效

허리가 아파서 구부렸다 폈다 하지 못하는 것

[腰痛不能屈伸]

신유, 위중, 미궁골 위 1촌에 7장 뜸을 뜬다. 이곳으로부터 왼쪽과 오른쪽으로 각 1촌에 7장 뜸을 뜬다.

腎兪委中尾窮骨上一寸七壯 自處左右各一寸七壯

또 한 가지 방법은 오금의 가로금 끄트머리 네 곳에 각각 3장씩 뜸을 뜨고 동시에 네 곳을 모두 입으로 불어서 불이 일시에 꺼지도록 한다. 한 곳이라도 뜸기운이 닿지 않으면 병이 낫지 않는다.

又方 曲脷横紋頭四處 各三壯 四穴幷一時吹火 使之一時自滅 一處灸不到 其疾不愈

또 한 가지 방법은 환자를 똑바로 서게 하고 대나무 지팡이로 땅에서 배꼽까지를 재어서 대나무에 표시한다. 그 표시된 대나무를 뒤 척골에 대어 닿는 곳에 나이 수만큼 뜸을 뜬다. 그 후에 그 대나무를 감추어 병인이 알지 못하게 한다.

又方 令患人正立 以竹柱地而竪量臍記之 將其竹著後脊骨 於其竹上 灸隨年壯 後卽藏其竹 勿令病人得知

허리 척골이 아프고 오줌이 탁한 것

[腰脊疼痛溺濁]

장문에 100장 뜸을 뜨고, 방광유, 신유, 위중, 차료, 기해에 100장 뜸을 뜬다.

章門百壯 膀胱兪腎兪委中次髎氣海百壯

허리가 아프고 뱃속에서 소리가 나는 것

[腰痛腹鳴]

위유에 나이 수만큼 뜸을 뜬다. 대장유, 삼음교, 태계, 태

胃兪年壯 大腸兪三陰交太谿太

충, 신궐에 100장 뜸을 뜬다.

冲神闕百壯

노인 요통

명문에 3장, 신유에 나이 수만큼 뜸을 뜬다.

[老人腰痛]

命門三壯 腎兪年壯

등이 굽은 것

폐유 기문에 각 3·7장, 풍지에 7장 뜸을 뜬다. 또 한 가지 방법은 척골 옆 좌우 도드라지게 올라온 곳을 침으로 깊이 찌르고 뜸을 500장에서 700~800장까지 뜬다. 만약 병이 멈추거든 그 수를 다할 필요가 없다.

[腰背傴僂] 등구븐증

肺兪期門各三七壯 風池七壯 又方 脊骨傍左右突起浮高處 以鍼深刺 灸五百壯至七八百壯 若病歇則 不必盡其數矣

허리가 붓고 아픈 것

곤륜, 위중, 태충, 통리, 장문.

[腰腫痛]

崑崙委中大冲通里章門

16. 다리와 무릎

脚膝

다리와 무릎이 아픈 것은 모두 신기가 허약해서 한랭이 밖으로부터 들어왔기 때문이다. 모든 관절은 다 담에 속하고 모든 뼈는 다 신에 속하고 사지는 비와 위에 속한다.

所患皆由於腎氣虛弱而 寒冷外束之致也 諸節皆屬膽 諸骨皆屬腎 四末屬脾胃

다리가 시큰거리고 구부렸다 폈다 하지 못하며 오래 서있기 어려운 것

음교에 3장 뜸을 뜨고, 중완에 침을 놓는다. 두 오금의 가로금 끄트머리에 각각 5장씩 뜸을 뜨는데 두 사람이 좌우로 나누어 동시에 입으로 불어서 불을 끈다. 한 곳이라도 뜸기운이 이르지 못하면 그 병이 낫지 않는다.

[脚酸不能屈伸難久立]

陰蹻三壯 中脘鍼 兩曲脉横紋頭五壯 兩人分左右 同吹滅火 一處灸不到則 其疾不瘳也

다리에 경련이 나서 견딜 수 없는 것 [脚足轉筋不忍]

안쪽에 쥐가 나면 발 안쪽 복사뼈 뾰족한 곳에 7장 뜸을 뜨고, 바깥쪽에 쥐가 나면 바깥쪽 복사뼈 뾰족한 곳에 7장 뜸을 뜬다. 승산은 장딴지 근육이 갈라지는 사이의 우묵한 곳이고 뜸을 2·7장 뜬다.

內筋急 內踝尖七壯 外筋急 外踝尖七壯 承山在兌腨腸分肉間陷中 二七壯

다리 안팎 복사뼈가 빨갛게 부은 것이 오래 되어도 곪지 않으며 차도가 없는 것 [脚足內外踝紅腫 日久不膿不差]

기죽마혈에 7장 뜸을 뜬다. 만약 낫지 않으면 다시 화개씨의 방법으로 뜸을 뜨면 신기한 효과가 있다.

灸騎竹馬穴七壯 若不愈 更灸和介氏之法 神效

각기 [脚氣] 슈듕다리

중완에 침을 놓고 삼음교에 뜸을 뜬다. 침을 맞은 후에 배불리 먹지 말아야 하며 7일이 지난 후에 다시 침을 놓으면 신기한 효과가 있다. 또 한 가지 방법은 서혜부에 반드시 단단하게 뭉친 것이 있는데 침으로 찌르고나서 침구멍에 3·7장 뜸을 뜨면 곧 효과가 있다.

中脘鍼 三陰交灸 鍼後 勿爲飽食 經七日更鍼 神效 又方 腹下股間必有結核 以鍼貫刺 灸鍼孔三七壯 立效

팔다리의 근육이 오그라지고 뻣뻣해서 불편한 것 [手足筋攣蹇澁]

원리침으로 그 근육 4~5군데를 찌른 후에 다른 사람을 시켜 병인을 꽉 붙들게 해서 병이 생긴 곳이 펴진 것은 구부리고, 구부러진 것은 펴게 하기를 차도가 있을 때까지 여러 번 하면 신기한 효과가 있다.

以圓利鍼 貫刺其筋四五處後 令人强扶病人 病處伸者屈之 屈者伸之 以差爲度 神效

학슬풍, 무릎이 큰 바가지 같고 무릎의 위아래가 다 가늘어지며 몸에 열이 나고 아픈 것 [鶴膝風膝如大瓢而膝之上下皆細身熱痛]

중완, 위중, 풍지에 침을 놓으면 신기한 효과가 있다.

中脘委中風池 幷鍼 神效

발바닥이 아픈 것 [足掌疼]
곤륜에 침을 놓는다.
崑崙鍼

뼛속이 시리고 아픈 것 [骨髓冷痛]
대저, 절골, 복류, 신맥, 여태, 신유.
大杼絶骨復溜申脈厲兌腎兪

다리와 발이 차가워서 참을 수 없는 것 [脚足寒冷不可忍]
따뜻한 손으로 오래 쓰다듬어서 차가움이 손으로 통해지면 이것은 고냉[64]이다. 신유, 대저, 하삼리, 절골, 태충, 태계, 음교에 각 7장에서 3・7장까지 뜸을 뜬다. 혹은 따끈한 기와 위에 쑥을 올려놓고 그것으로 찜질을 한다.
以熱手 久按 冷徹于手則 是痼冷也 腎兪大杼下三里絶骨太冲太谿陰蹻各七壯至三七壯 或用炙瓦上 安艾熨之

살갗은 따뜻한데 병인이 스스로 참을 수 없이 차고 시리다고 말하는 것 이것은 기가 통하지 않아서 그렇다. [肌膚溫而 病人自言寒冷不可忍者 是氣不通也]
즉시 십선혈에 침을 놓고, 팔사에 침을 놓으면 곧 효과가 있다. 온몸이 다 그렇다.
卽鍼十宣八邪穴 立效 一身同然

무릎 위쪽이 붓고 아파서 몸을 구부리며 다니지 못하는 것 [膝上腫痛身屈不行]
음릉천에 7장에서 7・7장까지 뜸을 뜨고 중완에 침을 놓으면 신기한 효과가 없지 않다.
陰陵泉七壯至七七壯 中脘鍼 無不神效

모든 관절통 [諸節痛]
음릉천, 담유, 풍지, 절골.
陰陵泉膽兪風池絶骨

가래톳 [便毒] 가랫돗
태충, 태계, 조해, 복삼에 모두 침을 놓는다. 또 한 가지 방법은 당처에 먹을 찍은 붓으로 병자 아버지의 이름을
太冲太谿照海僕參幷鍼 又方 當處 以墨筆 書其病人之

64) 고냉(痼冷) : 오래 낫지 않는 냉증.

써두면 며칠 안되어 곪지 않고 차도가 있다. 또 한 가지 방법은 원침으로 그 단단한 멍울을 찌르고 3·7장 뜸을 뜨면 영구히 낫는다.

父姓名 則不數日不膿 立差 又方 以圓鍼貫刺其核 灸三七壯 永差

사지를 거둘 수가 없고 움직이기 싫으며 눕고 싶은 것
비유, 삼음교, 장문, 조해, 중완에 침을 놓는다. 해계.

[四肢不收怠惰嗜臥]
脾兪三陰交章門照海中脘鍼 解谿

사지에 경련이 일어나는 것
용천, 위중, 절골, 대저, 태충, 합곡, 하삼리.

[四肢轉筋]
湧泉委中絶骨大杼太冲合谷下三里

17. 여러 가지 풍

風 部

모든 풍과 흔들리고 어지러운 것은 다 간목(肝木)에 속한다. 정기가 한쪽으로 치우쳐서 입이 비뚤어지는 것은 술 마시는 것과 성생활을 지나치게 하고, 음식을 조절하지 못해서 그런 것이다.

諸風掉眩 皆屬肝木 正氣引斜爲喎僻 乃酒色過度 飲食失節之致也

살이 찐 사람은 습이 많고, 마른 사람은 화가 많다. 대체로 사람에게 중풍이 오기 전에 정강이가 시큰거리고 아프며 완고하게 저린 것이 오랫동안 조리해서야 풀리는데 이것은 장차 중풍의 징후이다. 급히 족삼리와 절골에 뜸을 뜨는데 왼쪽과 오른쪽 4개의 혈에 각각 3장씩 뜨고, 박하나무, 복숭아나무, 버드나무 잎을 사용해서 달인 물로 씻어서 구창이 생기게 하고 곪게 한다.

肥人多濕 瘦人多火 凡人未中風之前 足脛痠疼頑痺 良久乃解 此將中風之候也 急灸三里絶骨左右四穴各三壯 用薄荷桃柳葉煎水 淋洗 使灸瘡發膿

만약 봄에 좋아진 것은 가을에 다시 뜸을 뜨고, 가을에 좋아진 것은 봄에 다시 뜸을 뜬다. 뜸을 뜨고 나서 날것, 찬 것, 닭고기, 돼지고기, 술, 국수, 성생활 등과 같은 것을 꺼려야 한다. 조심하여 바람이 닿지 않게 하고, 또 화를 내지 말아야 한다. 만약 삼가고 조섭하지 않으면 비록

若春好秋更灸 秋好春更灸
灸忌生冷雞猪酒麵房勞等物 愼勿觸風 又忌發怒 若不愼攝則雖鬼莫能救

귀신이라고 해도 구할 수 없다.

말하는 것이 굼뜨고 매끄럽지 못하며 반신불수인 것 [言語蹇澁半身不遂]

백회, 귀 앞 머리털 경계, 견정, 풍시, 하삼리, 절골, 곡지, 열결, 합곡, 위중, 태충, 조해, 간유, 지구, 간사. 증세를 보아서 더하거나 줄인다. 병이 난 곳이 왼쪽이면 오른쪽에 뜸뜨고, 병이 난 곳이 오른쪽이면 왼쪽을 뜸뜬다.

百會耳前髮際肩井風市下三里絶骨曲池列缺合谷委中太冲照海肝兪支溝間使 觀證勢加減 患左灸右 患右灸左

구안와사 [口眼喎斜]

합곡, 지창, 승장, 대영, 하삼리, 간사에 뜸을 3·7장 뜬다. 또 한 가지 방법은 길이가 5촌 되는 갈대대롱의 한쪽 머리를 귀구멍에 넣고 밀가루반죽으로 대롱의 둘레를 막아서 기가 새지 않게 하고 그 한쪽 머리 위에 쑥을 올려놓고 7장에서 2·7장 뜸을 뜬다. 갈대 대롱을 바꾸어서 같은 방법으로 치료한다.

合谷地倉承漿大迎下三里間使 灸三七壯

又方 以葦筒長五寸 一頭插於耳孔 以泥麵密封筒之四畔 令不得泄氣 其一頭上安艾 灸七壯 至二七壯 一如右法換治

편풍구와 [偏風口喎]

간사. 왼쪽이면 오른쪽을 치료하고, 오른쪽이면 왼쪽을 치료한다. 뜸을 3·7장 뜨면 곧 차도가 있는 신기한 효과가 있다. 뜸뜬 후에 환자로 하여금 입으로 불어서 불을 끄게 하면 입이 똑바로 된 것을 알게 되는데 이것이 그 징험이다.

間使 左取右 右取左 灸三七壯 立差神效 灸後令患人吹火則乃知口正 此其驗矣

갑작스런 오풍[65]과 말을 하지 못하고 근육이 마비되고 사람을 알아보지 못하는 것 [卒惡風不語肉痺不知人]

신도는 제 5추 마디 아래 사이에 있다. 고개를 숙이고 취한다. 뜸을 300장 뜨면 차도가 있다.

神道 在第五椎節下間 俛而取之 灸三百壯 立差

65) 오풍(惡風) : 病邪를 말한다. 『素問 · 脈要精微論』에서 "맥이 올 때는 느리고 갈 때는 빠르며, 상부가 허하고 하부가 실하면 오풍 때문이다. 그러므로 오풍이 침입하면 양기가 손상된다."고 하였다.

온몸이 가렵고 벌레가 기어다니는 듯해서 참을 수 없는 것

주첨에 7장 뜸을 뜨고 곡지, 신문에 침을 놓는다. 합곡, 삼음교.

[遍身痒如蟲行不可忍]

肘尖七壯 曲池神門鍼 合谷三陰交

관절 마디마다 붓고 아픈 것

풍지, 절골, 담유.

[歷節風] ᄆᆞ듸마다브어알ᄂᆞᆫ증

風池絶骨膽兪

중풍으로 입을 벌리지 못하고 담이 막혀 톱질하는 것 같은 소리가 나는 것

기해와 관원에 각각 3장 뜸을 뜬다. 또 효천투경법으로 뜸을 뜨는데 <해수> 부분에 있다.

[中風口噤痰塞如引鋸聲]

氣海關元各三壯 又灸哮喘套頸法 在咳嗽部

몸이 뻣뻣해지면서 뒤로 젖혀지는 것

천돌에 먼저 침을 놓는다. 전중, 태충, 간유, 위중, 곤륜, 대추, 백회.

[角弓反張]

天突先鍼 亶中太冲肝兪委中崑崙大椎百會

풍을 맞아 눈을 위로 치켜뜨고 말을 하지 못하는 것

제 2추와 5추 위에 각각 7장 뜸을 뜨는데 뜸봉 크기는 대추 반알 크기만 하게 하여 뜬다.

[中風眼戴上及不能語者]

灸第二椎 幷五椎上 各七壯 同灸炷如半棗核大

중풍에는 5불치가 있다.

입을 벌리고 눈을 감은 것, 손을 늘어뜨리고 오줌을 흘리는 것, 물고기 입처럼 하고 숨 쉬는 것이 가쁜 것, 목구멍에서 가래 끓는 소리가 우레같이 나는 것, 눈은 한 곳만 응시하며 옷을 더듬는 것이 다 나쁜 증상이다. 풍은 모든 병의 으뜸이다. 그 변화가 각각 같지 않아서 혹 중장[66]이

[夫中風有五不治者]

開口合眼 散手遺尿 魚口氣喘 喉中雷鳴 直視摸衣 皆惡症也 風者 百病之長也 至其變化 各不同焉 或中臟 或中腑 或痰 或氣 或怒 或喜 逐其源而來害

66) 중장(中臟) : 중풍 증후 유형의 하나. 중풍이 비교적 위중한 것이다. 갑자기 혼미하고 말을 하지 못하며 입술이 틀어져 口角에서 침이 흐르는 등의 증상이 발생한다.

되거나 중부67)가 되고, 담, 기, 노, 희68)가 되기도 하므로 그 근원을 따라서 해가 온다.

중장

인사불성이고, 가래침이 위에 막혀 목구멍에서 우뢰소리가 나며, 사지가 풍을 맞아 마비되고 아픈 것을 느끼지 못하며 말하는 것은 둔하고 매끄럽지 못한 것이다.

[中臟者]

不省人事 痰涎上壅 喉中雷鳴 四肢癱瘓 不知疼痛 言語蹇澁 是也

중부

반신불수, 구안와사, 아픈 것을 느끼며 말하는 것은 그대로인 것이다. 먼저 형체와 장부의 증후를 보고 자세히 살펴가면서 치료한다.

[中腑者]

半身不遂 口眼喎斜 知疼痛 言語不變 是也 先看形體及臟腑之症候 詳察治之

간중

땀이 나지 않고 오한이 들며 푸른색이면 이것은 노중이라고 한다.

[肝中]

無汗 惡寒 色青 名曰怒中

심중

땀이 많이 나고 두려워하고 붉은 색이면 이것은 사려중이라고 한다.

[心中]

多汗 驚怕 色赤 名曰思慮中

---

67) 중부(中腑) : 중풍 증후 유형의 하나. 『素問 · 病機氣宜保命集, 中風論』에서 "사기가 폐로 침입한 것이다."라고 하였다. 病情이 중장보다 가볍다. 졸도하고 깨어난 후에 반신불수, 구안와사, 언어곤란 증상이 발생하며, 간혹 대소변 불통 등의 증상이 수반된다.

68) 담(痰) : 어떤 질병의 병리산물, 혹은 발병요인. 병으로 인한 담이든, 담으로 인해 발생한 병이건 간에 모두 폐장, 비장과 관계있다.

기(氣) : 우주 만물을 형성하는 가장 근본이 되는 물질을 가리킨다. 기의 개념은 여러 방면으로 발전되어 질병을 일으키는 것으로 邪氣, 濕氣, 癘氣 등이 있다.

노(怒) : 칠정의 하나. 지나친 분노는 장부기혈의 병변을 야기할 수 있다. 『素問 · 陰陽應象大論』에서 "暴怒는 음을 손상한다.", "怒는 肝을 손상한다."고 하였다.

희(喜) : 칠정의 하나. 정상적인 정신활동에 속한다. 너무 지나치게 기뻐하면 病因이 되기도 한다.

폐중 [肺中]

땀을 많이 흘리고 바람을 싫어하며 얼굴빛이 희면 이것은 기중이라고 한다.

多汗 惡風 色白 名曰氣中

신중 [腎中]

땀이 많이 나고 몸이 차고 얼굴이 검은 색이면 이것은 기로중이라고 한다.

多汗 身冷 色黑 名曰氣勞中

비중 [脾中]

땀이 많이 나고 몸에 열이 있고 얼굴이 황색이면 희중이라고 한다.

多汗 身熱 色黃 名曰喜中

담중 [膽中]

눈이 퀭해지고 코를 골며 잠들어 깨지 않고 얼굴이 녹색이면 경중이라고 한다.

眼目牽連 鼾睡不醒 色綠 名曰驚中

위중 [胃中]

음식이 내려가지 않고 가래침이 위에 막히며 얼굴이 담황색이면 식후중이라고 한다.

飮食不下 痰涎上壅 色淡黃 名曰食後中

오장의 병 [五臟之病]

각각 오상의 유혈에 뜸을 뜬다.

各灸五臟兪穴

한숨을 쉬고 잘 슬퍼하는 것 [太息善悲]

행간, 구허, 신문, 하삼리, 일월. 일월은 기문 아래 5푼에 있다.

行間丘墟神門下三里日月在期門下五分

18. 전간

癲 癎

전간

백회 신정에 각 7장, 귀안에 3장, 양계 간사에 30장, 신문 심유에 100장, 폐유 100장, 신맥, 척택, 태충에 모두 뜸을 뜬다. 곡지 7장.

또 한 가지 방법은 음경 끝 오줌구멍 위의 말랑말랑한 가운데에 3·7장 뜸을 뜬다. 불을 붙이고 애걸하면 곧 차도가 있다. 남녀 불문하고 병이 중하면 7·7장 뜸을 뜨고 가벼우면 5장, 7장을 뜬다. 또 엄지발가락 본 마디 안쪽 금과 독음혈에 각각 7장 뜸을 뜬다.

[癲癎]

百會神庭各七壯 鬼眼三壯 陽谿間使三十壯 神門心兪百壯 肺兪百壯 申脈尺澤太冲皆灸 曲池七壯

又方 陰莖頭 尿孔上 宛宛中 三七壯 着火哀乞卽差 不問男女 重者七七壯 輕者五壯七壯

又 足大指本節內紋及獨陰穴 各七壯

미친 사람처럼 말을 하고 히죽히죽 웃는 것

양계, 하삼리, 신문, 양곡, 수구, 열결, 대릉, 지구, 신정, 간사, 백로.

[狂言喜笑]

陽谿下三里神門陽谷水溝列缺大陵支溝神庭間使百勞

귀신들린 것

간사에 침을 놓고 나서 13혈에 침을 놓는다.

[鬼邪]

間使仍鍼後十三穴

1. 귀궁 - 인중혈
2. 귀신 - 엄지손가락 손톱 아래 살에 3푼 들어간 곳
3. 귀루 - 엄지발가락 발톱 아래 살에 2푼 들어간 곳
4. 귀심 - 태연혈에서 0.5촌 들어간 곳

一. 鬼宮 人中穴
二. 鬼信 手大指甲下入肉三分
三. 鬼壘 足大指爪甲下入肉二分
四. 鬼心 大淵穴入半寸

만약 이같은 사고(邪蠱)를 스스로 그 유래를 말하게 하여 지난날의 경험에 그런 사실이 있으면 제거할 것을 구하여 준다. 남자는 왼쪽을 따라 침을 놓고, 여자는 오른쪽을 따라 침을 놓는다. 만약 이 몇 개의 혈에 침을 놓아도 말을 하지 못하면 아래의 혈에 침을 놓는다.

若是邪蠱 便自言說由來往驗有實求去與之 男從左起鍼 女從右起鍼 若數穴不言便通下排穴

5. 신맥 - 화침 7정. 2~3 차례 놓는다. 五. 申脈 火鍼七鋥二三下
6. 귀침 - 대추 위 뒷머리카락 경계에서 1촌 들어간 곳 六. 鬼枕 大椎上入髮際一寸
7. 귀상 - 귀 앞 머리카락 경계 七. 鬼床 耳前髮際穴
8. 귀시 - 승장혈 八. 鬼市 承漿穴
9. 귀영 - 노궁혈 九. 鬼營 勞宮穴
10. 귀당 - 상성혈 화침 7정. 十. 鬼堂 上星穴火鍼七鋥
11. 귀장 - 음부 아래 이음새에 뜸을 3장 뜬다. 十一. 鬼莊 陰下縫灸三壯
12. 귀신 - 곡지 화침. 十二. 鬼臣 曲池火鍼
13. 귀봉 - 혀 아래 1촌 이음새. 十三. 鬼封 舌下一寸縫

귀신이 보이는 것 [見鬼]

양곡. 陽谷

꿈꾸다가 가위눌리는 것 [夢魘]

상구, 삼음교. 商丘三陰交

잘 우는 것 [善哭]

백회, 수구. 百會水溝

풍전[69], 미쳐서 내달리려 하며, 신이라고 부르며 스스로 높이고, 슬프게 울며 신음소리를 내는 것 [風癲及發狂欲走稱神自高悲泣呻吟]

사악한 것을 숭상하는 것이다. 먼저 간사에 침을 놓고 나중에 13혈. 謂邪祟也 先鍼間使 後十三穴

쉴 새 없이 욕을 하고 귀신인 듯 귀신의 말을 하는 것 [罵詈不息身稱鬼語]

심유 100장, 귀안, 후계, 대릉, 노궁, 용천, 각 3장, 풍부. 또 한 가지 방법은 입을 다물고 입술 끝 흰살 경계에 뜸 心兪百壯 鬼眼後谿大陵勞宮湧泉 各三壯 風府

69) 풍전(風癲) : 五癲의 일종, 즉 癎症이다.

을 1장 뜬다. 또 한 가지 방법은 입술 안 가운데 살이 탄탄한 위에 뜸을 1장 뜬다.

又 灸脣吻頭白肉際一壯 又灸脣裏中央肉弦上一壯

여우에 홀려 미친 것 [狐魅癲狂]

귀안(鬼眼)에 3·7장, 신정에 100장 뜸을 뜬다.

鬼眼三七壯 神庭百壯

양 울음소리를 내는 간질 [羊癎]

혓바닥을 내밀고 눈을 부릅뜨며 양이 우는 것 같은 소리를 낸다. 천정, 거궐, 백회, 신정, 용천, 대추에 각각 뜸을 뜨고 또 9추 마디 아래 사이에 뜸을 3장 뜬다. 엄지손가락의 손톱이 살갗과 결합되는 네 모서리에 각각 뜸을 3장 뜨면 묘한 효험이 있다.

吐舌目瞪 聲如羊鳴 天井巨闕百會神庭湧泉大椎 各灸 又九椎節下間三壯 手大指爪甲合結四隅各三壯妙

소 울음소리를 내는 간질 [牛癎]

시선을 한곳에 고정하고 배가 불룩하다. 구미, 대추에 각각 뜸을 3장 뜬다.

直視腹脹 鳩尾大椎 各三壯

말 울음소리를 내는 간질 [馬癎]

입을 벌리고, 머리를 흔들며 몸을 뒤로 젖히는 것.
복삼, 풍부, 배꼽 가운데에 각각 뜸을 3장 뜬다. 금문, 백회, 신정에 모두 뜸을 뜬다.

張口搖頭反張 僕參風府臍中各三壯 金門百會神庭幷灸

개 울음소리를 내는 간질 [犬癎]

노궁, 신맥에 각각 3장 뜸을 뜬다.

勞宮申脈 各三壯

닭 울음소리를 내는 간질 [雞癎]

잘 놀라고 손을 뒤로 꺾어 당기며 흔든다. 영도에 뜸을 3장 뜨고, 금문에 침을 놓고, 족임읍, 내정에 각각 뜸을 3장 뜬다.

善驚反折手掣自搖 靈道三壯 金門鍼 足臨泣內庭 各三壯

돼지 울음소리를 내는 간질 [猪癇]

죽은 사람 같으며 거품을 토한다. 곤륜, 복삼, 용천, 노궁, 수구에 각각 뜸을 3장 뜬다. 백회, 솔곡, 완골에 각각 뜸을 3장 뜨고, 발안쪽 복사뼈 뾰족한 끝에도 뜸을 3장 뜬다.

如尸厥吐沫 崑崙僕參湧泉勞宮水溝各三壯 百會率谷腕骨各三壯 內踝尖三壯

오간으로 거품을 토하는 것 [五癇吐沫]

후계, 신문, 심유에 100장, 귀안 4혈에 각각 뜸을 3장 뜬다. 간사.

後谿神門心兪百壯 鬼眼四穴各三壯 間使

새 우는 소리 같은 소리를 내고 가슴이 답답하며 묻고 말하는 것을 싫어하는 것 [狀如鳥鳴心悶不喜問語]

구미에 뜸을 뜬다.

鳩尾灸

눈을 위로 치켜뜨고, 사람을 알아보지 못하는 것 [目戴上不識人]

신회, 행간, 거궐에 모두 뜸을 뜬다.

顖會行間巨厥皆灸

19. 궐역70) 厥逆

담이 위로 몰려 머리가 아픈 것은 반드시 머리 부분에 뜸을 뜬다. 이렇게 하여 편안해진 것은 담이 경락에 엉겨서 기가 흐르지 못했기 때문이다.

痰厥頭痛者 必灸頭部 能安之者 乃痰凝經絡 氣不流行故也

담을 토하는 궐역 [吐痰厥逆]

남자는 왼쪽, 여자는 오른쪽을 따른다. 노끈으로 환자의 팔꿈치 둘레를 둘러서 끝이 닿는 곳을 끊는다. 그 노끈한 끝을 대추혈의 뾰족한 곳에 대고 아래로 내려서 척골

從男左女右 以繩圍患人肘還至起端處截斷 以其繩頭從大椎尖下行 脊骨上繩頭盡處 五十壯

70) 궐역(厥逆): 병증명. 『靈樞 · 癲狂』.흉복에 극심한 통증이 오고 양발이 급작스럽게 냉해지며, 번조하여 음식을 먹지 못하고 脈이 大小에 관계없이 澁한 병증을 가리킨다.

위, 노끈의 한쪽 머리가 닿는 곳에 뜸을 50장 뜬다.

죽은 사람처럼 쓰러지는 것 [尸厥]

급사를 말한다. 인중에 침을 놓고, 합곡, 태충에 모두 뜸을 뜬다. 하삼리, 절골, 신궐에 뜸을 100장 뜬다. 만약 맥이 미미하여 끊어진 것 같은 것은 간사에 뜸을 뜨고, 복류에 침을 놓아 오래 놔두면 신기한 효과가 있다.

謂急死也 人中鍼 合谷太冲皆灸 下三里絶骨神闕百壯 若脈微似絶 灸間使 鍼復溜 久留神效

사지에 경련이 일어나는 궐역 [四肢轉筋厥逆]

내정, 열결, 규음, 지음, 승산에 2·7장 뜸을 뜬다. 합곡, 태충. 또 안쪽 근육에 쥐가 나면 발 안쪽 복사뼈 뾰족한 곳에 뜸을 1장 뜬다. 바깥쪽 근육에 쥐가 나면 바깥쪽 복사뼈 뾰족한 곳 위에 뜸을 1장 뜬다.

內庭列缺竅陰至陰承山二七壯 合谷太冲 又內筋急灸內踝尖一壯 外筋急灸外踝尖上一壯

두려움을 잘 타고 숨이 찬 궐역 [善恐小氣厥逆]

장문, 소충, 합곡, 태충, 기해에 100장 뜸을 뜬다.

章門少衝合谷大冲氣海百壯

전시골증71) [傳尸骨蒸]

폐유에 뜸을 뜬다. 고황유에 뜸을 뜬다. 사화혈, 요안에 모두 뜸을 뜬다.

肺兪灸 膏肓兪灸 四花穴腰眼穴幷灸

신궐 두통72), 근육이 오그라지고, 놀라고 두려워하며 눕기를 싫어하는 것 [腎厥頭痛筋攣驚恐不嗜臥]

관원, 신유, 절골, 내관, 담유에 모두 뜸을 뜬다.

關元腎兪絶骨內關膽兪幷灸

---

71) 전시(傳尸) : 古病名. 상호 전염되는 소모성 질환을 가리킨다. 轉注라고도 한다. 본래 그 病變이 아침저녁으로 다르므로 癨疾, 遁注, 骨蒸, 復連, 殗殜이라고도 한다. 이 병은 결핵병과 유사하다.

72) 신궐두통(腎厥頭痛) : 證候名. 腎氣가 上逆하여 발생한 두통을 말한다.

20. 급사 急 死

중악[73]

[中惡]

백회 3·7장, 간사에 나이 수만큼, 승장에 7장, 심유에 7장, 인중에 50장, 은백에 1장, 음낭 아래 십자 무늬에 3장 뜸을 뜬다. 모든 혈 가운데 신궐에 100장, 하삼리에 7장 뜸을 뜨는 것이 가장 신기한 효과가 있다.

百會三七壯 間使年壯 承漿七壯 心兪七壯 人中五十壯 隱白一壯 囊下十字紋三壯 諸穴中神闕百壯 下三里七壯 最神

물에 빠져 죽은 것

[溺水死]

즉시 죽은 사람의 옷을 풀고, 짐을 얹는 안장 위에 배를 대고 엎드리게 해서 물이 빠지게 한 후에 쑥으로 배꼽 가운데 뜸을 100장 뜨면 곧 살아나는 신기한 효과가 있다.

卽解死人衣服 以其腹伏着于卜鞍之上 使其水泄出後 艾灸臍中百壯 卽活神效

목매어 죽은 것

[縊死]

가슴 아래가 조금이라도 따뜻하면 하루 이상인 것도 살 수 있다. 천천히 목을 맨 끈과 옷을 풀고, 따뜻한 곳에 편안하게 눕힌다. 두터운 것으로 항문 안을 꽉 막고, 한 사람은 양어깨와 팔을 계속 마찰하고, 머리카락을 끌어당겨서 축 늘어지지 않게 한다. 또 한사람은 가슴과 어깨를 마찰하고, 빠르게 팔다리를 굽혔다 폈다 수없이 한다. 또 두 사람이 양쪽에 나누어 앉아서 대롱으로 콧구멍에 숨을 불어넣으면 즉시 살아난다.

心下有微溫 一日以上者猶可活 徐解縊索及衣服 安臥溫處 厚裹緊塡肛門 一人緊摩兩肩臂 引頭髮勿令縱 又一人摩擦胸肩 令數屈伸無數 又兩人分坐以竹管吹兩鼻中 卽活

더위 먹어 죽게 된 것

[中暑幾死]

급히 양 유두에 각각 뜸을 7장 뜬다.

急灸兩乳頭 各七壯

73) 중악(中惡) : 古病名. 客忤, 卒忤라고도 한다. 『肘後備急方』 권1, 穢毒, 혹은 不正之氣를 감수하여 갑자기 厥逆·人事不省 증상이 발생하는 병증을 가리킨다.

21. 이질 痢疾

중기가 허약하고 삼초가 조화롭지 못하여서 생긴 것이다. 만약 대변이 뭉치면 파두육74)으로 떡을 만들어 배꼽 가운데 올려놓고 뜸을 3장 뜬다.

中氣虛弱 三焦不和之致 若大便秘結 取巴豆肉作餠 安臍中 灸三壯

물 설사가 그치지 않는 것 [水痢不止]

중완에 침을 놓으면 신기한 효과가 있다.

中脘鍼 神效

피고름이 섞인 설사 [赤白痢]

배꼽 가운데 뜸을 100장 뜨면 신기한 효과가 있다.

臍中百壯 神效

설사와 이질, 아랫배가 아픈 것 [泄痢小腹痛]

대장유, 방광유에 각각 뜸을 3장 뜬다. 관원에 100장 뜸을 뜨고, 단전혈, 일명 석문(石門)에 2 · 7장에서 100장까지 뜸을 뜬다.

大腸兪膀胱各三壯 關元百壯 丹田穴 一名石門 二七壯至百壯止

냉기가 들어 설사하며, 소화가 안 되는 것 [冷痢食不化]

비유에 나이 수만큼, 천추에 50장, 위유에 3장, 배꼽 가운데 일명 신궐(神闕)에 100장 뜸을 뜬다.

脾兪年壯 天樞五十壯 胃兪三壯 臍中 一名神闕百壯

탈항이 오래 낫지 않는 것 [脫肛久不愈]

배꼽 가운데 나이 수만큼 뜸을 뜬다. 백회에 3 · 7장, 방광유에 3장 뜸을 뜬다.

臍中年壯 百會三七壯 膀胱兪三壯

묽은 변을 보는 것 [溏泄]

오리의 변 같기 때문에 당설(溏泄)이라고 한다. 중완에 침을

如鴨之泄 故曰溏泄 中脘鍼 三

---

74) 파두유: 파두육은 巴豆의 종자로 성미는 辛, 熱하고 毒이 있는 瀉下藥이다. 瀉下冷積, 逐水退腫, 祛痰利咽하는 작용이 있다.

놓고 삼음교, 비유에 각각 3장에서 3·7장 뜸을 뜬다.

陰交脾兪 各三壯至三七壯

22. 치질

痔疾

오치[75]와 변에 피가 있는 것, 오줌을 자기도 모르게 흘리는 것과 꽁무니가 아픈 것

미궁골에 100장, 삼백에 3·7장. 삼백은 <별혈>에 있다. 20추 아래 양옆 각 3촌 반에 있는 질변에 각각 뜸을 3장 뜬다.

[五痔便血失尿尻痛]

尾窮骨百壯 三白三七壯 在別穴中 秩邊 在二十椎下兩傍各三寸半 灸三壯

장에 풍이 들어 피가 나오는 치질

삼백에 3·7장, 승산은 발뒤꿈치 위 장딴지 아래 근육이 갈라지는 사이 우묵한 곳에 있는데 5장 뜸을 뜨면 신기한 효과가 있다. 또 배꼽과 마주한 척골 위에 뜸을 3·7장 뜨고, 또 그 양 옆 각 1촌 되는 곳에 3·7장 뜸을 뜬다. 또 14추 아래 각 1촌 반 나가서 2·7장 뜸을 뜨는 것은 오래되어 심한 것에 큰 효과가 있다.

[腸風下血痔]

三白三七壯 承山在足跟上兌腨腸下分肉間陷中五壯 神效 又對臍脊骨上 灸三七壯 又其兩傍各一寸三七壯 又十四椎下各開一寸半 二七壯 年深者最有效

내민 살

치의 도드라진 살에 뜸을 100장 뜨면 곧 평평해지는 신기한 효과가 있다.

치 치료에 대해서 옛사람이 전하기를 환자로 하여금 발을 가지런히 하고 똑바로 서게 하여 대지팡이를 땅에서 배꼽까지를 재어 끊어서 그 대나무를 뒤로 가져가 척골에 대고 닿는 곳에 점을 찍어 표시한다. 점 찍은 곳에서 아래로 재어서 1촌 되는 곳에 쑥뜸을 50장을 뜬다. 이 방

[痔乳頭] 내민솔

灸痔凸肉百壯 卽平 神效

療痔 昔人所傳曰 令患人齊足正立 以竹柱地量臍 折斷 將其竹移後准脊骨 以墨點記 從點處下量一寸 艾灸五十壯 每行此法無不效

75) 오치(五痔): 병증명. 『千金要方』. 牡痔, 牝痔, 脈痔, 腸痔, 血痔의 합칭이다.

법을 행할 때마다 효과 없을 때가 없었다.

23. 음산[76] 陰疝

신기가 허약한데 항상 찬 곳에 있으면서 또 다시 찬 것을 먹어서 생기는 것이다. 이것을 물에 돌을 던지는 모양과 같다고 말한다.

腎氣虛弱　常處冷地　兼食冷物　是謂如石投水之狀

산기가 위로 치솟아서 가슴과 배가 갑자기 아프며 호흡곤란인 것

태충, 내태충에 각각 3장 뜸을 뜬다. 독음에 5장, 갑근에 침을 1푼 깊이로 놓고, 뜸을 3장 뜬다. 내태충과 갑근혈은 <별혈>에 있다. 침을 놓고 뜸을 뜨면 신기한 효과가 있다.

[疝氣上衝心腹急痛呼吸不通]
太冲內太冲各三壯 獨陰五壯 甲根鍼一分 灸三壯 內太冲甲根穴在於別穴中 鍼灸 神效

분돈기가 배꼽을 싸고 위로 치솟는 것

조해, 태충에 각각 3장, 독음에 5장, 석문에 7장, 또 배꼽 아래 6촌에서 양 옆으로 각 1촌 떨어진 곳에 뜸을 3·7장 뜬다. 또 입을 一 자로 다물고 길이를 재어서 삼각형 모양으로 접어 그 한 각을 배꼽 중심에 놓고 두 각은 배꼽 아래에 놓는다. 두 각의 양 옆이 닿는 곳이 바로 혈이니 2·7장 뜸을 뜬다. 두 개의 고환이 어긋나게 오므라드는 것도 역시 왼쪽이면 오른쪽, 오른쪽이면 왼쪽의 기충혈에 7장 뜸을 뜬다.

[奔豚氣繞臍上衝]
照海太冲各三壯 獨陰五壯 石門七壯　又臍下六寸兩傍各一寸灸三七壯　又量口吻如一字作三摺△如此樣 以一角按臍心 兩角在臍下兩傍盡處 是穴二七壯 兩丸蹇縮亦灸 左取右 右取左 氣衝七壯

76) 음산(陰疝) : 병증명. 궐역을 가리킨다. 『宜明論』 권1에서 "음산으로 小腹이 땅기면서 아픈 것이다. 각종 厥疝은 陰疝이다."라고 하였다. 대개 七情으로 내부가 鬱結되거나 지나친 房事 혹은 厥陰經에 病邪가 침입하여 발생한다.

산기가 가슴으로 치솟는 것 [疝氣衝心]

보릿가루를 물과 섞어 반죽하여 구멍이 있는 떡을 만들이 배꼽 위에 올려놓는다. 볶은 소금을 5푼의 두께로 채워 넣어 뜸봉을 크게 하여 약간 따뜻할 때까지 뜸을 뜬다. 100장에서 500장까지 뜨는데 해마다 봄가을에 뜸을 뜨고 나서 9일을 밀실에 머물면서 출입하는 것과 술과 성생활, 찬 것을 삼가고 조심하면 신기한 효과가 있다.

以麵末和水 作孔餠 安臍上 以炒鹽塡厚五分 灸大炷以微溫爲限 百壯至五百壯 每歲春秋灸畢 連九日處密室 愼勿出入酒色冷物 神效

음위[77] [陰痿]

연곡에 3장, 음곡, 삼음교에 각각 3장, 기충, 곡골에 각각 3·7장, 신유에 나이 수만큼, 고황유에 100장, 곡천에 7장 뜸을 뜬다. 곡천은 무릎 안쪽 가로금 끄트머리에 있다.

然谷三壯 陰谷三陰交各三壯 氣衝曲骨各三七壯 腎兪年壯 膏肓兪百壯 曲泉七壯 在膝內橫紋頭

음경 끝이 아픈 것 [陰頭痛]

대돈, 태충, 신유, 음교.

大敦大冲腎兪陰交

음부가 붓고 빠지는 것 [陰腫挺出]

곡천, 대돈, 기충, 독음, 음교, 곤륜.

曲泉大敦氣衝獨陰陰蹻崑崙

산기가 배꼽 주위를 싸고 가슴으로 치솟는 것 [疝氣繞臍衝胸]

기해, 석문, 태충, 독음을 바꾸어가며 치료한다. 모두 아프면 모두 뜸을 뜬다. 천추에 100장 뜸을 뜨는데 배꼽을 끼고 양 옆으로 각 2촌에 있다.

氣海石門太冲獨陰幷換治 俱痛俱灸 天樞百壯 在挾臍傍各開二寸

퇴산[78] [癩疝]

환자를 방아공이에 걸터앉게 하여 양경(陽莖)을 곧게 펴

令患人騎碓軸 以陽莖伸置 軸上

77) 음위(陰痿): 병증명, 『靈樞·經脈』 陽痿라고도 한다. 신기가 쇠약해질 나이가 되지도 않았는데 陰莖이 발기되지 않거나 발기는 되지만 단단하지 않은 것을 가리킨다.

78) 퇴산(癩疝) : 『素問·陰陽別論』 한습사가 下注하여 야기된 陰囊腫大를 가리킨다.

서 방아공이 위에 놓고 양경머리를 가지런히 하여 끝이 닿는 곳에 점을 찍고 방아공이 나무 위에 나이 수만큼 뜸을 뜨면 효과가 있다.

與陽莖頭齊點記 灸軸木上隨年壯 效

오림79)

[五淋]

복류, 절골, 태충, 기해, 중극에 100장, 곡골, 횡골 위 털이 난 경계의 우묵한 곳에 7장에서 7 · 7장까지 뜸을 뜬다.

復溜絶骨太冲氣海中極百壯 曲骨在橫骨上毛際陷中七壯 至七七壯

석림

[石淋]

기충은 배꼽을 끼고 양옆으로 2촌 나가서 곧장 아래로 5촌을 내려가 서혜 위 1촌에 있다. 맥이 뛰는 말랑말랑한 곳에 7장에서 3 · 7장까지 뜸을 뜬다. 또 한 가지 방법은 환자의 입을 一자 모양으로 다물게 하여 볏짚으로 재어서 한쪽 끝을 미궁골 끝에 위로 향하게 놓고 볏짚이 닿는 척골 위에 점을 찍어 둔다. 볏짚 가운데를 접어 먹으로 기록해두고 그 점찍은 것을 척추 위에 옆으로 놓아 볏짚 양끝이 닿는 곳에 3 · 7장 뜸을 뜬다.

氣衝在挾臍傍二寸 直下五寸之下 鼠蹊之上一寸 動脈宛宛中七壯 至三七壯止

又方 以禾稈 量患人口吻 如一字樣 一端按尾窮骨端 向上稈盡脊上點記 將其稈中摺墨記 橫着於脊點 左右稈兩端盡處 三七壯

소변이 희고 탁한 것

[溺白濁]

조해, 기문, 음교, 신유, 삼음교에 모두 뜸을 뜬다.

照海期門陰蹻腎兪三陰交 皆灸

24. 곽란80)

霍亂

비위와 삼초가 조화롭지 못하여 위로 토하고 아래로는 설사하며 가슴과 배가 아프고 답답한 것이다.

脾胃及三焦不和 上吐下泄 胸腹痛悶 是

---

79) 오림(五淋) : 다섯 가지 淋證. 『外臺秘要』권27, 石淋, 氣淋, 膏淋, 勞淋, 熱淋을 가리킨다.

80) 곽란(霍亂) : 병증명. 곽란은 "揮霍扰亂"의 준말이다. 『靈樞 · 五亂』.구토, 설사가 동시에 발생하는 병증으로서, 속칭은 觸惡이다. 갑자기 발생하는 격렬한 吐瀉와 心腹絞痛을 가리킨다.

관격은 토하게 하거나 설사하는 방법을 쓰지 않는다. 사관혈을 쓰는데 사관혈은 합곡과 태충을 말하는 것이다.

[關格者] 不得吐瀉也 四關穴主之 四關謂合谷太冲是也

곽란, 답답하고 어지러움

[霍亂悶亂]

즉시 부드러운 것으로 남자는 왼쪽 여자는 오른쪽의 어깨 아래 팔을 동여매고 옆으로 누워 그 팔을 누른 채 잠들면 곧 그치는 효과가 있다. 또 한 가지 방법은 배꼽 가운데 7장 뜸을 뜨는데 불을 내리자마자 곧 차도가 있다. 또 한 가지 방법은 배꼽 위 3촌에 3장, 삼초유, 합곡, 태충에 모두 침을 놓고 관충에 침을 찔러 피를 내면 곧 차도가 있다. 중완에 침을 놓아도 역시 곽란, 토사를 치료할 수 있다.

卽以柔物回縛 男左女右之肩下臂上 側臥壓縛臂入睡則 卽止效 又方 臍中七壯 下火卽差 又臍上三寸三壯 三焦兪合谷太冲幷鍼 關衝刺出血 立差 中脘鍼 亦能治霍亂吐瀉

근육경련이 일어나는 곽란

[轉筋霍亂]

위중, 관충을 침으로 찔러 피를 낸다. 지음, 절골, 태충.

委中關衝皆刺出血 至陰絶骨太冲

곽란으로 가슴이 그득하고 아프며 먹은 것을 토하고 뱃속에서 소리가 나는 것

[霍亂心胸滿痛吐食腸鳴]

중완, 내관, 관충에 피를 낸다. 열결, 삼음교.

中脘內關關衝出血 列缺三陰交

갑자기 쏟아지는 심한 설사

[暴泄]

내도, 곤륜, 기문, 음릉천, 중완에 침을 놓는다.

大都崑崙期門陰陵泉中脘鍼

마른 구역질

[乾嘔]

간사에 7장 뜸을 뜬다. 만약 차도가 없으면 다시 뜸뜬다.

間使七壯 若不差 更灸

곽란으로 대변을 흘리는 것

[霍亂遺矢]

하삼리, 중완에 침을 놓는다. 음릉천.

下三里中脘鍼 陰陵泉

곽란으로 머리가 아프고 가슴이 아프며 호흡이 가쁘고 그렁거리는 소리가 나는 것 [霍亂頭痛胸痛呼吸喘鳴]
인영, 내관, 관충, 하삼리, 삼음교. 人迎內關關衝下三里三陰交

곽란으로 이미 죽었으나 아직 따뜻한 기운이 있는 것 [霍亂已死而有暖氣者]
승산, 다리의 장딴지가 갈라지는 사이 발뒤꿈치에서 7촌 떨어진 곳에 있다. 죽은 것을 되살리는 혈이다. 뜸을 7장 뜬다. 또 한 가지 방법은 배꼽에 소금을 채워놓고 뜸을 2·7장 뜨고 이어서 기해혈에 100장 뜸을 뜨며, 대돈에도 뜸을 뜬다.
承山在脚腨腸中央分肉間 去脚根七寸 起死穴 灸七壯 又方 以鹽塡臍中 灸二七壯 仍灸氣海穴百壯 大敦灸

25. 학질 瘧疾

4계절에 조섭하지 못하여 영위가 조화를 이루지 못해서이다. 혹 먼저 춥다가 뒤에 열이 나는 것과, 먼저 열이 나고 뒤에 추운 것, 두통이 있으며 마시고 싶은 것과 허리와 등이 먼저 아픈 것, 혹은 다리가 먼저 아픈 것이 있는데 그 병의 근원을 살펴 치료해야 한다.
四節不攝 榮衛不和之致 或先寒後熱者 或先熱後寒者 或頭痛引飮者 或腰背先痛者 或脚足先痛者 察其病源 治之

학질이 정수리를 따라서 발작하는 것 [瘧病從頭頂發者]
아픈 날이 시작되기 전에 한꺼번에 미리 백회, 대추혈 뾰족한 끝머리에 각각 3장 뜸을 뜬다. 當痛日未發前 一時預灸百會 大椎尖頭各三壯

팔을 따라 발작하는 것 [從手臂發者]
미리 삼간과 간사에 각각 3장 뜸을 뜬다. 預灸三間間使 各三壯

허리와 등을 따라 발작하는 것 [從腰背發者]
신유에 100장 뜸을 뜬다. 위중. 腎兪百壯 委中

하루에 한 번 오전에 발작하는 것은 사기가 양분(陽分)에 있는 것이다. 혹 하루건너, 혹 3일 만에, 혹 오후 또는 야간에 발작하는 것은 사기가 음분(陰分)에 들어온 것이다. 혹 하루건너 발작하거나 낮밤을 가리지 않고 발작하는 것은 기혈이 모두 허한 것이다.

一日一發于午前者 邪在陽分也 或間日 或三日 或午後 或夜間 發者 邪入陰分也 或間日 或日 夜亂發者 氣血俱虛也

온학

[溫瘧]

중완에 침을 놓으면 신기한 효과가 있다.

中脘鍼 神效

해학

[痎瘧]

노학이라고도 이른다. 자일, 오일, 묘일, 유일에 발작하는 것은 소음학이다. 신도에 7장, 절골에 3장 뜸을 뜬다. 진일, 술일, 축일, 미일에 발작하는 것은 태음학이다. 후계, 담유를 쓴다. 인일, 신일, 사일, 해일에 발작하는 것은 궐음학이다.

謂老瘧也 作於子午卯酉者 少陰瘧也 神道七壯 絶骨三壯 作於辰戌丑未者 太陰瘧也 後谿膽兪 作於寅申巳亥者 厥陰瘧也

여러 가지 학질

[諸瘧]

먼저 간사에 침을 놓고 이어서 귀사 13혈 등에 침을 놓는다. 비록 화정을 사용하지 않고 단지 침으로만 찌르더라도 여러 번 시행하면 신기한 효과가 있다.

先鍼間使 仍鍼鬼邪十三等穴而 雖勿用火鋥 只用鍼刺 累施 神效

오랫동안 낫지 않는 학질

[瘧毋]

담수와 어혈이 덩어리져서 배와 옆구리가 창만하여 아픈 것이다. 매달 상하 현일(음력 7, 8일경과 22, 23일경)에 장문에 침을 놓은 후에 즉시 뜸을 3 · 7장 뜬다.

痰水及瘀血成塊 腹脇脹而痛 每上下弦日 章門鍼後 卽灸 三七壯

26. 허로 虛勞

5로는 오장의 피로함을 이르는 것이고, 7상은 우(憂), 수(愁), 사(思), 려(慮), 비(悲), 경(驚), 공(恐)을 이르는 것이다. 심신이 사기를 받아 오장 기운이 부족하면 늘어지거나 당기거나 습으로 인해 저린 증세가 있거나 반신불수가 되고 사지에 경련이 일어난다. 사기가 실하면 아프고, 허하면 가렵다.

五勞謂五臟之勞 七傷謂憂愁思慮悲驚恐 心腎受邪五內不足 緩急濕痺偏枯不仁 四肢拘攣也 邪實則痛 虛則癢也

허로, 몸이 수척하고 귀가 들리지 않고 오줌에 피가 섞여 나오며 소변이 탁하거나 정액이 흘러나오거나 음부가 아프고 발이 얼음과 같이 차가운 것

곤륜, 신유에 나이 수만큼 뜸을 뜬다. 조해 절골. 몸에 사해가 있는데 기해, 혈해, 조해, 수해이다.

[虛勞羸瘦耳聾尿血小便濁或出精陰中痛足寒如氷]

崑崙腎兪年壯 照海絶骨 身有四海 氣海血海照海髓海

장부의 기가 허손이 심하고 진기가 부족한 모든 기병

기해에 100장 뜸을 뜬다.

[臟氣虛憊眞氣不足一切氣病]

氣海百壯

꿈속에서 사람과 성교하여 정액이 새는 것

삼음교에 3·7장 뜸을 뜨면 꿈을 꾸지 않게 된다. 100일 후에 다시 50장 뜸을 뜨면 다시는 정액이 새지 않게 된다.

[夢與人交泄精]

三陰交三七壯 夢斷 百日後 更灸五十壯則 無復泄精

자다가 정액이 유실되는 것

곡천에 100장 뜸을 뜬다. 태충, 조해, 신유, 삼음교, 관원, 고황유. 정궁은 일명 지실(志室)인데 14추 아래에서 가로로 왼쪽과 오른쪽으로 각각 3촌 반에 있다. 여기에 뜸을 7장 뜬다.

[夢遺失精]

曲泉百壯 太冲照海腎兪三陰交關元膏肓兪精宮 一名志室在十四椎下橫量左右各三寸半 灸七壯

• 환문혈

患門穴

주로 젊은 사람이 음양이 모두 허하고 몸이 여위며 얼굴빛이 누렇고 음식 맛이 없으며 해수, 유정, 조열, 도한이 있고 가슴과 등이 끌어당기듯 아프며 5로 7상 등의 증상이 있을 때 뜸을 뜨면 효과가 있다.

主年少人陰陽俱虛 體瘦面黃 飮食無味 咳嗽遺精潮熱盜汗 心胸背引痛 五勞七傷等證 灸有效

취혈 방법은 밀납먹인 끈이나 혹은 볏짚 한 가닥을 가지고 남자는 왼쪽, 여자는 오른쪽 엄지발가락 머리에 나란히 대어서 발바닥 한가운데를 따라 뒤로 향해 살갗에 바짝 붙여서 끈을 위로 당겨 다리 오금 큰 가로금까지 재어 끊는다. 환자로 하여금 머리를 풀어 균등하게 양쪽으로 나누게 한 다음 앞에서 발을 재었던 노끈 한쪽 끝을 코끝에 대고 끈을 당겨 머리 위 가운데 살갗을 따라서 척추뼈까지 이르러 끈의 다른 한쪽 머리가 끝나는 곳에 점을 찍어 둔다. 이곳은 뜸뜨는 혈이 아니다. 다른 볏짚 한 가닥을 사용해서 환자로 하여금 자연스럽게 입을 벌리게 하고 입가를 가로로 재어서 끊는다. 가운데를 접어서 점을 찍어 기록해두고, 이 볏짚을 척추 위 찍어둔 점에 가로로 눌러 놓고 왼쪽과 오른쪽 볏짚의 양끝이 닿는 곳에 점을 찍어 기록하여 이곳에 나이 수만큼 뜸을 뜨고 나서 1장을 더 뜬다. 한편에서는 100장을 뜬다고도 한다.

取穴之法 用蠟繩 或禾稈一條 以男左女右 從足大拇指頭 比齊循足掌當心向後貼肉引繩 上至曲脷大橫紋切斷 令病人解髮 勻分兩邊 次將以先量足繩子一頭按鼻尖 引繩從頭上正中貼肉至脊繩頭盡處 墨記(此非灸穴)別用稈心一條 令患人自然開口 橫量齊口吻切斷 中摺墨記 將此稈壓於脊點處 橫布左右稈兩端盡處墨記 灸隨年壯 加灸一壯 一云百壯

27. 결핵

勞瘵

배 안에 벌레가 있어서 괴롭히다가 사람을 죽음에까지 이르게 한다. 가족들에게도 전해져서 죽게 만드는 것이 이것이다.

腹中有虫 惱人至死 相傳於族類而殺害 是也

결핵
요안혈에 뜸을 뜬다. 방법은 <별혈>에 실려 있는데 이름은 우선구라고 한다.

[勞瘵症]
灸腰眼穴 穴法載別穴中 其名遇仙灸

맥이 약하고 가늘거나 혹은 때때로 맥박이 없는 것
원리침으로 찌르는데 족소음경의 복류혈을 깊이 찔러서 양기가 돌아와 맥이 생기는 것을 기다려 비로소 침을 뺀다.

[人脈微細或時無者]
以圓利鍼刺 足少陰經復溜穴 深刺 以候回陽脈生 方可出鍼

허로가 심해져서 실정에 이른 것
견정, 대추, 고황유, 간유, 신유, 비유, 하삼리, 기해.

[虛勞百損失精勞症]
肩井大椎膏肓兪肝兪腎兪脾兪下三里氣海

- **사화혈**

四花穴

결핵을 치료한다.
제1차 2혈 먼저 환자로 하여금 몸을 펴서 바로 서게 한다. 가는 밀납끈을 펴거나 오므라뜨리지 말고 끈의 한끝을 남자는 왼쪽, 여자는 오른쪽 엄지발가락 끝과 나란히 대어 발바닥을 따라서 뒤로 향하여 오금의 큰 가로금까지 재어 끊는다. 환자로 하여금 머리카락을 풀어 양쪽으로 나누게 하는데 반드시 머리 가르마에서 뇌의 뒤까지 살펴본다.
또 환자로 하여금 몸을 펴서 바로 앉게 하여 앞서 재어서 끊어놓았던 끈의[81] 한 쪽 끝을 코끝 위에 나란히 대고 끈을 위로 향하게 당겨 머리 가르마를 둘러 머리 뒤까지 이르게 하고 살갗에 바싹 붙여 아래로 늘어뜨려 척골 가운데에 이르러 끈의 머리끝이 닿는 곳에 점을 찍어 기록해둔다. 이것은 뜸뜨는 혈이 아니다.

治勞瘵症
第一次二穴 先令患人平身正立 取一細蠟繩 勿令展縮 以繩頭於男左女右足大拇指端 比齊循足掌向後 至曲脉大横紋截斷 令患人解髮分兩邊 要見頭縫至腦後 又令患人平身正坐 將先比繩子一頭於鼻尖上 按定引繩 向上循頭縫至腦後 貼肉垂下 當脊骨至正中繩頭盡處 以墨點記之 是非灸穴

或婦人纒足不明者 當於右肩髃

81) 재어서 끊어놓았던 끈의: 원문에는 없으나 의미의 정확한 전달을 위해 역자가 임의로 삽입하였음.

혹 전족으로 부인의 발이 분명하지 않은 것은 오른쪽 견우혈에 점을 찍어 정하고 끈 한쪽 끝을 그 혈 위에 놓고 팔을 펴서 끈을 아래로 낭겨 가운네 손가락 끝에 닿는 곳까지를 재어 끊어서 사용한다. 남자의 발이 분명하지 않은 것도 역시 이렇게 하는 것이 좋다.

穴點定 以繩頭按其穴上 伸手引繩 向下至手中指盡處 截斷而用男子之足不明者 亦佳

다시 환자로 하여금 입을 약간 다물게 하고 짧은 밀납끈 한 끝을 입 왼쪽 모서리에 대놓고 이로부터 끈을 갈고리같이 세워서 위로 비근까지 이르게 한다. 비스듬히 아래로 입의 오른쪽 모서리에 이르게 하여 ㅅ 모양으로 만들어서 재어 끊는다.

却令患人微合口 以短蠟繩一頭自口左角 按定 鉤起繩子 向上至鼻根斜 下至口右角 作人此様截斷

이 끈을 펴서 가운데를 접어 먹으로 기록해둔 다음, 끈에 찍어둔 점을 앞서 척골 위에 찍은 점에 눌러대 놓는데 좌우 옆으로 벌여놓는다. 평평하게 하여 높고 낮은 데가 없어야 하고 끈의 양 끝머리가 닿는 곳에 동그라미로 표시한다. 이곳이 뜸뜨는 혈이다.

將此繩展 令摺中墨記 將繩墨點壓於脊骨上先點處而 横布左右取平勿令高下 繩兩頭盡處 以墨圈記 此則灸穴

2차 2혈 환자로 하여금 몸을 펴서 똑바로 앉게 하여 어깨를 조금 오므리게 한다. 밀납끈 하나로 목을 둘러서 앞으로 향하게 하여 두 가닥을 늘어뜨려 구미혈 끝에 나란하게 한다. 구미혈은 심폐골이다. 심폐골이 없는 사람은 가슴 앞 기골 아래 1촌을 재어서 취하는데 이것이 구미혈이다.

二次二穴 令患人平身正坐 稍縮肩膊 取一蠟繩 繞項向前雙垂與鳩尾尖齊 鳩尾是心弊骨也 人無心弊骨者 從胸前岐骨下 量取一寸 是鳩尾穴也

쌍으로 끊은 곳에서 그 끈의 중심을 목의 후두융기 위에 붙여서 끈의 양 끝을 뒤로 끌어당겨 척골 중앙에 모이게 해서 끈의 끝머리가 닿는 곳에 점을 찍어 기록한다. (이것은 뜸뜨는 혈이 아니다.)

卽雙截斷 將其繩之中心 着於喉嚨結骨上 引繩兩端向後 會于脊骨正中繩頭盡處 以墨記之 (是則非灸穴也)

환자의 입을 다물게 하여 짧은 밀납끈으로 양 입가를 가로로 재어 一자 모양으로 끊어서 가운데를 접어 점을 찍어 기록해두고, 척골 위 앞서 점을 찍어 둔 곳에 눌러서 앞과 같이 끈을 옆으로 펼쳐놓아서 양 끝머리가 닿는 곳에 점을 찍는다. 이것이 사화혈의 가로로 놓인 2혈이다.

却令患人合口 以短蠟繩 横量口兩吻 如一字様截斷 中摺墨記壓於脊骨上先點處 如前横布繩子 兩頭盡處以墨記之 此是四花穴之横二穴也

다시 이미 위에서 2차례에 점을 찍어둔 4개 혈에 모두 동시에

已上第二次點穴 通共四穴 同時

각각 뜸을 7장에서 2·7장, 100장까지 뜬다. 혹은 150장을 뜬다고도 한다. 묘한 효험이 있는데 구창이 처음 발생하기를 기다려 다음 방법으로 2개의 혈에 또 뜸을 뜬다.

灸各七壯 至二七壯 至百壯或一百五十壯 爲妙候 灸瘡初發時依後法 又灸二穴

3차 2혈 제 2차에 一자 모양으로 입을 다물어 입가를 잰 짧은 끈의 가운데를 접어서 점을 찍어 기록해둔 것을 제 2차 척추점 위 중앙에 올려놓는데, 상하 아래로 곧바르게 놓아 끈의 끝머리의 위와 아래가 닿는 곳에 점을 찍어 둔다. 이것이 사화혈의 상하 2혈이다.

三次二穴 以第二次量口吻如一字樣短繩 中摺之墨記 壓於第二次脊點上正中 上下直放 繩頭上下盡處 以墨圈記之 此四花穴之上下二穴也

이상의 제 3차점 혈을 사화혈이라 한다. 두 혈에 뜸을 각각 100장씩 뜨는데 세 차례에 걸쳐서 모두 6개의 혈을 화일(火日)을 택해서 뜸을 뜬다. 100일 동안 마시고 먹는 것과 성생활을 삼가고 마음을 안정하여 조용한 곳에서 한 달을 쉰 후에도 아직 차도를 느낄 수 없다면 다시 처음 뜸뜬 혈에 위와 같이 다시 뜸을 뜬다.

已上 第三次點穴 謂之四花穴也 灸兩穴 各百壯三 次共六穴 取火日 灸之 百日內 愼飮食房勞 安心靜處 將息一月後 仍覺未差 復於初灸穴上 再灸

28. 먹은 것이 소화되지 않는 것 食不化

배고픈 것과 배부른 것이 때를 맞추지 못해서 비위가 불화하여 생긴 것이다. 비위가 실하면 소화가 잘 되어 쉬 배고프고 비위가 허하면 먹은 것이 오래 머물러 있어서 소화가 되지 않는다.

飢飽失時 脾胃不和之致 脾胃實則消穀善飢 脾胃虛則癖 食不消

음식을 배로 많이 먹지만 점점 몸이 여위고 현벽[82]으로 배가 아픈 것

[飮食倍多身漸羸瘦痃癖腹痛]

비유에 3장에서 나이 수만큼 뜸을 뜨고 장문, 기문, 태백, 중완에 침을 놓는다.

脾兪三壯至年壯 章門期門太白中脘鍼

---

82) 현벽(痃癖) : 병증명. 『外臺秘要』 권12, 臍腹의 한쪽이나 脇肋部에 때로 筋脈이 불거지고 땅기면서 갑작스런 통증이 발생하는 것을 가리킨다.

배가 그득하고 식욕이 없으며 소화가 되지 않는 것 [腹脹不嗜食食不化]

중완에 침을 놓고 간유에 7장, 위유에 나이 수만큼, 비유에 3장 뜸을 뜬다.

中脘鍼 肝兪七壯 胃兪年壯 脾兪二壯

음식을 먹으면 고단해서 사지가 나른하여 게을러지고 답답하고 열이 나며 눕고 싶은 것 [飮食困憊四肢怠惰煩熱嗜臥]

비유, 연곡, 신유, 해계.

脾兪然谷腎兪解谿

구역질이 나서 먹을 수 없는 것 [嘔逆不得食]

심유에 100장 뜸을 뜬다. 단지 중완에 침을 놓기만 해도 신기한 효과가 있다.

心兪百壯 只鍼中脘穴 神效

먹은 것이 소화되지 않고 쉬 갈증이 나는 것 [食積善渴]

노궁, 중저, 지구, 중완.

勞宮中渚支溝中脘

음식 냄새를 맡기 싫어하는 것 [惡聞食氣]

하삼리, 중완에 침을 놓는다.

下三里中脘鍼

너무 많이 먹어서 마르고 누렇게 된 것 [傷飽瘦黃]

장문, 중완에 침을 놓으면 신기한 효과가 있다.

章門中脘鍼 神效

번위[83] [飜胃]

공손, 중완에 침을 놓는다.

公孫中脘鍼

---

83) 번위(飜胃) : 反胃 혹은 胃反이라고도 한다. 식후에 胃腹部가 脹悶하고 먹은 것이 소화되지 않으며 아침에 먹은 것을 저녁에 토하거나 저녁에 먹은 것을 아침에 토하는 것을 주증으로 하는 병증이다. 대부분 飮食 · 酒色不節 및 장기간에 걸친 근심이나 노여움으로 脾胃의 기능이 손상되고 이로 인해 氣滯血瘀 · 痰凝이 야기되어 발생한다.

29. 황달 黃疸

대부분 비위 불화 때문이다. 온몸, 얼굴, 눈이 다 누렇고 혹 대변에 검은 피가 섞여있으며 소변이 누렇다.

多因脾胃不和 通身面目悉黃 或大便黑血 小便黃

식달[84]인 것은 머리가 어지럽고 가슴이 답답하다.

食疸者 頭眩 心煩

주달[85]인 것은 눈이 누렇고, 코가 막히고 가슴 속과 발아래에 열이 난다.

酒疸者 目黃 鼻塞 心中及足下熱

여로달[86]인 것은 이마가 검어지고 몸이 누레지며 아랫배가 그득하여 당기듯 하고 소변보기가 어려운데 치료하기 어렵다.

女勞疸者 額黑 身黃 小腹滿 急 小便難 難治也

대개 모든 황달은 입이 심심담담하고, 두려워하며 걱정하고, 귀에서 소리가 나며, 다리가 약해지고 한열이 교차하며, 소변이 희고 탁하다. 갈증이 있으면 치료가 어렵고, 갈증이 없으면 치료할 수 있다.

大槪 諸疸 口淡 怔忡 耳鳴 脚軟 寒熱 小便白濁 渴則難治 不渴則可治也

신달

[腎疸]

풍문에 5장, 신유에 나이 수만큼, 소택에 1장, 삼음교에 3장에서 30장까지, 합곡에 3장 뜸을 뜬다.

風門五壯 腎兪年壯 少澤一壯 三陰交三壯至三十壯 合谷三壯

황달

[黃疸]

백로에 3·7장 뜸을 뜨고, 하삼리와 중완에 침을 놓으면 신기한 효과가 있다.

百勞三七壯 下三里中脘鍼 神效

---

84) 식달(食疸) : 과도한 음식으로 인한 황달
85) 주달(酒疸) : 과도한 술로 인한 황달
86) 여로달(女勞疸) : 과도한 성생활로 인한 황달

주달로 몸과 눈이 모두 누렇고 가슴이 아프며 얼굴에 붉은 반점이 있고 소변보기가 쉽지 않은 것 [酒疸身目俱黃 心痛 面赤斑 小便不利]

공손, 담유, 지양, 위중, 완골, 중완, 신문, 소장유. 公孫膽兪至陽委中腕骨中脘神門小腸兪

『36황달방』[87]에 이르기를 먼저 비유, 심유에 각각 3장씩 뜸을 뜨고 나서 합곡에 3장 뜸을 뜨고, 그 다음에 기해에 100장 뜸을 뜬다. 단지 중완에 침을 놓기만 해도 신기한 효과가 있다고 하였다. 三十六黃疸方云 先灸脾兪心兪各三壯 次灸合谷三壯 次灸氣海百壯 只鍼中脘穴 神效

여로달 [女勞疸]

공손, 관원, 신유, 연곡, 지양은 제 7추 아래 있는데 고개를 수그리게 해서 3장 뜸을 뜬다. 公孫關元腎兪然谷至陽 在七椎下 俛而取之 三壯

식달 [食疸]

하삼리, 신문, 간사, 열결, 중완에 침을 놓는다. 下三里神門間使列缺中脘鍼

30. 창종 瘡腫

아픔, 가려움, 창양은 다 심화에 속한다. 주로 종기가 있는 각 경맥과 심경을 따라 치료한다. 痛痒瘡瘍皆屬心火 主治在各隨其經及心經

옹(癰)은 양이 음에 막혀서 종기가 된 것인데 새의 부리같이 살갗으로 솟아오르고 윤이 난다. [癰者] 陽滯於陰爲腫 有觜高起皮肉光澤者 是

저(疽)는 음이 양에 막혀서 종기가 된 것인데 새의 부리같이 솟아오르지는 않고 안으로 크고 넓게 번지며 피부에 무늬가 생기고 광택이 없는 것이다. [疽者] 陰滯於陽爲腫 無觜內暈廣大 皮膚起紋不澤者 是

87) 36황달방 : 三十六黃. 『外臺秘要』 권4. 36종의 황달병 증후를 가리킨다.

저의 구멍을 알려면 젖은 종이를 종기 위에 붙여 먼저 마르는 곳이 바로 저의 구멍이다.

[欲知疽口] 以濕紙 付貼腫上 先乾處 是疽口也

옹, 저, 정, 절이 처음 생겼을 때 그 경락 부분을 잘 살펴서 각각 그 경락을 따라 침을 놓는데 날을 건너뛰지 말아야 한다. 혹 날을 건너뛰면 효과가 없다. 택일하는 것과 여러 꺼리는 날을 가리지 말고 날마다 침을 놓는다. 혹 하루에도 두 번 침을 놓아서 그 독을 사하면 10일이 지나지 않아 저절로 편안해진다. 만약 날을 하루건너 침을 놓거나, 5, 6번을 침을 놓았어도 병자가 고통스러워하여 중도에 그만두면 죽음에 이른다. 혹 죽지는 않아도 나쁜 살이 썩고 새살이 생기는데 여러 달이 걸려 만상의 갖은 고통을 겪는다. 연이어 10여 일 침 맞는 고통과 죽거나 지극히 괴로운 것과 어느 것이 가볍고 어느 것이 무겁겠는가? 후회해도 소용없다. 만약 병자가 침 맞기를 싫어하면 치료하는 사람이 급히 기죽마혈에 7장 뜸을 뜨면 신기한 효과가 없지 않다.

癰疽疔癤之初出 看其經絡部分 各隨其經行鍼 無間日 如或鍼間日則 無效矣 勿論擇日諸忌 逐日鍼刺 或一日再刺 以瀉其毒則 不至十日 自安 若鍼間日 或鍼五六度而病者爲苦 半途而廢 至於死亡 如或不死 腐惡肉 生新肉 延於累月 艱苦萬狀 連鍼十餘日之苦 與其死亡 或至辛苦 孰輕孰重 悔之無及 若病人不欲鍼治者 急灸騎竹馬穴七壯 無不神效

또 한 가지 방법은 처음 생기기 3일 전에 넷째 손가락을 입에 넣어 침을 묻혀서 종기 위에 발라서 주야로 끊이지 않게 하여 마르지 않게 하면 4, 5일 지나지 않아서 저절로 편안해진다. 어떤 방법과 약도 이보다 나을 수 없다.

又方 初出三日前 用手第四指 納口浸津涎洽塗腫上 晝夜不輟 使不乾 不過四五日 自安方藥無逾於此也

옹저는 독한 종기라서 처음 나오기 3일 전에 급히 그 종기의 솟은 부분에 3·7장 뜸을 뜨면 저절로 편안해진다. 천 가지 처방이나 만 가지 약도 이보다 나은 것이 없다. 처음 나올 때는 아주 작아서 좁쌀만 하다. 그래서 사람들이 모두 대수롭지 않게 여기는데 독이 생기면 반드시 죽을 지경에 이른다. 뒤늦게 후회해도 소용이 없다. 이미 3

癰疽 毒腫 初出三日前 急灸其腫嵴 三七壯 自安 千方萬藥 無逾於此

其初發至小如粟 故人皆忽待 至其發毒 必至死域 追悔莫及 若已過三日 卽灸騎竹馬穴 各七

일이 지났으면 곧바로 기죽마혈에 각 7장씩 뜸을 뜨면 신통한 효험이 없지 않다.

壯 無不神效

옹저의 모든 종기, 혹 가렵지도 않고 아프지도 않고 색은 푸르고 검은 것

[癰疽諸腫或不痒不痛色靑黑者]

살이 먼저 죽어버린 것은 끝내 되살릴 수가 없다. 처음 나타날 때 급히 기죽마혈에 각각 7장씩 뜸을 뜬다.

肉先死 終不救 其初發急灸騎竹馬穴 各七壯

머리털의 경계에 난 종기, 입술에 난 종기, 얼굴에 난 종기

[髮際腫脣腫面腫]

가장 어렵고 위험한 증상이다. 조심하여 함부로 터뜨리지 말라. 경락을 따라 날마다 침을 놓아서 그 독기를 빼야만 효험이 있다. 만약 침으로 치료할 수 없으면 삭히는 약을 붙여 곪은 것이 터지기를 기다려서 익히지 않은 두꺼비고기 5, 6마리를 연달아 먹으면 곪은 것이 터진 것이나 아직 터지지 않은 것이나 모두 효과가 있다.

最難危症 愼勿輕破 須各隨其經絡 逐日行鍼 以瀉其毒氣 效 若未能鍼治 付自腐藥 以待膿潰 兼用蟾膾五六箇連食 已潰或未潰 皆效

등에 난 종기

[背腫]

또한 날마다 경락에 침을 놓으면 저절로 편안해진다. 그런데도 잘 치료가 되지 않으면 끝내는 곪게 된다. 큰 침으로 불그레한 가장자리까지 짼다. 곧바로 큰 두꺼비고기 6, 7마리를 회를 떠서 생강과 겨자즙을 섞어 연이어 먹으면 썩은 살이 다 삭고 새살이 생겨나서 기사회생할 수 있다.

亦行逐日鍼經絡 自安然而未能善治 竟至熟膿 以大鍼決破裂過赤暈之裔 卽取大蟾六七箇作膾用薑芥汁連食 惡肉盡消而新肉已生 可以起死回生

등의 종기 난 곳에 좁쌀이나 쌀알만 한 것이 종기 주변에 여기저기 돋아서 종기 위에 저절로 구멍이 된 것을 손가락으로 짜면 각 구멍에서 고름이 나오는데 짜다가 그만두면 각 구멍으로 고름이 다시 들어가게 되어서 이것이 묵은 고름이 된다. 큰 침으로 불그레한 가장자리까지 짼다.

背腫當處狀如粟米者 亂出於腫上自作穿孔 以手指揉按則自其各孔膿汁現出 按休則各其孔膿汁還入是爲熟膿矣 以大鍼裂破赤暈之裔

모든 크고 작은 종기는 일수를 불문하고 곧바로 기죽마 혈에 7장을 뜸뜨면 효험이 없지 않다.

凡大小腫 不問日數 卽灸騎竹馬穴七壯 無不效者

• 기죽마혈법

騎竹馬穴法

곧은 싸리나무를 먼저 환자의 척택혈 가로무늬에 맞추어 대어 살을 따라서 가운데 손가락 끝까지 재어 끊는다. 환자로 하여금 속옷을 벗게 하고 몸이 드러나게 하여 곧은 대나무 위에 걸터타고 앉게 한다. (마른 사람은 가는 대나무를 사용하고 살찐 사람은 굵은 대나무를 사용한다.)

以直杻先量患人尺澤穴橫紋 比起循肉至中指端截斷 令患人解衣裙露體 騎坐於直竹之上(瘦人用細竹 肥人用大竹)

미궁골을 바싹 붙여 앉게 한 후에 척추를 곧바로 세우고 앉게 한다. 먼저 잰 싸리나무를 대나무 위에 놓고 재어서 싸리나무 끝이 척추 위 닿는 곳에 점을 찍는다. 이곳은 뜸을 뜨는 혈이 아니다.

當尾窮骨可堪接坐 然後將其先量杻從脊竪立於坐 竹之上杻端盡處脊上點記 此則非灸穴也

다시 볏짚을 사용해서 남자는 오른쪽, 여자는 왼쪽 가운데 손가락의 가운데 마디의 양 무늬를 1촌으로 하고 또 1촌을 더하여 합이 2촌이 되게 해서 그 2촌의 가운데를 접어 점을 찍어 기록한다. 먼저 척추 위에 점을 찍어둔 곳에 붙여서 가로로 펼쳐놓아 볏짚의 양끝이 다한 곳이다. 이것이 뜸뜨는 혈이다. 각각 뜸을 7장을 뜨고 그쳐야 하며, 뜸을 많이 뜨면 안 된다. 이 뜸뜨는 방법으로 뜸을 뜨면 치료되지 않는 것이 없다. 이 두개 혈은 모두 심맥이 지나는 곳이다. 대개 옹저의 질병은 다 심기가 머물러 정체된 것에서 비롯된 것이다. 그러므로 독이 생긴 것에 뜸을 뜨면 심맥이 흐르고 통하게 되어 즉시 편안해지고 낫는 것이니 기사회생이라 할 수 있다.

更用禾稈量病人 男左女右中指中節兩紋爲一寸 又加一寸合爲二寸 將其二寸中摺墨記 着於先點脊上 橫布稈兩端盡處 是灸穴也 各灸七壯止 不可多灸 以此法灸之 則無不愈者 盖此二穴心脈所過 凡癰疽之疾 皆由於心氣留滯 故生此毒灸此則 心脈流通 卽時安愈 可以起死回生矣

• 여러 위험하고 나쁜 증세

諸危惡症

시선이 고정되고 옷을 더듬고 입은 고기모양으로 하고서 숨을

目直視摸衣 魚口氣喘 命難全

가쁘게 쉬면 목숨이 완전하기 어렵다. 병인의 기가 실하면 치료하기가 쉽지만 허하면 치료하기가 어렵다. 대개 종기에 열이 없거나, 아프지 않거나, 높지 않고 낮아서 움푹하거나, 터져 문드러지고 살빛이 검붉은 것은 안으로 발생하여서 살이 먼저 죽은 것이니 반드시 죽음에 이르는 질병이다.

病人氣實則易治 虛則難治 凡腫不熱不痛不高底陷 破爛肉色紫黑爲內發肉先死 必死之疾也

• 오역증의 진찰

五逆症察色

눈을 살펴보아서 눈의 흰 동자가 검고, 눈꺼풀이 퀭해지는 것이 일역이고, 먹은 약을 토하는 것이 이역이다. 배가 아프고 갈증이 심한 것이 삼역이고, 어깨와 목이 편하지 않은 것이 사역이며, 목소리가 쉬고, 얼굴빛이 제빛깔을 잃고 혹은 이질이 생기는 것이 오역이다. 이 오역이 아닌 것은 순증이다.

察眼目白睛黑眼胞約小一逆 納藥嘔吐二逆 腹痛渴甚三逆 肩項不便四逆 聲嘶色脫或痢疾五逆 無此五逆者順也

폐옹88)

[肺癰]

가슴과 옆구리가 당기듯 아프고, 숨 쉬는 것이 가쁘고 빠르며, 불같이 몸이 뜨겁고, 해수가 있으며 가래침을 뱉고, 먹거나 마시지 못하고, 낮에는 덜하다가 밤에는 심해지면 기죽마혈에 7장 뜸을 뜬다. 척택, 태연, 내관, 신문을 모두 침으로 찌르고 기를 통하게 해서 독을 빼야 한다. 만약 낫지 않으면 다시 기죽마혈에 7장 뜸을 뜬다.

胸脇引痛 呼吸喘促 身熱如火 咳嗽唾痰 不能飮食 晝歇夜劇 卽灸騎竹馬穴七壯 尺澤太淵內關神門 幷鍼刺 通氣以泄毒氣 若不愈 更灸騎竹馬穴七壯

종기의 맥은 마땅히 홍맥, 긴맥, 삭맥, 활맥이다. 곪았는지를 알려면 처음 아픈 날로부터 계산하여 40~50일이 지난 후에 병인의 눈을 살펴본다.

腫脈 宜洪緊數滑 欲知膿 計自初痛日 過四十五十日後 察病人眼目 白睛無精釆 亦微蒼黑 細如絲赤血絡 縱橫亂纏於白睛 則

88) 폐옹(肺癰) : 병증명, 폐부에 발생하는 癰瘍을 가리킨다. 『金匱要略 · 肺痿肺癰咳嗽上氣病脈證治』에서 "해수가 나면서 흉부가 그득하고 오한으로 떨며, 맥이 數하고 인후가 건조하지만 갈증은 없으며 때때로 탁하고 비린내 나는 침을 뱉으며, 오래되면 죽 같은 고름을 토하는 것이 폐옹이다."라고 하였다. 폐옹(肺雍)이라고도 하며 대부분 風熱邪毒을 外感하거나, 풍한사가 열로 변하여 폐에 오랫동안 쌓임으로 인해 화농하여 형성된다.

흰 동자에 정기와 광채가 없고, 또 약간 푸르고 검으며 실같이 가는 핏줄이 종횡으로 어지럽게 흰 동자에 있으면 이미 곪은 것이다.

已膿矣

즉시 날이 선 대침으로 아픈 가장자리를 찔러서 터뜨리는데 젖가슴 옆 겨드랑이 아래에서 앞쪽으로 갈비뼈 사이를 향해 찔러서 고름이 나오게 한 후 즉시 비벼 꼬은 종이를 끼워 넣고 꽂았다가 빼기를 날마다 행해서 구멍이 막히지 않게 한다. 석의(石衣)를 함께 사용하는데 석의는 바위 위의 푸르고 흰 이끼이다. 많고 적음을 불구하고 진하게 달여 차도가 있을 때까지 계속 복용한다.

卽以邊刃大鍼刺破痛邊 乳傍腋下向前肋間 使之出膿後 卽插紙撚插與拔 逐日行之 使不塞孔 兼用石衣(岩上青白苔是)不拘多少 濃煎連服限差

맥은 하유맥, 작탁맥이 모두 위험한 맥이다. 위험한 병이니 치료하기가 어렵다.

脈 蝦遊脈雀啄脈 皆危脈也 危病則難治

음부의 종기, 엉덩이의 종기, 다리의 살빛이 평소와 같으면서 점점 붓고 커지거나 혹은 약간 붓는 것

[陰腫或臀腫或脚肉色如常而漸至浮大者或有微浮者]

뼈와 살 사이의 고통이 낮엔 덜하다가 밤엔 심해지고 인사불성이며, 거의 4, 50일이 되면 곪는데 여름에는 쉽게 곪고 겨울에는 쉽게 곪지 않는다. 그 아픈 곳을 보면 모양이 붉은 실과 같은데, 거칠고 가는 핏줄이 그 위에 종횡으로 어지럽게 펴져 있으니 이것이 곪은 것이다.

苦痛於骨肉之間 晝歇夜劇 不省人事 幾至四五十日而 成膿然而夏月則易膿 冬月則不易膿 外見其痛處 形如赤絲 麤細血絡縱橫亂鋪於其上 則是熟膿矣

사람들이 곪은 것을 자세히 알지 못하고서 먼저 가는 침으로 찔러보고는 곪은 곳에 이르지도 못하고서 침을 뽑으니 고름이 어디를 통해서 나오겠는가? 스스로 곪지 않았다며 억측하여 말하기를 '이것은 습담이 쌓여서 생긴 것'이라고 하니 만방으로 치료를 하여도 결국 효험을 보지 못하고 시간만 보내게 되어 점차 회골증에 이르러 죽게 된다.

人或未詳其膿 先以細鍼試刺 未及膿境而抽鍼 膿汁綠何而出乎 自謂不膿 抑曰 此濕痰凝 聚萬方 治療 終不見效遷 延日月 漸至回骨而死

모름지기 위험해지기 전에 침으로 수법을 사용해서 날이 선 대침으로 먼저 피부를 찌르고 점점 깊이 꽂아서 곪은

須鍼未危之前 用手之法 以邊刃大鍼 先刺皮膚 漸漸深插 至其

곳에 이르러 침봉이 쉽게 들어가 허공에 빠진 듯 하면 이미 곪은 데에 도달한 것이다. 그런 다음에 곧 침봉을 들어서 찢어 터뜨리고 침을 빼서 고름이 나오게 한다. 곪는 것이 이미 멈추었거든 즉시 비벼꼬은 종이를 침구멍에 집어넣어서 구멍이 막히지 않게 하고 날마다 빼었다가 꽂았다가 하여 진물이 나오게 한다. 나쁜 살이 저절로 썩고 새살이 저절로 생기면 비벼꼬은 종이가 점점 덜 들어가게 된다. 저절로 노란 진물이 나온 후에야 병이 낫는 것이다. 비록 나았다고 하더라도 화내는 것과 주색을 삼가야 한다. 그렇지 않으면 다시 종통이 생긴다.

膿境 鍼鋒易入 如陷虛空 已入膿處然後 仍擧鍼鋒 裂破而出使之出膿 膿汁旣歇 卽以紙撚插於鍼孔 使不閉孔 逐日拔插 使出惡汁 惡肉自腐 新肉自生 則紙撚漸至減入 自出黃汁然後 獲痊矣 雖至蘇境 愼勿發怒與酒色不然則更作腫痛

종기가 생긴 맥은 마땅히 활맥, 삭맥, 긴맥, 급맥이다. 가장 위험한 것은 하유맥과 작탁맥이고, 두 번 뛰고 한 번 쉬거나, 세 번 뛰고 한 번 쉬는 것은 며칠 가지 않아 죽는다.

腫脈 宜滑數緊急 最危者 蝦遊脈雀啄脈 二動一止 三動一止者不數日死

회골증

[回骨症]

회골증이 된 후에는 침으로 터트려도 이익이 없다. 그러나 반드시 죽을 것이라고 하여 아무것도 하지 않는 것 보다는 침으로 터뜨려 만일의 요행을 바라는 것이 낫다. 병자의 집안과 상의하여 확답을 받은 다음 침으로 찔러 터트려서 고름이 나오게 하는데 빨리 나오지 않게 하여야 한다. 그렇지 않으면 위험하다. 그러므로 서서히 진물과 고름이 나오게 한 후에 십일이 되지 않았는데도 죽는 것은 털 하나의 간격만큼도 없이 고름이 찬 것이고, 십일이 지나서 살아난 것은 살이 털 하나 만큼이라도 아직 곪지 않고 남아있는 것이다.

回骨之後 鍼破無益 然與其必死莫若鍼破 冀獲僥倖萬一 當與病家商議 僉曰諾 然後鍼破出膿而使不快出 不然則危矣 故徐徐出汁出膿之後 未滿十日而死者 膿無一毫間隔者也 過十日而生者肉有毫髮未膿處也

대개 작은 절과 종기[89]는 뾰족한 부리 같은 것이 있는

凡小癤腫 有觜銳者 或無觜者多

89) 절(癤) : 병증명, 熱癤, 石癤이라고도 하며, 속칭은 癤子이다. 『千金要方』 권22의 癰疽 제2則에서 이르길 "그 뿌리의 너비가 1촌 이하인 것을 癤이라 하고 1촌 이상인 것을 小癰이라 한다."고 하였다. 즉 瘡癰 가운데 가장 작은 것으로서 여름철에 생기는 小腫을 속칭 熱癤이라 한다. 이는 비교적 가벼운 옹으로서

것, 혹은 뾰족한 부리 같은 것이 없는 것이 있다. 귀 아래와 어깨 혹은 다리에 많이 생기고, 10여 일에서 혹 15일에 이르기까지 고통스럽다가 이후에 고름이 생긴다. 그러나 한 가지 예로 논할 수는 없지만 대개 먼저 손가락으로 종기 주변을 깊이 눌러서 그곳이 견고하고, 또 손가락으로 눌러서 생긴 쑥 들어간 흔적이 곧 흩어져 되올라오지 않으면 이것은 곪지 않은 것이다. 손가락으로 점점 눌러서 곪은 곳에 이르러 문득 손가락이 움푹 들어가는 것이 느껴질 때 손가락을 들면 다시 살이 정상으로 일어나는데 흡사 고치를 쥐면 오목하게 되었다가 놓으면 다시 일어서는 모양이다. 이것은 곪은 것이다.

發於耳下及臂或脚　苦痛十餘日或至十五日後成膿　然不可以一例論之　大概先以手指按探腫暈而 當處堅固 且有指痕成凹越不解者　是不膿也　按指漸至膿處忽覺指陷 擧指復起 正似執繭成凹 捨則復起之狀 是乃膿也

장옹

[腸癰]

아랫배에서 연이어 허리까지 아프고 혹 한쪽 다리를 절뚝거리며 온몸이 불같이 열이 난다. 소변을 조금씩 자주 보며, 낮에는 덜하다가 밤에는 심해지고 30여 일 후에 고름이 생긴다. 아직 곪기 전에 미리 기죽마혈에 각각 7장 뜸을 뜨면 신기한 효과가 있다.

이미 곪은 후에는 주첨에 100장 뜸을 뜬다. 고름이 한 두 주발이나 흘러내리면 신기한 효험이 있다.

小腹連腰痛 或蹇一脚 身熱如火 小便數而欠 晝歇夜劇 三十餘日後成膿　未膿前　預灸騎竹馬穴各七壯 神效 已膿後 肘尖百壯膿汁注下一二鉢 神效

정종이 얼굴 위와 입가에 생긴 것

[疔腫生面上口角]

합곡, 하삼리, 신문.

合谷下三里神門

손 위에 생긴 것

[生手上]

곡지혈에 3·7장 뜸을 뜬다.

曲池穴三七壯

홍색을 띠며 국한적으로 붓고 열이 나면서 아프며 뿌리가 얕은데 고름이 나오면 곧 치유된다.

등 위에 생긴 것 [生背上]

견정에 7장 뜸을 뜬다. 위중, 영도. 병의 경중을 살펴보고 중한 것은 배수로 뜸을 뜬다. 모두 뜸을 뜨고, 기죽마혈에 7장 뜸을 뜬다.

肩井七壯 委中靈道 觀病之輕重 重者倍數灸之 幷灸騎竹馬穴七壯

누정90) [縷疔]

모양이 볏짚으로 싼 달걀 꾸러미 속의 계란과 같다. 낱낱의 사이에 덩어리진 것의 모양이 길고 발갛다. 팔꿈치 안에 생겨서 통증이 오래되면 고름이 생기는데 고름이 생긴 후에 침으로 찔러 터뜨려 고름을 뺀다. 곪기 전에 기죽마혈에 각각 뜸을 7장 뜨면 곧 낫는다. 손과 발도 같은 방법으로 치료한다.

狀如以蒿草裏雞卵 箇箇間結之形 長而紅 發於肘內而痛 日久則成膿 膿後則鍼破出膿 未膿前灸騎竹馬穴 各七壯 卽愈 手足同治

대개 사람들이 손발과 온몸의 뼈와 관절의 종기의 고름을 침으로 찔러 터뜨린 후 고름이 비록 다 나와도 부기가 아직 사라지기 전에는 병인이 통증을 겁내어 차마 굽히거나 펴지 못하면서 저절로 차도가 있기를 기다린다. 그러면 고름과 진물이 지막과 함께 골구(骨臼)에 가득하게 되고, 근육이 뼈마디에 들러붙어서 편 것은 끝내 구부릴 수 없고 구부린 것은 끝내 펼 수 없게 되어 평생 영원히 병으로 몸을 움직이지 못하게 된다.

모름지기 고름과 진물이 아직 다 나오지 않고 노란 진물이 그치지 않았을 때쯤에 즉시 옆 사람으로 하여금 강제로 구부렸다 폈다 하기를 차도가 있을 때까지 자주 하면 움직이지 못하는 것은 면할 수 있다.

凡人手足及一身之中 骨節腫膿鍼破後 膿雖盡出而 浮氣未消之前 則病人悶其疼痛 不忍屈伸以待自差則膿汁 與脂膜塡滿於骨臼 筋膠於骨節 伸者 終不得屈 屈者終不得伸 平生永爲病廢之人 須及於膿汁未盡出 而黃汁不止之際 卽令傍人 强扶屈伸頻數限差 則免廢

90) 정(疔) : 병증명. 疔은 疔瘡의 간칭이다. 각종 瘡瘍을 가리킨다. 『仙傳外科集驗方』 권6. 창양의 하나. "창양이란 그 창의 모양이 마치 못을 박아놓은 듯 한 것이다."라고 하였다. 그 크기가 작고 뿌리가 깊으면서 딴딴하여 마치 못 같으므로 정창이라 한다. 대개 안면에 발생하고 몸통과 사지에도 발생한다. 『素問·生氣通天論』에서 "지나치게 기름진 음식을 많이 먹으면 다리에 큰 丁이 생긴다."고 하였다. 옛날에는 疔字가 없었으므로 丁은 疔과 통한다.

• 옹 저에 쓰는 여러 가지 약뜸법

諸藥灸癰疽法[113]

격산구법

隔蒜灸法

종기가 독해지고 커져서 아프거나 혹 아프지 않으면서 감각이 없으면 먼저 젖은 종이를 그 종기 위에 덮고 지켜보아서 먼저 마르는 곳이 바로 종기의 머리다. 즉시 외통마늘을 3푼 두께로 두껍게 썰어서 종기 머리 위에 올려놓고, 쑥봉으로 뜸을 뜬다. 매번 5개의 뜸봉으로 뜸뜨고 나서 다시 마늘 조각을 바꾼다. 창이 한 곳에 연이어서 십여 개 난 것에는 마늘을 찧어서 아픈 곳에 깔고 쑥을 마늘 위에 펴놓고 뜸을 뜬다. 처음 뜸을 뜰 때 아픈 것은 뜸을 뜨면 아프지 않게 되고, 아프지 않은 것은 뜸을 뜨면 아프게 된다. 이것은 뭉쳐있는 독을 끌어내는 방법이며, 또 회생의 공이 있는 것이다. 만약 종기의 색이 하얗거나, 고름이 생기지 않은 것은 기일을 따지지 말고 뜸을 많이 떠야 한다.

腫毒大痛 或不痛麻木 先以濕紙覆其腫上 候先乾處 乃是腫頭也 卽用獨頭蒜 作片厚三分許 安腫頭上 以艾炷灸之 每行五炷 改蒜片 如瘡連十餘頭 當一處 以蒜爛搗 攤於患處 鋪艾蒜上灸之 初灸痛 灸至不痛 不痛 灸至痛 此乃引發欝毒之法 且有回生之功也 若腫色白而不作膿者 不問日期 宜多灸之

부자구법

附子灸法

뇌의 부스럼과 여러 가지 단단한 옹종은 즉시 부자를 두껍게 바둑알같이 깎아서 종기 위에 똑바로 붙인다. 부자에 침을 조금 묻혀 뜸봉을 부자 위에 붙여 뜸을 뜨는데 열이 부자를 뚫게 한다. 부자가 마르면 다시 침으로 축축하게 하여 뜸을 뜬다. 항상 열이 부자를 뚫게 하여야 하니 부자가 마를 때마다 다시 바꿔준다. 쑥기운이 종기를 뚫으면 낫지 않는 것이 없다.

腦瘻及諸癰腫堅牢者 卽削附子厚如碁子 正着腫上 小唾濕附子 以艾炷着附子上 灸之 令熱徹附子 欲乾 更唾令濕灸 常令熱徹附子 屢乾輒改 又令艾氣徹腫則 無不愈者

황토구법

黃土灸法

종기가 등과 양 어깨 사이에 처음에는 좁쌀 같은 것이 생겨서 아프거나 가렵다. 사람들이 모두 태만하게 소홀히 하여 치료하지 않는데 불과 10일이 지나지 않아 죽음에 이르게 된다. 급히 깨끗한 황토를 취해서 물과 함께 섞어 반죽해서 두께는 2푼, 넓이는 1촌 반으로 떡같이 만들어 종기 위에 붙이고, 큰 쑥봉

腫發背兩胛間 初似粟米大 或痛或痒 人皆慢忽不治 則不過十日遂至於死 急取淨黃土 和水作泥捻作餠子 厚二分 闊一寸半 貼腫上 以大艾炷 安土餠上 灸一

113) 원문 목차에는 제약구법(諸藥灸法)으로 되어 있음.

을 만들어 진흙떡 위에 올려놓고 뜸을 뜨는데, 뜸봉 하나를 뜨고 1장을 바꾼다. 종기가 좁쌀만한 크기일 때는 7개 진흙 떡이면 곧 낫는다. 혹 종기가 동전만한 크기일 때는 큰 쑥봉으로 밤낮을 가리지 말고 차도가 있을 때까지 뜸을 떠야 한다.

炷一易 腫如粟米大時 灸七餠卽差 腫或如錢大許 大炷日夜不輟以差爲度

모든 창에 내민 살

[諸瘡努肉]

뱀머리처럼 몇 촌 나온 것은 유황을 간 가루를 내민 살 위에 얇게 펴 바르면 곧 오므라든다.

如蛇頭出數寸 用硫黃硏末 於努肉上薄塗 卽縮

종기가 단단하고 뿌리가 있어서 석옹이라고 부르는 것

[腫堅有根名曰石癰]

아픈 곳 위에 뜸을 100장 뜨면 돌가루 같은 것이 깨져서 나온다.

灸當處上百壯 如石子碎出

용창

[龍瘡] 뇽쳥증

척택에 5장 뜸을 뜨고 용천, 위중에 모두 침을 찔러 피를 내면 곧 낫는다. 기죽마혈에 각각 7장 뜸을 뜨고 또 뜨거운 연기를 쏘이는데 백라를 치료하는 법과 같게 하고 따뜻하게 하는 치료를 한다. 치료법은 아래의 <백라> 조항을 보라.

尺澤五壯 湧泉委中幷刺出血 立愈 騎竹馬穴各七壯 又烟燻 一如治白癩法熨治之 治法見于白癩條下

손발 혹은 온몸에 모양이 복숭아나 밤같은 것이 생겨 붉어지지 않고 3, 4일간 아프다가 곪는 것

[手足或一身 狀如桃栗 不紅而痛 三四日間成膿]

침으로 찔러 터트려서 고름과 진물을 빼는데 주마감창(走馬疳瘡)이라고 부른다.

鍼破出膿汁 名走馬疳瘡

부골저[91]

[附骨疽] 무나는증

삼백혈은 간사 뒤 1촌에 있다. 나이수를 따라 뜸을 뜨면

三白穴在間使後一寸 灸隨年壯

91) 각주 54. 참조.

곧 낫는다.

立差

풍단독[92]과 화단독[93]

[風丹及火丹毒]

삼릉침으로 간격 없이 아픈곳과 그 주변을 여기 저기 찔러서 나쁜 피가 많이 나오게 한다. 다음날 다시 살펴보고 붉은 기가 있으면 그곳을 처음처럼 여기저기 피를 빼면 신기한 효과가 있다.

以三稜鍼 無間亂刺當處及暈畔多出惡血 翌日更看 赤氣所在如初亂刺 棄血如糞 神效

여러 곳에 난 담종이 가렵지도 않고 아프지도 않으며 오래 곪아 침으로 찔러 터뜨린 것

[諸處痰腫不痒不痛 久作成膿鍼破]

고름 색이 피와 함께 섞여 있거나 혹 푸른빛이 있으면 괜찮은 것이고, 단지 흰빛만 있으면서 걸쭉하지 않고 마치 썩은 죽 같은 것은 죽는다.

膿色與血相和 或有蒼色則吉也 只有白色而不稠 正似腐糊者 死也

온몸에 옴이 생긴 것

[遍身疥瘡]

폐유, 신문, 곡지, 대릉.

肺兪神門曲池大陵

겨드랑이에 생긴 종기와 마도협영

[腋腫馬刀挾癭] 겻ㄱ리죵

절골, 신문. 신기한 효과가 있다.

絶骨神門 神效

열, 풍으로 인한 두드러기

[熱風癮疹]

곡지, 곡택, 합곡, 열결, 폐유, 어제, 신문, 내관.

曲池曲澤合谷列缺肺兪魚際神門內關

---

92) 풍단(風丹) : 병증명. 發風丹이라고도 함. 『幼幼集成 · 班疹癮疹證治』 癮疹은 대부분 脾에 속하고, 피부 사이에 잠복해 있는데 발작하면 몹시 가려우며 간혹 붉지 않는 것도 있다. 脾經에 풍사가 침입으로 인해 발생하므로 풍단이라 한다.

93) 화단독(火丹毒) : 병증명. 『備急千金要方』 권22. 丹熛, 天火, 丹毒이라고도 함. 환부의 피부가 붉은 칠을 해놓은 것 같고, 화끈거리면서 열이 나므로 지은 병명. 상부에 발생하는 경우는 대부분 風熱邪가 火로 변한 것이고, 하부에 발생하는 경우는 대부분 濕熱邪가 火로 변한 것이며, 外傷感染으로 인해 반생하는 경우도 있다.

피풍창 (겉바람증)

[皮風瘡] 것ᄇᆞ룸증

작은 가려움으로부터 시작하여 가려움이 그치지 않고 좁쌀 같은 것이 어깨와 다리, 정강이 바깥쪽과 등에 많이 생긴다. 가슴과 배와 팔과 다리 안쪽에는 생기지 않으므로 이름을 피풍창이라고 부른다. 가을철이 되면 문득 더 가렵고 부스럼이 생긴다. 속칭 연개창(年疥瘡)이라 한다. 곡지에 200장 뜸을 뜨고, 신문, 합곡에 3·7장 뜸을 뜬다.

自少搔痒不止 如粟米者 多發於臂及足脛外邊與背部而 絶不發胸腹及臂及脚內邊 故名曰皮風瘡 逢秋氣 尤痒成瘡 俗名年疥瘡 曲池灸二百壯 神門合谷三七壯

백라[94]

[白癩]

먼저 침으로 당처의 네 가장자리를 둘러 사이 없이 촘촘히 찌른다. 그런 후 즉시 익은 쑥을 비벼 길게 해서 여러 겹으로 고리를 만들어 화로 숯 위에 놓는다. 다음에 신석(비상)을 가루로 만들어 그 쑥고리 가에 뿌리고 쑥 끄트머리에 불을 붙인다. 또 구멍 뚫린 큰 바가지를 그 위에 덮어놓아 연기가 바가지 구멍으로 나오게 한다. 곧 백라에 연기를 쐬게 하는데 낫지 않으면 처음처럼 침을 찌른 후에 또 처음처럼 연기를 쐬면 신기한 효과가 있다.

先鍼周匝當處四畔無間 後卽用熟艾按作長條 繼作環圓數重 於爐灰上 次用信石(비상)作末 播其環艾之上 放火于艾端 又以穿孔大瓢 覆其上 則烟出瓢孔 卽以白癩 照燻於其烟 而初不愈 如初鍼後 又照燻如初 神效

풍라

[風癩]

일명 대풍창(大風瘡)이라고 한다. 한겨울에 심경과 폐경이 사기를 받아서 상한 것이다. 코가 막히고 얼굴이 달아오르고, 밤에 잠자다가 저절로 코에서 피가 나오고, 눈썹이 빠지고 온몸이 가렵고 부스럼이 생긴다. 삼릉침으로 1, 2일 간격으로 몸 위 살이 까맣게 된 곳을 속살까지 닿도록 마구 찌르면 진물[95]이 나온다. 100일 되면 또 처음

一名大風瘡 傷於隆冬心肺受邪 鼻塞面熱 夜寢自鼻出血 眉毛墮落 一身搔痒成瘡 以三稜鍼 間一二日 亂刺身上肉黑處 至肉汗出 百日 又鍼至骨如初 汗出百日 鬚眉還生後卽止灸 亦隨於肉

---

94) 백라(白癩) : 병증명, 麻風의 일종. 『諸病源候論』 권2. 皮膚와 血分 사이로 침입한 惡風이 火로 변하여 혈을 손상시키거나, 접촉에 의해 감염되어 형성된다. 초기에는 피부색이 점차 흰색으로 변하며 사지가 마비되며 肢節에 열이 나고 손발에 힘이 없으며 환부 肌肉이 침으로 찌르는 것처럼 아프고 목소리가 갈라지며 사물이 흐릿하게 보인다.

95) 원문에는 '汗出'로 되어있는데 汗은 汁의 잘못이다. 杏林書院本에는 汗이 汁으로 되어있다.

처럼 뼈까지 이르도록 침을 찔러 진물이 나오게 한다. 100일이 되어 머리카락과 눈썹이 다시 되살아 나온 후에야 그치고 뜸을 뜨는데 역시 살이 까맣게 된 곳을 따라 뜨면 좋다. 조섭하는 것은 침치료법이나 뜸치료법이 모두 같다. 풍 한에 닿지 않도록 삼가고 조심하면 큰 효과가 있다. 치료혈은 위중, 척택, 태충을 모두 침으로 찔러 피를 낸다. 곡지, 신문, 중저, 합곡, 내관, 신맥, 태연, 조해, 절골, 곤륜, 심유, 폐유, 위유, 비유.

黑處 亦佳 調攝則一依鍼灸法 愼勿觸風寒 有大效 治穴 委中 尺澤太冲皆鍼出血 曲池神門中渚合谷內關申脈大淵照海絶骨崑崙心兪肺兪胃兪脾兪

• 옹, 저, 정, 절, 나력 등의 창에 쓰는 팔혈구법

癰疽疔癤瘰癧等瘡八穴灸法

머리의 2혈

頭部二穴

모든 창이 머리에 발생하면 볏짚으로 왼쪽 귀 뾰족하게 일어난 끝에서부터 오른쪽으로 돌려서 오른쪽 귀 뾰족하게 일어난 끝에서 되돌려 처음 일어난 끝까지 이르러 자른다. 환자로 하여금 (남자는 왼쪽 여자는 오른쪽을 사용하여 일부법[96]에 따라) 네 손가락을 모아 그 볏짚을 가로로 쥐고 그 볏짚의 양끝을 잘라낸다. 볏짚 가운데를 접어서 중심에 먹으로 점을 찍어두고 그것을 후두융기에 붙여대고 아래로 좌우 양끝을 뒤로 돌려서 만나게 하여 척골 위에 점을 찍어둔다. 이것은 뜸뜨는 혈이 아니다.

諸瘡 發于頭部 用禾稈 量自左耳尖起端 右旋經右耳尖 還至起端處截斷 令患人(男左女右用鍼經一夫之法)以手四指 橫握其稈兩端之末截斷 將稈中摺中心墨點 着於結喉下 左右兩端旋後會于脊骨上點記(是則非灸穴也)

따로 볏짚을 사용해서 (남자는 왼쪽, 여자는 오른쪽) 가운데 손가락 가운데 마디를 재어서 1촌으로 하고 또 1촌을 더해서 가운데를 접어 재어서 점을 찍어 두고, 먼저 척골 위에 점을 찍어 둔 곳에 눌러대고 가로로 펼쳐놓아 볏짚의 양끝이 다하는 곳,

別用禾稈(男左女右) 量手中指中節爲一寸 又加一寸中 摺量記壓於先點脊骨上 橫布 左右稈兩端盡處(是灸穴也) 瘡出左灸左

---

96) 일부법(一夫法) : 寸法의 하나로서 手夫라고도 한다. 환자의 식지, 중지, 무명지, 소지를 나란히 일부라 한다. 『千金要方』에서 "一夫를 헤아리는 네 손가락의 중간 마디를 횡으로 합친 폭이 一夫이다"라고 하였다. 下肢, 下腹部의 直寸과 背部의 橫寸에 적용한다. 또한 세 손가락을 나란히 폈을 때의 가로 폭이 一夫라는 설도 있다.

이곳이 뜸뜨는 혈자리이다. 창이 왼쪽에 나왔거든 왼쪽에 뜸을 뜨고, 오른쪽에 나왔거든 오른쪽에 뜸을 뜬다. 왼쪽과 오른쪽에 모두 나왔거든 왼쪽과 오른쪽 모누에 뜸을 뜬나.

出右灸右 出左右 幷灸左右

손의 2혈

手部二穴

창이 손에 생겼으면 볏짚을 사용해서 견우혈에서부터 셋째 손가락 손톱 끄트머리까지를 재어서 자른다. 그 볏짚의 중심을 후두융기에 아래에 대고 목 뒤로 가게 하여 볏짚 양끝을 모아 척골에 점을 찍고 머리의 2혈에 뜸뜨는 법과 같이 한다.

瘡發于手部 用禾稈自肩髃穴 至第三指頭爪端截斷 以其稈中心當於結喉下至項後 稈兩端會于脊骨點記 如頭部法

등의 2혈

背部二穴

대추 위로부터 미궁골에 이르기까지를 등이라고 한다. 천돌에서부터 음모가 난 경계까지를 복부라고 한다. 양 겨드랑이 역시 배복부에 속한다.

自大椎上至尾窮骨 爲背部 自天突穴至陰毛際爲腹部 兩腋 亦屬背腹部

창이 등이나 배에 생기면 볏짚을 가지고 왼쪽 유두에서부터 시작해서 몸을 따라 둘러서 오른쪽 유방을 지나 처음 시작된 끝까지 되돌아와서 자른다. 볏짚 중심을 후두융기에 대놓고 볏짚 양끝을 뒤로 돌려서 척골과 만나는 곳 위에 점을 찍고 기록하고 머리의 2혈에 뜸뜨는 법과 같이 한다.

瘡發于背或腹 用禾稈 自左乳頭起端 周身經右乳 還至起端處截斷 以稈中心 當結喉下 稈兩端旋後 會于脊骨上點記 如頭部法

다리의 2혈

足部二穴

창이 발 부위에 생기면 두 발을 나란히 하여 서로 붙이고 똑바로 서게 한다. 볏짚을 가지고 왼쪽 엄지발가락 끝에서 시작하여 발 둘레를 따라 오른쪽으로 돌려서 오른쪽 엄지발가락까지 이르고 처음 시작된 곳까지 되돌아와서 자른다. 그 볏싶 중심을 후두융기에 대놓고 등 뒤로 돌려서 척골 위에서 한 쌍이 만나는 곳에 머리의 2혈에 뜸뜨는 법과 같이 한다.

瘡發于足部 幷立兩足 亦令相着齊立 以稈從左足大拇指頭起端 從足際右旋 至右足大拇指端 還至起端處斷之 以其稈中心 當結喉下 旋背 雙垂 一如頭部法

처음 뜸뜰 때 아픈 것은 뜸기운이 도달하면 아프지 않고, 아프지 않던 것은 뜸기운이 도달하면 아프다. 혹 500장, 혹은 7, 800장을 큰 뜸봉으로 많이 뜸뜨면 묘한 효과가 있다.

初灸痛灸到不痛 不痛則灸到痛 或五百壯 或七八百壯 大炷多灸尤妙

옹, 저, 등의 창이 처음 발생했을 때 뜸을 뜨면 문드러지지 않고 저절로 낫는다. 이미 문드러졌어도 뜸을 뜨면 새살이 생기

癰疽等瘡始發而灸 則不潰而自愈 已潰而灸 則生肌止痛 亦無

고 통증이 멈추며, 다시 생기지 않는다.

再發矣

수은독으로 생긴 창

[汞毒瘡] (슈은독)

천포창97)에는 약을 쓰는데 낫고 나서 오랜 시간이 지나면 다리 정강이 안쪽 뼈 위, 혹은 가슴이나 얼굴에 수은독의 예가 나타난다. 복숭아나 밤같고, 돌같고, 뼈같은데 여러 달, 여러 해가 지나면 창이 된다. 침으로 찔러서 고름과 진물이 나오게 하고 벌레 죽이는 약을 쓴다.

用藥 天疱瘡離却年久後 汞毒例出於足脛內廉骨上 或胸或面形如桃栗 如石如骨 累月或累年而成瘡 鍼刺出膿汁 用殺虫當藥

31. 나력

瘰癧

연주창

[聯珠瘡]

백로에 3·7장에서 100장까지, 주첨에 100장 뜸을 뜬다. 또 먼저 처음 생긴 멍울을 환자에게 물어서 찾아내어 침으로 멍울의 한가운데를 꿰뚫고 즉시 석웅화 가루와 익힌 쑥으로 뜸봉을 만들어 멍울 위 침구멍에 3·7장 뜸을 뜬다. 모든 멍울을 이것처럼 따라 하면 사라진다.

百勞 三七壯至百壯 肘尖百壯 又先問審知初出核 以鍼貫核正中 卽以石雄黃末和熟艾作炷 灸核上鍼穴三七壯 諸核從此亦消矣

혹

[癭瘤] 혹도둔증

침으로 찔러 터뜨리면 안된다. 터뜨리면 독이 퍼진다.

不可鍼破 鍼則肆毒

97) 천포창(天疱瘡) : 病證名. 瘡毒, 梅毒이라고도 함. 『證治準繩 · 幼科』. 소아에게 많이 발생하는데 두 가지 유형으로 나뉜다. 1) 여름과 가을사이에 발생하는데 발병 속도가 빠르며 전염된다. 濕熱邪가 肺經에 침입하여 피부에 鬱結됨으로 인해 발생한다. 초기에는 수포가 발생하는데 그 경계가 뚜렷하고 얇으며 광택이 있고 가운데는 희고 뿌리 부분은 붉으며 터지면 진물이 흘러나오고 신속하게 확산된다. 즉 膿疱瘡이다. 2) 瓟瘡이라고도 함. 계절에 관계없이 발생하는 것으로 병증이 완만하고 전염성이 없다. 心火가 성하고 脾濕이 쌓여 발생하는데 수포의 크기가 일정하지 않고 수포의 벽이 무르면서 얇으며 뿌리 부분은 홍적색을 띠고 긁으면 터져 진물이 나온다. 장기간에 걸쳐 發熱, 胸悶, 胃呆 등의 전신 증상이 수반되며, 오래되면 骨蒸潮熱이 발생하며 陰이 손상된 증상이 나타난다.

살혹

침을 놓거나 뜸을 뜨면 모두 사람을 죽이게 된다.

[肉瘤] 슬혹

鍼灸則皆殺人

혈관종

침을 놓으면 피가 그치지 않아서 죽는다.

[血瘤] 프른피빗

鍼則出血 不止而死

나력이 목을 둘러 멍울이 되어서 반사력[98]이라 부르는 것

천정, 풍지, 주첨에 100장 뜸을 뜨고 바꾸어가며 치료한다. 하삼리, 백로, 신문, 중저, 외관, 대추에 뜸을 뜬다.

[瘰癧繞項起核名蟠蛇癧]

天井風池 肘尖百壯 換治 下三里百勞神門中渚外關大椎灸

가슴 앞에서 겨드랑이로 연달아 돌아가며 생겨서 과등력이라 부르는 것

견정, 전중, 대릉, 지구, 양릉천, 외관.

[延生胸前連腋名瓜藤癧]

肩井亶中大陵支溝陽陵泉外關

왼쪽 귀뿌리에 생겨서 혜대력이라 부르는 것

예풍, 후계, 주첨, 외관

[左耳根生名惠袋癧]

翳風後谿肘尖外關

오른쪽 귀뿌리에 생겨서 봉과력이라 부르는 것

예풍, 협거, 후계, 합곡, 외관.

[右耳根生名蜂窠癧]

翳風頰車後谿合谷外關

또 한 가지 방법은 노끈을 목에 둘러 양끝을 늘어뜨려 구미골첨에 만나는 곳에서 자른다. 노끈 양끝을 뒤로 돌려서 척골 위에 만나게 해서 노끈 머리가 다한 곳에 점을 찍어 기록한다. 또 환자의 입을 一자 모양처럼 하여 양쪽 입가를 재어서 가운데를 접어 점을 찍어 기록하고, 척골 위 찍어둔 점에 옆으로 붙여서 좌우 양끝이 다한 곳에 각각 뜸을 100장 뜬다.

又方 取繩子 繞項雙垂兩端 會于鳩尾骨尖 截斷 繩兩端旋後會于脊骨上 繩頭盡處 點記 又量患人口兩吻如一字樣 中摺墨記 橫着於脊點記 左右兩端盡處各灸百壯

98) 반사력(蟠蛇癧) : 모양이 뱀이 서린 것 같음.

또 한 가지 방법은 노끈으로 환자의 목둘레를 둘러서 처음 시작한 곳까지 되돌아와 자른다. 이 노끈 한 쪽 머리를 대추 위에서 아래 척골로 늘어뜨려 노끈 머리가 다한 곳에 점을 찍어 두고, 또 환자의 입을 一자 모양으로 다물게 하여 입가를 재어 가운데를 접어 점을 찍어 기록해서 척골 위 점에 가로로 펼쳐놓아 양끝이 다한 곳에 뜸을 100장 뜨면 큰 효과가 있다.

又方 以繩子 周回病人項 還至起端處 截斷 將此繩一頭從大椎上 垂下脊骨 繩頭盡處 點記 又量患人口吻如一字樣 中摺墨記 橫布脊點上 兩端盡處 灸百壯大效

32. 고독

蠱毒

고독

거궐, 상완, 새끼발가락 끝에 뜸을 3장 뜨면 기생충이 먹은 것을 따라서 아래로 나온다.

[蠱毒] 노올

巨闕上脘足小指尖三壯 有物 因所食下出

세 가지 벌레로 인해 가슴이 아프고 침을 많이 흘리는 것

구미 아래 2촌에 있는 상완에 2·7장에서 100장까지 뜸을 뜬다. 차도가 없으면 두 배로 뜸을 뜬다.

[三虫痛胸多涎]

上脘在鳩尾下二寸 灸二七壯至百壯 未差 宜倍灸

기생충이 요동쳐서 가슴이 아픈 것

통증이 위에 있다가 혹은 아래에 있다 하며, 생겼다가 그쳤다가 하고, 갈증이 잘 나고, 구토하고, 매슥거리고, 침이 나오고, 얼굴빛에 흰 얼룩이 있으며, 붉은 입술이 잠깐 퍼렇다가 하얗다가 붉었다가 한다. 아픔이 가라앉은 뒤에는 먹을 수 있다. 손으로 꽉 눌러 잡아 움직이지 못하게 하고 침으로 벌레를 찌르고 나서, 오래 기다려 벌레가 움직이지 않으면 그 때에 침을 뺀다.

상보름에는 벌레의 머리가 위를 향하고, 하보름에는 벌레의 머리가 아래를 향한다. 매 식전에 먼저 고기를 씹어

[虫咬心痛]

或上或下 時作時止 善渴 嘔吐 惡心 涎出 面色白斑 紅脣乍青乍白乍赤 痛定後能食 是也 以手緊按堅持 勿令得移 以鍼刺虫 久待 虫不動 乃出鍼 上半月虫頭向上 下半虫頭向下 每食前先嚼肉而不呑 則虫頭向上 然後用鍼藥

서 삼키지 못하면 벌레 머리가 위를 향하고 있는 것이니 그 후에 침과 약을 쓴다.

33. 잠 眠睡

편안히 누워 잠을 자지 못하거나, 잠을 잘 수 없는 것은 모두 심열 때문이고, 혼수와 몸이 몹시 피곤한 것은 신과 비의 허열 때문이다. 심과 비와 신의 경혈로 치료한다.

不得安臥 不能睡 皆心熱也 昏睡困憊 腎脾虛熱之致也 治心脾腎經穴

잠을 많이 자는 것 [多睡]

간유에 7장 뜸을 뜨고, 폐유, 이간, 소상, 백회, 신회. 또 하나의 방법은 해계, 용천.

肝兪七壯 肺兪二間少商百會顖會 又方 解谿湧泉

잠을 자지 못하는 것 [無睡]

배꼽 아래 1촌에 있는 음교에 뜸을 100장 뜬다. 의희는 제 6추 아래에서 양 옆으로 서로 각 3촌 반 떨어져 있는데 손으로 누르면 아픈 사람이 아야! 라고 말한다. 2·7장에서 100장까지 뜸을 뜬다.

陰交在臍下一寸 灸百壯 譩譆在第六椎下 兩傍相去各三寸半 以手按之則 病者言譩譆 二七壯至百壯

34. 내상으로 생긴 어혈 內傷瘀血

가슴속의 어혈 [胸中瘀血]

거궐, 하삼리, 폐유, 고황, 내관.

巨闕下三里肺兪膏肓兪內關

35. 소갈 消渴

삼초가 조화롭지 못하여 오장의 진액이 타고 마르며, 물과 불이 서로 조화롭게 교제하지 못해서 생긴 것이다.

三焦不和 五臟津液焦渴 水火不能交濟之致也

소갈로 물을 마시는 것 [消渴飮水]

인중, 태단, 은백, 승장, 연곡, 신문, 내관, 삼초유.

人中兌端隱白承漿然谷神門內關三焦俞

신허소갈 [腎虛消渴]

연곡, 신유, 요유, 폐유, 중려유. 중려유는 제 20추 아래 양 옆, 각 2촌 협척 살이 솟은 곳이다. 뜸을 3장 뜬다.

然谷腎俞腰俞肺俞中膂俞 在第二十椎下兩傍各二寸 挾脊起肉 灸三壯

많이 먹는 소갈 [食渴]

중완에 침을 놓고, 삼초유, 위유, 태연, 열결에 침을 놓는다. 모두 사법을 쓴다.

中脘鍼 三焦俞胃俞太淵列缺 鍼皆瀉

36. 땀 汗部

겉의 기운이 허약하면 저절로 땀이 나고, 찬 기운이 밖에 머물러 있으면 땀이 나지 않는다.
폐는 피부와 털을 주관하니 겉이 허하면 저절로 땀이 나는 것이다.
피를 토하거나 코피가 나는 것은 모두 폐열로 인해 심혈이 제멋대로 피부로 돌아다니기 때문인데 반드시 심폐의 열기를 사해야 한다.

表氣虛弱 則自汗也 寒氣外束 則無汗也 肺主皮毛 表虛則自汗是 吐血衄血 皆因肺熱 心血妄行皮膚 須瀉心肺熱氣也

근육 경련이 있고 땀이 나지 않는 것 [轉筋汗不出]

규음, 태연, 공최에 뜸을 3장 뜬다. 양릉천, 담유. 두 어깨

竅陰太淵孔最三壯 陽陵泉膽俞

근육 경련 부위에 있는 혈들을 서로 가감하여 사용한다.

兩臂轉筋穴 互相加減用

가슴이 답답하고 땀이 나지 않는 것

[煩心汗不出]

공최에 3장 뜸을 뜬다. 곡차, 심유, 태연, 신문, 거궐. 또 손가락 발가락 사이에 침을 놓는다.

孔最三壯 曲差心兪太淵神門巨闕 又手足指間鍼

뼛속이 시리다가 열이 났다가 땀이 쏟아지는 것

[骨寒熱汗注]

복류, 하삼리, 신문.

復溜下三里神門

땀이 나고 코피가 나는 것

[汗出鼻衄]

승장, 합곡, 곤륜, 상성, 신문, 태충.

承漿合谷崑崙上星神門太冲

온몸이 불같이 뜨거우면서 땀이 나지 않는 것

[身熱如火汗不出]

명문, 중완, 담유, 공최에 3장 뜸을 뜬다. 폐유, 태계. 합곡, 지구.

命門中脘膽兪孔最三壯 肺兪太谿合谷支溝

잠자면서 땀을 흘리는 것

[盜汗]

폐유에 3장 뜸을 뜬다. 음도는 거궐 옆으로 1촌 5푼 나가 곧바로 2촌 내려간 곳인데 뜸을 2장 뜬다.

肺兪三壯 陰都 挾巨闕傍一寸五分直下又二寸 灸二壯

몸이 허약해서 땀이 나는 것

[虛汗]

합곡은 사하고, 복류, 하삼리는 모두 보한다. 음도, 곡천에 3장 뜸을 뜬다. 조해, 어제.

合谷瀉 復溜下三里幷補 陰都曲泉幷三壯 照海魚際

해수가 있으면서 땀이 나지 않는 것

[咳嗽汗不出]

어제, 규음, 담유, 상양, 상성, 폐유, 심유, 간유, 곡천에 3장 뜸을 뜬다. 공최에도 3장 뜸을 뜬다.

魚際竅陰膽兪商陽上星肺兪心兪肝兪曲泉三壯 孔最三壯

37. 상한[99])과 온역[100]) 傷寒及瘟疫

겨울에 한에 상한 것은 봄에 반드시 온병이 생긴다. 冬傷於寒 春必病瘟

태양경병 [太陽經病]

하루 이틀 발열과 오한이 나고 머리가 아프며 허리와 등이 뻣뻣하고 아프다. 척맥이 모두 부(浮)하며 방광경에 속한다. 一日二日發熱惡寒 頭疼 腰脊强痛 尺脈俱浮 屬膀胱經

양명경병 [陽明經病]

2, 3일 온몸에 열이 나며, 눈이 아프고 코가 마르며, 잠을 이루지 못한다. 척맥은 모두 장(長)하며 위토(胃土)에 속한다. 二日三日 身熱目痛鼻乾 不得臥 尺脈俱長 屬胃土

소양경병 [少陽經病]

3, 4일 가슴과 옆구리가 아프고 귀가 들리지 않으며, 혹은 입이 쓰고 혀가 마른다. 한과 열이 번갈아 왔다 갔다 하며 토한다. 척맥은 모두 현(弦)하며 담목(膽木)에 속한다. 三日四日 胸脇痛而耳聾 或口苦舌乾 或往來寒熱而嘔 尺脈俱弦 屬膽木

태음경병 [太陰經病]

4, 5일 배가 그득하고, 목구멍이 마르며 손발이 저절로 축축해지고, 저절로 설사하며 갈증이 나고 배가 아프다. 척맥은 모두 침세(沈細)하며 비토(脾土)에 속한다. 四日五日 腹滿咽乾 手足自濕 或自痢而渴 或腹痛 尺脈俱沈細 屬脾土

소음경병 [少陰經病]

5, 6일 입이 타고 혀가 마르며 오한이 난다. 척맥은 모두 五日六日 口燥舌乾而惡寒 尺脈

---

99) 상한(傷寒) : 병증명, 外感熱性病을 가리킨다. 『素問 · 熱論』에서 "열병이란 모두 傷寒類에 속한다."고 하였다. 그러므로 張仲景은 『傷寒論』에서 傷寒을 각종 外感病의 총칭으로 하였다.

100) 온역(瘟疫) : 병증명. 溫疫과 같은 뜻이다. 疫癘의 기를 감수하여 발생하는 유행성급성전염병의 총칭이다. 『素問·本病論』에서 "사람들에게 온역이 조기에 발생하여 인후가 건조하고 사지가 부으며 전신의 뼈마디가 모두 아프다."라고 하였다.

침(沈)하며 신수(腎水)에 속한다.

俱沈 屬腎水

궐음경병

[厥陰經病]

6, 7일 속이 답답하고 그득하며 음낭이 오그라진다. 척맥은 모두 약하고 느리며, 간목(肝木)에 속한다.

六日七日 煩滿囊縮 尺脈俱微緩 屬肝木

이것이 삼음, 삼양경병이다. 『방서』에 이르기를 처음 생긴 것은 단지 발의 경락으로만 전달되고 손의 경락에는 전달되지 않는다고 하였다. 또 이르기를 오행의 순서대로 전달되는 것은 살고, 그 반대로 전달되는 것은 죽는다고 하였다.

是三陰三陽症也 方書云 初起只傳足經 不傳手經
又云 五行 順傳者生 逆傳者亡

순은 금생수, 수생목, 목생화, 화생토, 토생금이고, 역은 금극목, 목극토, 토극수, 수극화, 화극금이다.

順 金生水 水生木 木生火 火生土 土生金 逆 金克木 木克土 土克水 水克火 火克金

또 이르기를 첫째 날에는 풍부혈을 치료하고, 둘째 날에는 삼간혈을 치료하고, 셋째 날은 중저, 임읍혈을 치료하고, 넷째 날에는 소상, 은백혈을 치료하고, 다섯째 날에는 신문, 태계혈을 치료하고, 여섯째 날에는 영도, 중봉, 간사혈을 치료한다.

又云 一日治風府穴 二日治三間穴 三日治中渚臨泣 四日治少商隱白 五日治神門太谿 六日治靈道中封間使穴

겉에 병이 있으면 육부가 주관하므로 양곡, 지구, 양계, 양보를 다스리고, 속에 병이 있으면 오장이 주관하므로 상구, 복류, 경거, 영도, 간사를 다스린다고 하였다.

在表主腑 陽谷支溝陽谿陽輔 在裏主臟 商丘復溜經渠靈道間使

치병

[痓病]

치병은 중풍, 중습과 비슷하다. 입을 앙다물고 몸을 뒤로 젖히며 간질과 비슷하다. 상한에 날마다 침을 놓는 것처럼 침을 놓는다.

似中風症中濕症 口噤 反張 又似癎症 以傷寒 逐日例行鍼

상한 유주[101]

[傷寒流注]

태충, 내정에 침을 놓는다. 이 두 개의 혈은 한과 열을 모

太冲內庭穴鍼 此二穴總治能退

두 물리쳐 치료할 수 있다. 손에 있으면 태충, 내정, 수삼리에 모두 침을 놓고, 발에 있으면 태충, 내정에 침을 놓는다. 등에 있으면 태충, 내정, 간사에 침을 놓고, 배에 있으면 태충, 내정, 하삼리에 침을 놓는다.

寒熱 在手 太冲內庭手三里幷鍼 在足 太冲內庭幷鍼 在背 太冲內庭間使幷鍼 在腹 太冲內庭下三里幷鍼

상한에 성생활을 하여 열이 나는 것, 먹고 마실 때 목이 막히고 도로 콧구멍으로 나오는 것

[傷寒犯色發熱飮食咽塞而還出鼻孔]

연곡에 침을 놓고 먹고 마시게 하면 즉시 삼키게 되는 신기한 효험이 있다.

然谷鍼 使之飮食 卽呑 神效

음증이 상한하여 더욱 오래 되어 열을 물리치지 못해서 중기(中氣)가 부족하게 되어 생기는 것

[陰症傷寒 彌留不能退熱乃中氣不足之致]

배꼽에 뜸을 100장 뜨는데 낫지 않으면 50장을 더 뜬다. 배꼽에 소금을 채우고 뜸을 떠서 따뜻하게 한다.

臍中百壯 不愈 加灸五十壯 或塡鹽煉臍

상한한지 6일이 지나도 풀어지지 않는 것

[傷寒過六日不鮮者]

기문, 관원, 태충, 하삼리, 내정.

期門關元太冲下三里內庭

남은 열이 없어지지 않은 것

[餘熱未盡]

곡지, 합곡, 태충, 하삼리, 내정.

曲池合谷太冲下三里內庭

상한 때에 슬퍼하고 놀라는 것

[傷寒悲恐]

태충, 내정, 소충, 통리.

太冲內庭少衝通里

등골이 아픈 것

[挾脊痛]

태충, 내정, 위중, 곤륜.

太冲內庭委中崑崙

---

101) 상한유주 : 傷寒이 몸의 여기저기로 돌아다니는 것.

입이 마르는 것 [口乾]

곡택, 신문.

曲澤神門

목이 뻣뻣하고 눈이 침침한 것 [項强目瞑]

풍문, 위중, 태충, 내정, 하삼리, 삼음교.

風門委中太冲內庭下三里三陰交

열병으로 가슴이 답답하고 발이 차며 땀을 많이 흘리는 것 [熱病煩心足寒多汗]

먼저 침으로 연곡, 태계, 행간을 모두 보한다.

先鍼然谷太谿行間 皆補

열병으로 가슴이 답답하며 땀이 나오지 않는 것 [熱病煩心汗不出]

중충, 노궁, 소충, 관충, 대릉, 양계, 곡택, 공최에 3장에서 5장을 뜸을 뜨면 곧 땀이 난다. 또 하나의 방법은 5일 이상 땀이 나오지 않으면 태연에 침을 2시간 꽂아둔다. 만약 아직 5일이 되지 않았다면 곡택혈에 침을 놓으면 안 된다.

中衝勞宮少衝關衝大陵陽谿曲澤孔最 三壯 至五壯 卽汗
又方 五日己上汗不出 太淵留鍼一時 若未滿五日 曲澤穴禁鍼

열병으로 심하게 열이 나고 머리가 아프며, 물을 마시는 것이 3일 된 것 [熱病極熱頭痛引飮三日]

부드러운 끈으로 어깨 아래 팔 위, 좌우 척택혈의 상하를 묶는다. 푸른 혈락의 혈관을 찔러 피를 많이 빼버리면 신기한 효험이 있다. 피를 내는 것은 땀이 나오는 것과 같기 때문이다.

以柔索 纒肩下臂上 左右尺澤穴上下 靑絡血貫刺 多出血 棄如糞汁 神效 出血與汗出 同故也

하마온[102] [蝦蟆瘟]

전쟁 후에는 살기가 가득하여 거기에 닿아 사람이 상하

兵亂之後 殺氣彌滿 觸犯傷人

102) 하마온(蝦蟆瘟) : 병증명. 溫疫의 하나. 안면이 벌겋게 붓는 것을 특징으로 하는 疫病이다. 浪子瘟, 大頭瘟, 捻頭瘟이라고도 한다. 『景岳全書 · 溫疫』에서 "대두온이란 유행하는 邪毒이 三陽經에 침입해서 憎寒, 發熱이 발생하고 頭目 · 頸項 혹은 인후가 모두 부으며 심한 경우 빰이 붉어지고 肩背部가 울퉁불퉁하게 부어 그 모양이 마치 蝦蟆(두꺼비) 같으므로 하마온이라고 한다."고 하였다.

게 된다. 온열이 크게 성하면 목이 붓고 막히며, 입을 다물어 말하지 못하고 먹지 못하며, 턱 아래에 종기가 생겨 두꺼비처럼 붓고, 숨 쉬는 것이 곧 끊어질듯 깔딱깔딱해서 3일째면 죽기 때문에 하마온이라고 한다. 그 열이 전염되면 대두온이 되고, 병이 없는 사람에게 전염되면 반드시 기절하거나, 혹 열에 노출되어 큰 종기가 생겨서 죽게 된다. 급히 삼릉침으로 이마 위 당양 혈락과 태양 혈락을 찔러서 나쁜 피를 많이 빼낸다. 명주실로 어깨 아래 팔뚝 위를 묶고 곧 좌우 척택혈의 크고 작은 혈락과 위중 혈락을 침으로 찔러 모두 피를 빼버리면 하루가 안 되어서 물을 마시게 되는 신기한 효과가 있다.

瘟熱大熾 咽腫閉塞口噤不語不食 頷下亦腫 形如蝦蟆之頷 氣息奄奄 第三日而死 故曰蝦蟆瘟 其熱傳染 或作大頭瘟 或無病人傳染者 亦必氣絶 或有觸熱 仍成大腫而斃者 急以三稜鍼貫刺頭額上 當陽血絡 及太陽血絡 多出惡血 繼以紬縶其肩下臑上 卽鍼刺左右尺澤大小血絡及委中血絡 幷棄血如糞則 不日而飮水 神效

대두온

모양은 붉은 실과 같고 무지개처럼 이마에 가로로 둘러 있어서 一자 모양과 같다. 얼굴이 모두 부어서 귀와 눈, 입과 코의 각각의 형체가 없어지고 고기 덩어리 같이 된다. 소리를 내지 못하고 말을 하지 못하며, 숨 쉬는 것이 곧 끊어질 듯 깔딱깔딱해서 6, 7일이 되면 죽게 된다. 이것은 열이 심폐를 침범한 것이다. 치료법은 모두 급히 위의 <하마온 치료법>과 같이 한다. 위험해지기 전에 치료한다.

[大頭瘟]

形如赤絲之氣 如虹橫帶於額顙 如一字樣 仍腫滿面耳目口鼻 頓無各體 有同肉塊 不聲不語 氣息奄奄 第六七日而死 是熱犯心肺也 治法如右而 幷急治未危之前

38. 대소변

大小便

방광에 한사가 있고, 삼초에 열이 뭉쳐 있으면 소변이 잘 나오지 않는다. 관격[103]으로 통하지 않는 것은 사기가 육

膀胱有寒 三焦熱結 小便不利 關格不通者 邪在六腑 則陽脈盛

103) 관격(關格) : 병명. 1) 『傷寒保命集類要 · 關格病』 소변불통을 '관'이라 하고 嘔吐不止를 '격'이라 하며 小便不通과 嘔吐不止가 함께 나타나는 것을 '관격'이라 한다. 『醫學心悟』 권3에서 "소변이 통하지 않으

부에 있어서 양맥이 성하고, 사기가 오장에 있어서 음맥이 성한 것이므로 합곡과 태충을 쓴다. 邪在五臟則 陰脈盛 合谷太冲

대소변을 보지 못하는 것 [大小便不通]

방광유에 3장, 단전에 2·7장, 포문에 50장, 영충은 발 안쪽 복사뼈 앞의 뒤쪽 우묵한 곳에 있는데, 3장 뜸을 뜬다. 경중은 배꼽 아래 1촌 반 내려가서 양옆으로 3촌에 있는데 뜸을 100장 뜬다. 대장유 3장. 膀胱兪三壯 丹田二七壯 胞門五十壯 營衝在足內踝前後陷中三壯 經中穴在臍下寸半 兩傍各三寸 灸百壯 大腸兪三壯

대소변이 잘 나오지 않는 것 [大小便不利]

대장유, 영충에 3장, 소장유에 3장 뜸을 뜬다. 경중은 배꼽 아래로 1촌 반 내려가서 양 옆으로 3촌에 있는데 뜸을 100장 뜬다. 중료. 大腸兪營衝三壯 小腸兪三壯 經中在臍下寸半 兩傍各三寸 灸百壯 中髎

소변이 황적색이며 요실금이 있는 것 [小便黃赤不禁]

완골, 방광유, 삼초유, 승장, 소장유. 腕骨膀胱兪三焦兪承漿小腸兪

소변이 불꽃 흩날리는 듯한 모양으로 나오는 것 [小便狀如散火]

관원에 100장, 복류에 5장 뜸을 뜬다. 關元百壯 復溜五壯

소변이 잘 나오지 않고 배꼽 아래가 찬 것 [小便不通臍下冷]

방광유, 포문, 단전, 신궐, 영충에 모두 뜸을 뜬다. 膀胱兪胞門丹田神闕營衝 皆灸

소변이 나오지 않는 것 [小便難]

배꼽과 마주한 척골 위에 뜸을 3장 뜬다. 灸對臍脊骨上 三壯

면서 먹으면 토하는 것을 관격이라 한다."고 하였다. 2) 음양이 조화롭지 않아 각기 번성하는 병리상태를 가리킨다. 『靈樞 · 脈道』에서 "음기와 양기가 모두 성하면 서로 운행하지 못하는데 이를 관격이라 한다. 관격이 발생하면 천수를 다하지 못하고 죽는다."고 하였다.

소변색이 변하는 것 [小便色變]

푸른색이면 용천, 붉은색이면 연곡, 누런색이면 태계, 흰색이면 복류, 열결, 검은색이면 음곡을 취혈한다.

青取湧泉 赤取然谷 黃取太谿 白取復溜列缺 黑取陰谷

꽁무니가 무거운 것 [尻重]

백회, 위중.

百會委中

오줌에 피가 섞인 것 [尿血]

위유, 관원, 곡천, 노궁, 삼초유, 신유, 기해에 나이 수만큼 뜸을 뜨고, 태충에 3장, 소부에 3장 뜸을 뜬다. 방광유, 소장유.

胃兪關元曲泉勞宮三焦兪腎兪 氣海年壯 太冲三壯 少府三壯 膀胱兪小腸兪

뱃속에서 소리가 나고 묽은 똥을 누며 배가 아픈 것 [腸鳴溏泄腹痛]

신궐에 100장 뜸을 뜨고, 삼음교에 3장 뜸을 뜬다.

神闕百壯 三陰交三壯

39. 몸 身部

심신(心腎)이 사기를 받아서 수화(水火)가 서로 조화를 이루지 못하면 적취가 생기고, 근육이 늘어지거나 오그라지며 마비가 되고, 무감각해지며 반신불수가 된다. 팔다리의 근육이 수축되고 경련을 일으킨다. 자식을 얻지 못하는 데까지 이르게 되는데 사기가 실하면 아프고, 허하면 가렵다.

心腎受邪 水火不能交濟 積聚緩急 周痺不仁偏枯 四肢拘攣 致令無子 邪實則痛 虛則痒

몸에는 사해가 있는데, 기해, 혈해, 조해, 수해이다. 수해는 절골혈을 말하는 것이다. 오장의 기가 허비하고, 진기가 부족한 모든 기병에는 기해에 뜸을 뜨는 것이 좋다.

身有四海 氣海血海照海髓海謂絶骨穴也 臟氣虛憊 眞氣不足 一切氣疾 宜灸氣海

온몸의 감각이 둔해지는 것 [身體不仁]
먼저 경골을 취하고 나중에 중봉, 절골을 취한다. 모두 침을 놓는데 사법을 쓴다. 先取京骨 後取中封絶骨 皆鍼瀉之

가슴과 등이 저린 것 [痺胸背]
어제. 魚際

가슴이 답답하고 그득한 것 [煩滿]
상구. 商丘

몸이 뒤로 젖혀지는 것 [反折]
간유. 肝兪

온몸이 마비된 것 [癱瘓]
합곡, 곡지, 하삼리, 곤륜, 태충. 合谷曲池下三里崑崙太冲

온몸이 저리고 마비되는 것 [周痺]
격유, 임읍. 膈兪臨泣

몸이 떨리는 것 [振寒]
족임읍. 足臨泣穴

온몸이 풀리는 것 같은 것 [如解]
용천, 비유. 湧泉脾兪

눕고 싶은 것 [嗜臥]
태계, 조해, 천정, 비유, 간유, 삼음교. 太谿照海天井脾兪肝兪三陰交

장딴지가 저리는 것 [腨痺]

풍시, 곤륜. 風市崑崙

원혈과 여러 증세에 쓰는 혈을 참고하여 가감하는 것이 좋다. 須宜元穴及諸症穴 參考加減

40. 구토 嘔吐

가슴과 배가 아파서 토하는 것은 한열이나 담음이 창자와 위에 들어왔기 때문이다. 대개 구토는 음의 기운이 위로 거슬러 오르는 것을 양의 기운이 이겨내지 못하기 때문이다. 心腹痛而嘔者 寒熱或痰飮客於腸胃也 凡嘔吐 陰氣上逆而 陽不勝故也

위로 토하고 아래는 막히는 것 [上吐下閉]

관격이라고 하는데 사관혈을 사하는 것이 좋다. 사관혈은 합곡과 태충을 말하는 것이다. 關格 宜瀉四關穴 謂合谷太冲是

구토 [嘔吐]

중완, 내관에 모두 침을 놓는다. 삼음교에 침을 꽂아두면 신기한 효과가 있다. 中脘內關幷鍼 三陰交留鍼 神效

마른 구역 [乾嘔]

척택, 장문, 간사, 관충, 중저, 은백, 젖 아래로 1촌에 뜸을 3장 뜬다. 尺澤章門間使關衝中渚隱白乳下一寸 三壯

토혈 [吐血]

어제, 천추, 노궁, 행간, 신문, 대릉, 척택, 상성에 뜸을 7장 뜬다. 더해지는 증세에는 다음과 같이 한다. 魚際天樞勞宮行間神門大陵尺澤上星七壯 加症後錄

- 가슴이 답답한 것 [煩心]

간사, 신문, 어제. 間使神門魚際

- 오한 발열 [寒熱]

심유, 절골, 비유. 心兪絶骨脾兪

- 기가 위로 치미는 것 [上氣]

폐유, 천돌에 즉시 뜸을 뜬다. 효천에는 <투경법>을 쓰면 신기한 효과가 있다. 肺兪天突卽灸 哮喘套頸法 神效

- 기격 [氣膈]

격유, 전중, 간사. 膈兪亶中間使

- 뱃속이 꾸르륵거리는 것 [腸鳴]

곡지, 대장유. 曲池大腸兪

- 가슴이 답답하고 괴로운 것 [悶亂]

호구, 삼초유, 대릉. 虎口三焦兪大陵

- 눕고 싶은 것 [嗜臥]

조해. 照海

- 토하지 못하는 것 [不吐]

심유. 心兪

- 토하면서 음식을 삼키지 못하는 것 [嘔噎]

음교. 陰交

- 허약한 것 [虛者]
기해혈을 보한다. 補氣海穴

구토하고 오한이 났다가 열이 났다 하면서 가슴이 답답한 것 [嘔吐乍寒乍熱心煩]
중완, 상구, 대추, 중충, 담유, 절골. 中脘商丘大椎中衝膽兪絶骨

41. 부인병 婦 人

월경이 부정기적인 것은 혈이 허하고 열이 있는 것이다. 월경이 올 때 통증이 있는 것은 혈이 실하고 기가 정체되어 있기 때문이다. 經水無期而來者 血虛有熱也 經水將來作痛者 血實氣滯也

월경이 지나치게 많으며 어혈 같은 것 [經候過多色瘀]
색은 새까맣고 호흡이 짧고 약하며 배꼽 주위가 몹시 차가우며 비가 오듯이 땀이 난다. 임맥이 허쇠하여 풍과 냉기가 포중(胞中)을 타고 들어온 것을 지켜내지 못한 것에서 비롯된 것이다. 관원에 100장 뜸을 뜬다. 黑甚 呼吸小氣 臍腹極寒 汗出如雨 任脈虛衰 風冷客乘胞中不能固之致 關元穴百壯

월경, 대하, 오로 [月事帶下惡露]
간유, 기해에 나이 수만큼 뜸을 뜬다. 중완, 곡골에는 50장 뜸을 뜬다. 肝兪氣海年壯中脘曲骨五十壯

자궁탈출 [陰挺出]
음교, 곡골, 곡천, 조해, 대돈, 태계에 3장 뜸을 뜬다. 陰蹻曲骨曲泉照海大敦太谿 三壯

창백하고 땀이 나며 음부가 아픈 것 [蒼汗陰痛]
하료, 중료, 태충, 독음. 下髎中髎太冲獨陰

혈이 덩어리지고 월경 불순인 것 [血塊月事不調]

관원, 간사, 음교, 천추에 모두 침을 놓는다. 석문에는 침을 놓으면 안 된다. 침을 놓으면 자식을 낳지 못한나. 뜸은 7장에서 100장까지 뜬다.

關元間使陰蹻天樞皆鍼 石門禁鍼 鍼之無子 灸七壯至百壯

오로가 덩어리로 된 것 [惡露成塊]

석문에 7장에서 100장까지 뜸을 뜬다.

石門七壯至百壯

무월경, 자식을 낳지 못하는 것 [血閉無子]

곡천.

曲泉

징가[104], 뱃속이 꾸르륵거리고 설사하며 배꼽 주위가 꼬이듯 아픈 것 [癥瘕腸鳴洩痢繞臍絞痛]

천추에 100장 뜸을 뜬다. 장문, 대장유, 곡천, 곡지. 배꼽과 마주한 척골 위에 3·7장 뜸을 뜨는데 먼저 양경에 뜸을 뜨고 나중에 음경에 뜸을 뜨는 것이 좋다.

天樞百壯 章門大腸兪曲泉曲池對臍脊骨上三七壯 灸宜先陽後陰

배꼽 아래가 차가운 산증 [臍下冷疝]

태충, 기해, 독음. 배꼽 아래 1촌에 있는 음교에 뜸을 100장 뜬다.

太冲氣海獨陰陰交 在臍下一寸灸百壯

적백 대하 [赤白帶卜]

곡골에 7장 뜸을 뜬다. 태충, 관원, 복류, 삼음교, 천추에 100장.

曲骨七壯 太冲關元復溜三陰交天樞 百壯

---

104) 징가(癥瘕) : 병증명. 『金匱要略 · 虐病脈證幷治』 복강에 덩어리가 생긴 질병의 하나. 『諸病源候論 · 癥瘕病諸候』에서 "덩어리가 고정되어 이동하지 않는 것을 '징'이라고 하고 덩어리가 뭉쳐진 것이 있어 밀면 이동하는 것을 '가'라고 한다."고 하였다. 징가와 積聚에 대해 『聖濟總錄 · 積聚門』에서는 징가와 적취는 같은 종류로 보았는데 예를 들면 "癥瘕結癖이란 적취의 異名으로 증상은 같지 않으나 원래 그 근본은 대체적으로 같다."고 하였다.

전포[105] 소변보기가 힘든 것 [轉胞小便難]

관원에 2·7장 뜸을 뜬다. 關元 二七壯

월경이 통하지 않는 것 [月經不通]

합곡, 음교, 혈해, 기충. 合谷陰交血海氣衝

붕루 [崩漏]

태충, 혈해, 음곡, 연곡, 삼음교, 간유, 지구. 太冲血海陰谷然谷三陰交肝兪支溝

백대하 [漏白帶]

삼음교, 곡골에 7장에서 7·7장까지 뜸을 뜬다. 三陰交曲骨 七壯至七七壯

피오줌 [血淋]

단전에 7장에서 100장까지 뜸을 뜬다. 丹田 七壯至百壯

태반이 나오지 않는 것 [胞衣不下]

새끼발가락 끝에 3장 뜸을 뜬다. 중극, 견정. 足小指尖三壯 中極肩井

오줌이 잘 나오지 않으면서 방울방울 떨어지는 것 [淋瀝] 오좀츤든는증

조해, 곡천, 소장유. 照海曲泉小腸兪

임신한 것 같은 것(가임신) [如姙]

음곡, 용천. 陰谷湧泉

105) 전포(轉胞) : 병증명. 『金匱要略 · 婦人雜病脈證治』胞轉, 轉脬라고도 한다. 『諸病源候論 · 小便病諸候』에서 "방광이 꼬여 소변이 잘 통하지 않는 것을 전포라 한다. 그 증상은 臍下가 땅기면서 아프고 소변이 잘 나오지 않는 것이다."라고 하였다. 대부분 임신이나 소변을 참으면서 질주, 혹은 성교하거나 포식을 한 후 소변을 참는 등 억지로 소변을 참거나 혹은 熱寒邪에 의해 핍박받거나 혹은 놀라고 근심하고 暴怒함으로 인해 기가 방광을 핍박해서 방광이 꼬여 발생한다.

임신을 촉진하는 것

[催孕]

하삼리, 지음, 합곡, 삼음교, 곡골에 7장에서 7·7장까지 뜸을 뜨면 곧 자식이 있게 된다.

下三里至陰合谷三陰交曲骨 七壯至七七壯 卽有子

불임증

[無子]

포문, 자호, 곡골, 상구, 중극에 100장에서 300장까지 뜸을 뜬다. 혹 4번 침을 놓으면 곧 자식이 있게 된다.

胞門子户曲骨商丘中極灸百壯至三百壯 或四度鍼卽有子

유뇨[106]

[遺尿]

곡골에 7·7장 뜸을 뜬다.

曲骨 七七壯

자궁 속에 나쁜 피가 있어서 아픈 것

[胞中惡血痛]

석문에 2·7장에서 100장까지 뜸을 뜬다. 음도는 거궐혈을 사이에 끼고 1촌 반 나가서 곧바로 2촌 내려간 곳에 있는데 3장 뜸을 뜬다. 침을 놓으면 안 된다. 침을 놓으면 종신토록 자식이 없다. 사만은 배꼽을 사이에 끼고 옆으로 5푼 나가서 곧바로 2촌 아래에 있는데 3장 뜸을 뜬다.

石門 二七壯至百壯 陰都挾巨闕一寸五分 直下二寸 三壯 禁鍼鍼之 終身無子 四滿在挾臍傍五分 直下二寸 三壯

난산

[難産]

손이 먼저 나오는 것을 횡생이라고 하고, 발이 먼저 나오는 것을 역생이라고 한다. 즉시 가는 침으로 태아의 손바닥이나 발바닥을 1, 2푼 깊이로 3, 4군데를 찌르고, 즉시 침구멍에 소금을 바르고 문질러 마찰한 후에 아주 가볍게 안으로 밀어 넣으면 태아가 오므라들어서 순산하게 된다. 소금을 산모의 배 위에 바르면 정상 분만하게 되고, 또 새끼발가락 끝에 뜸을 3장 뜨면 곧 순산하게 된다.

手先出 曰橫生 足先出 曰逆生 卽用細鍼 刺兒手心 或足心 一二分 三四處 卽以鹽塗鍼穴 擦磨後 輕輕入送則 兒縮順生 仍以鹽塗毋腹上正産 又足小指尖灸三壯 卽順生

106) 유뇨(遺尿) : 병명, 『傷寒論·辨陽明病脈證幷治』遺溺이라고도 한다. 수면 중에 소변이 흘러나오는 경우, 혼미 시 소변이 저절로 흘러나오는 경우, 정신이 들었을 때 소변이 자신도 모르게 흘러나오는 경우 및 소변이 잦으면서 소변을 참기 어려운 경우를 포괄한다.

낙태 후에 손발이 얼음같이 찬 궐역 [墮胎後手足如氷厥逆]

태충, 합곡, 견정에 침을 5푼 깊이로 놓는다. 만약 침을 깊이 찌르면 속이 답답하고 괴로운데 급히 삼리혈을 침으로 찔러서 기를 아래로 내려야 한다.

太冲合谷肩井 鍼五分 若鍼深則悶亂 急以鍼刺三里穴 下其氣

죽은 태아 [死胎]

삼음교, 합곡, 곤륜, 태충.

三陰交合谷崑崙太冲

산후의 모든 질병 [産後諸疾]

기문에 뜸을 5장 뜬다.

期門五壯

뱃속 아기가 위로 치밀어 올라와서 답답하고 괴로운 것 [子上逼心悶亂]

합곡을 보하고, 삼음교를 사한다. 거궐에 침을 놓고 7번 숨을 내쉴 동안 꽂아두며 7장에서 7·7장까지 뜸을 뜬다.

補合谷 瀉三陰交巨闕鍼 留七呼 灸七壯至七七壯

단산하려고 하는 것 [欲斷産]

발 바깥쪽 복사뼈 위 각 1촌에 3장 뜸을 뜨면 곧 단산하게 된다. 석문은 일명 단전(丹田)인데 침을 놓는다.

足外踝上各一寸 三壯 卽斷産 石門一名丹田 鍼刺

• 유방의 종기 乳腫

유옹[107] 乳癰

족임읍, 신문, 태계, 하삼리, 내관, 격유에 뜸을 뜨고, 기죽마혈에 7장 뜸을 뜬다.

足臨泣神門太谿下三里內關膈兪 灸騎竹馬穴 七壯

내암[108] 嬭岩

107) 유옹(乳癰) : 병명. 대개 肝氣가 울결 된데다 胃熱이 쌓였거나, 혹은 乳汁瘀滯로 인해 발생한다. 초기에는 유방이 딱딱해지고 脹痛하며, 유즙이 잘 나오지 않고, 전신에 오한발열이 발생하며 계속되면 腫塊가 점차 커져 벌겋게 부으면서 심하게 아프고 한열이 물러나지 않으며 내부에 쌓여 농이 형성된다.

108) 내암(嬭岩) : 병명. 내암은 乳岩이다. 『丹溪心法』 권5, 石榴翻花發이라고도 함. 대개 중년 이후의 부녀자에게서 발생한다. 화를 내거나 지나치게 근심함으로 인해 간비의 기가 상역하여 발생한다. 초기에는

나이 40세 이전이면 치료할 수 있으나 40세 이후면 치료하기가 어렵다. 이른 나이에 과부가 된 사람과 아이를 낳지 않은 여자가 이 병에 길리면 죽는다. 年四十以前 猶可治 年四十以後 則 難治 是早年寡婦及無産女患此則死

산후 복통 [産後腹痛]

기해에 100장 뜸을 뜬다. 氣海 百壯

산후에 오로가 그치지 않는 것 [因産惡露不止]

중극, 음교에 뜸을 100장 뜨고, 석문에 7장에서 100장까지 뜸을 뜬다. 中極陰交百壯 石門七壯至百壯

젖이 나오지 않는 것 [無乳汁]

전중에 7장에서 7·7장까지 뜸을 뜬다. 침을 놓으면 안 되고 소택을 보한다. 亶中七壯至七七壯 禁鍼 少澤補

자주 낙태하는 것 [數落胎]

매번 3일 이내에 즉시 뜸을 뜨는데 삼음교에 7장, 중극, 곡골에 각각 5장, 배꼽에 300장 뜸을 뜬다. 每三日內 卽灸 三陰交七壯 中極曲骨各五十壯 臍中三百壯

음부가 건조하고 아파서 음양교합을 싫어하는 것 [陰中乾痛惡合陰陽]

곡골에 50장 뜸을 뜬다. 曲骨五十壯

적백대하에 피가 섞여 나오는 것 [血漏赤白]

영충에 50장 뜸을 뜬다. 營衝五十壯

소변에 피가 섞인 것 [尿血]

격유에 침을 3푼 깊이로 놓고 7번 숨을 내쉴 동안 꽂아둔 膈兪鍼三分 留七呼 灸三壯 後

乳中에 대추만한 結核이 생겼다가 점차 장기 알만해지고 아프지도 가렵지도 홍색을 띠지도 열이 나지도 않으며 1~3년 동안 점차 腫大해져 아프기 시작하는데 동통이 발생하면 치료하기 어렵다.

다. 뜸을 3장 뜬다. 후계, 완골.

谿腕骨

월경이 멎지 않는 것

[月事不斷]

음교(陰蹻)에 3장 뜸을 뜨고, 음교(陰交)에 100장 뜸을 뜬다.

陰蹻三壯 陰交百壯

42. 소아

小 兒

어린애를 처음 낳았을 때 7일 내에 자궁과 연결된 배꼽은 저절로 말라서 떨어진다. 그날 즉시 익은 쑥을 가지고 소뿔 모양으로 만들되 안을 비워서 배꼽에 뜸을 7장 뜨는데 매번 그 뜸봉의 불이 반까지 탔을 때 꺼버리면 다시는 배 아픔이 없게 된다.

小兒初産 七日內臍中胞係自枯自落 其日卽以熟艾 形如牛角內空灸臍中七壯 其艾炷每火至半卽去 永無腹痛

소아의 태간, 내간, 경간

[小兒胎癎嬭癎驚癎]

귀안 4혈에 각각 뜸을 3장 뜬다. 매번 뜸을 뜰 때마다 네 곳을 한꺼번에 꺼질 때까지 입으로 불어서 불을 끈다.

灸鬼眼四穴各三壯 每次 四處一時吹火盡燒

화단독

[火丹毒]

바람이 돌아다니는 것을 이르는 것인데 바람이 가슴과 배에 들어가면 죽는다. 즉시 원리침을 사용해서 붉어진 주변 부위의 나쁜 피를 많이 빼내고 다음날 다시 살펴보아서 붉은 곳에는 앞에서 침을 찌른 것과 같이하면 효과가 있다.

謂遊風 入胸腹則死 卽用利鍼周匝紅處 多出惡血 翌日更觀紅赤處 如右鍼刺 效

탈항

[脫肛]

백회에 7장, 배꼽에 나이 수만큼 혹은 50장이나 100장 뜸을 뜬다.

百會七壯 臍中年壯 或五十壯或百壯

야맹증 | [雀目] 밤눈못보는증
엄지손가락의 손톱 뒤 첫째 마디의 안쪽 가로금 끄트머리 흰살 경계에 각각 1장 뜸을 뜨고 간유에 9장 뜸을 뜬다. | 手大指甲後第一節內橫紋頭白肉際各一壯 肝兪九壯

숫구멍이 닫히지 않는 것 | [顖門不合] 숫구무어원증
배꼽 상하에 각각 3장 뜸을 뜨면 뜸딱지가 떨어지기 전에 숫구멍이 먼저 닫히는 효과가 있다. | 灸臍中上下各三壯 灸痂未落顖門先合效

몸이 여위고 소화가 안 되는 것 | [羸瘦食不化]
위유, 장곡. 장곡은 배꼽을 끼고 양 옆으로 각 2촌인데 뜸을 7장 뜬다. | 胃兪長谷 (挾臍傍各二寸) 灸七壯

한쪽 음낭이 커져서 뱃속으로 들어간 것 | [陰卵偏大入腹]
태충, 독음, 기충, 삼음교, 관원. | 太冲獨陰氣衝三陰交關元

경풍 | [驚風]
신도는 제 5추 마디 사이인데 뜸을 7장에서 100장까지 뜨면 효과가 있다. | 神道在第五椎節間 灸七壯至百壯 卽效
또 위급하고 어려우면 두 젖꼭지에 뜸을 3장 뜨는데 남자는 왼쪽, 여자는 오른쪽에 뜬다. | 又危急難救 灸兩乳頭三壯 男左女右

잠자면서 놀라 손을 내두르고 눈을 감지 못하는 것 | [睡驚手掣目不合]
검지손가락 끝에 각각 뜸을 3장 뜬다. 간사, 합곡, 태충, 태연. | 手大指次指端 各三壯 間使合谷太冲太淵

태간 | [胎癎]
귀안에 각각 3장 뜸을 뜬다. 간사에 30장, 백회에 9장, 음경 끝에 7장 뜸을 뜬다. | 鬼眼各三壯 間使三十壯 百會九壯 陽莖頭七壯

소변이 나오지 않는 것 [小便不通]

백회에 7장, 영충에 각각 3장, 단전에 2·7장, 용천에 3장, 포문에 50장 뜸을 뜬다. 또 파두육을 짓찧어 떡같이 만든 것이나 소금 볶은 것을 배꼽 위에 놓고 뜸을 50장 뜬다.

百會七壯 營衝各三壯 丹田二七壯 湧泉三壯 胞門五十壯 又用巴豆肉 搗作餠 或炒鹽安塡臍中 灸五十壯

입을 앙다물어서 벌리지 못하는 것 [口噤]

연곡.

然谷

놀라서 생긴 간질 [驚癎]

완골, 정수리 중앙 머리털이 감돌아 난 곳(가마) 가운데에 3장 뜸을 뜨고, 귀 뒤 푸른 맥에 3장, 태충에 3장 뜸을 뜬다.

腕骨 頂中央旋毛中三壯 耳後青絡脈三壯 太冲三壯

해학[109] [痎瘧]

신도는 제5추 마디 아래에 있고, 일명 장유(莊兪)라고 하는데 뜸을 7장 뜬다.

神道在五椎節下間 一名莊兪 灸七壯

잘 놀라는 것 [善驚]

연곡.

然谷

잘 우는 것 [多哭]

백회.

百會

갑작스럽게 일어난 산증 [卒疝]

태충.

太冲

109) 해학(痻虐) : 학질의 하나. 痻는 痎와 같으므로 곧 痎虐을 말한다. 『黃帝內經太素 · 三虐解』에서 "여름철에 暑邪에 손상되면 반드시 가을에 해학이 발생한다."고 하였고 『難經 · 五十六難』에서 "간에 적체가 있으면...사람에게 해역, 해학이 발생한다."고 하였다.

두 눈구석이 빨개지는 것 [兩目眥赤]

합곡, 곤륜, 신문, 풍지, 절골. 合谷崑崙神門風池絶骨

두 눈에 흰 막이 생겨서 봄가을마다 눈동자를 덮는 것 [兩眼白翳每到春秋遮瞳]

제 9추 마디 위에 7장 뜸을 뜬다. 또 간유를 취해서 7장 뜸을 뜬다. 第九椎節上七壯 又取肝兪穴七壯

잇몸이 썩어서 더러운 냄새가 나는 사람 [蝕齗穢臭衝人]

노궁에 각각 뜸을 1장 뜬다. 勞宮各一壯

배꼽에 생긴 종기 [臍腫]

배꼽과 마주한 척골 위에 뜸을 3장 또는 7장 뜬다. 灸對臍脊骨上 灸三壯 或七壯

갑자기 팔꿈치 피부가 푸르고 검게 되는 것 [卒肘皮青黑]

배꼽의 네 주변 각각 반 촌 떨어진 곳과 구미골 아래 1촌 되는 곳에 각각 뜸을 3장 뜬다. 灸臍四邊各半寸 幷鳩尾骨下一寸 各灸三壯

풍간으로 눈을 위로 치뜨는 것 [風癎目戴上]

제 5추 마디 위에 7장 뜸을 뜬다. 백회에 7장, 곤륜에 3장 뜸을 뜬다. 灸第五椎節上七壯 百會七壯 崑崙三壯

4, 5세가 되어도 말을 하지 못하는 것 [四五歲不言]

심유와 발안쪽 복사뼈 뾰족한 위에 각각 뜸을 3장 뜬다. 心兪足內踝尖上 各灸三壯

음부가 붓는 것 [陰腫]

곤륜, 태충, 태계. 崑崙太冲太谿

적백 이질 [赤白痢疾]

배꼽에 7장에서 100장까지 뜸을 뜨고, 삼음교에 7장 뜸을 臍中七壯至百壯 三陰交七壯

뜬다.

오줌싸개 [遺尿]

기해에 100장, 대돈에 3장 뜸을 뜬다. 氣海百壯 大敦三壯

젖을 토하는 것 [吐乳]

중정은 전중 아래 1촌 6푼 되는 곳에 있는데 뜸을 5장 뜬다. 中庭 在亶中下一寸六分 灸五壯

눈꺼풀에 생긴 창이 각막으로 번진 것 [斑瘡入眼]

대저에 7장에서 3 · 7장 뜸을 뜬다. 자세히 살펴보고 침범한 곳을 각각 그 경락을 쫓아 치료한다. 大杼七壯 至三七壯 詳看犯處各治其經絡

밤만 되면 우는 것 [達夜啼呼]

아이의 아버지로 하여금 아이를 업고 칼을 가지고 몰래 이웃집 울타리를 베어내게 하는데 다른 사람이 모르게 한다. 아이가 울면 그치고 그 후에 가만히 되돌아와 그 베어낸 것을 붙여놓으면 다시 울고 부르지 않게 된다. 使其兒父 負其兒 持刀潛斫隣家籬帶 勿使人知之 兒啼卽止 然後潛還 繫其斫帶 則永勿啼呼

부종 [浮腫]

수분에 3장, 삼음교에 30장, 비유에 3장 뜸을 뜬다. 水分三壯 三陰交三十壯 脾兪三壯

오래된 학질 [久瘧]

귀안에 3장, 내정에 7장 뜸을 뜬다. 鬼眼三壯 內庭七壯

게거품을 토하며 죽은 사람처럼 되는 것 [吐沫尸厥]

거궐에 7장, 중완에 50장 뜸을 뜬다. 巨闕七壯 中脘五十壯

아기가 태어난 지 초 7일 안에 잘 우는 것 [兒生一七日內多啼]

객풍이 배꼽에 들어서 심과 비에 이른 것이다. 客風中於臍至心脾 合谷太冲神

합곡, 태충, 신문, 열결에 7장, 승장에 7장 뜸을 뜬다. 門列缺七壯 承漿七壯

먼저 놀란 뒤에 우는 것 [先驚後啼]

백회에 7장 뜸을 뜬다. 간사, 은교. 百會七壯 間使齗交

몸이 뻣뻣해지면서 뒤로 젖혀지는 것 [角弓反張]

백회에 7장, 천돌에 7장 뜸을 뜬다. 百會七壯 天突七壯

• 다섯 가지 간질 五 癎

먹는 간질 食癎

먼저 차갑다가 열이 나며 떨리다가 곧 발작하는 것은 손가락이 여러 가지 물건 형태로 구부러진다. 구미 위 5푼 되는 곳에 3장 뜸을 뜬다. 간사, 신정에 3장 뜸을 뜬다. 삼음교. 先寒熱洒淅 乃發者 屈指如數物形 鳩尾上五分三壯 間使神庭三壯 三陰交

돼지 울음소리를 내는 간질 豬肝

죽은 시체처럼 되고, 게거품을 토한다. 거궐에 3장 뜸을 뜬다. 태연. 尸厥吐沫 巨闕三壯 太淵

개 울음소리를 내는 간질 犬癎

노궁, 신맥에 각각 1장 뜸을 뜬다. 勞宮申脈 各一壯

닭 울음소리를 내는 간질 鷄癎

잘 놀라고 몸이 뒤로 젖혀지며 손에 경련이 일어나고, 저절로 떤다. 절골, 신맥, 내정, 백회, 간사, 태충, 태연. 善驚 反折 手掣 自搖 絶骨申脈內庭百會間使太冲太淵

양 울음소리를 내는 간질 羊癎

혀를 내빼며 눈을 부릅뜨고 양 울음소리를 낸다. 대추에 3장, 해계와 제 9추 아래 사이에 3장 뜸을 뜬다. 吐舌 目瞪 羊鳴 大椎三壯 解谿又第九椎下間三壯

소 울음소리를 내는 간질 牛癎

눈이 한 곳에 고정되고 배가 그득해진다. 구미에 3장, 삼음교, 대추에 3장 뜸을 뜬다. 直視 腹脹 鳩尾三壯 三陰交大椎三壯

말 울음소리를 내는 간질 馬癎

눈을 크게 뜨고, 머리를 흔들며 몸을 뒤로 젖히고 말울음 소리를 낸다. 복삼, 풍부에 3장 뜸을 뜨고, 신문, 금문, 배꼽에 3장 뜸을 뜬다.

張目 搖頭 反折 馬鳴 僕參風府三壯 神門金門臍中三壯

다섯 가지 간질 五癎

신문, 간사, 귀안, 신맥.

神門間使鬼眼申脈

경간으로 인한 계종110) [驚癎瘈瘲] 주리힐호ᄂᆞᆫ증

곤륜, 전정, 장강, 신문, 백회에 3장 뜸을 뜨고 신정에 7장 뜸을 뜬다. 본신.

崑崙前頂長强神門百會三壯 神庭七壯 本神

배가 그득하고 먹지 못하는 것 [腹滿不食]

중완에 침을 놓는다. 절골, 하삼리.

中脘鍼 絶骨下三里

토혈 [吐血]

어제, 신문, 노궁, 태충, 척택, 심유에 50장 뜸을 뜬다.

魚際神門勞宮太冲尺澤心兪 五十壯

급경풍이라는 것은 바람으로 인해서 일어나는 것인데 간혹 금수, 닭, 개 소리를 듣고서 일어나기도 한다. 입에 침이 흐르고 온몸이 뒤틀리고 몸과 입에 모두 열이 나며 발작이 갑작스럽고 심한데 지난 후에는 다시 평소처럼 멀쩡하다.

急驚風者 因風而作 或聞禽獸鷄犬聲而作 口生潮涎 一身搐搦 뷔트ᄂᆞᆫ증 身口皆熱 發作暴烈 過後惺惺如舊

만경풍이라는 것은 큰 병을 앓고 난 후에 혹은 크게 토하고 난 나머지 비위가 매우 허한데서 일어난다. 몸과 입과 코에서 나오는 기운이 모두 차다. 때때로 발작성 경련으

慢驚風者 作於大病之餘 或大吐之餘 脾胃極虛 身與口鼻氣出皆冷 時時瘈瘲 주리힐호ᄂᆞᆫ증 昏

110) 계종(瘈瘲) : 병명. 『靈樞 熱病』 抽搐, 搐溺, 抽風이라고도 한다. 『傷寒明理論』 권3에서 “瘈는 筋脈이 땅기는 것을 말하고, 瘲은 근맥이 이완되는 것을 말한다....오그라들거나 펴지며 전동이 그치지 않는 것을 계종이라 한다.”고 하였다.

로 혼수상태에 빠지고 눈이 뒤집히고 입이 오그라든다. 앞의 급경풍과 만경풍의 두 증세로 기절한 것은 먼저 태충맥을 진단해서 끊어지지 않은 것은 지료할 수 있다. 백회 3장, 신정 7장, 귀안 3장, 간유 7장, 양 유두에 3장 뜸을 뜨는데 남자는 왼쪽 여자는 오른쪽에 뜬다. 제 2추와 제5추에 각각 7장 뜸을 뜬다. 혹은 배꼽 가운데에 100장 뜸을 뜨면 신기한 효과가 있다.

睡露睛자며눈뜨는증 撮口입오그리허다 右急驚兩症 氣絶者先診太衝脈 不絶者可治 百會三壯 神庭七壯 鬼眼三壯 肝兪七壯 兩乳頭三壯男左女右 第二椎幷五椎各七壯 或臍中百壯 神效

마마(천연두)

[痘疹] 역질

낱낱의 돋아나온 것이 광택이 있으면 염려하지 않아도 된다. 만약 발진의 색깔이 혈점을 찍은 것 같고 움푹 파이며 점차 검어져 움푹 들어가게 되면 치료하기가 어렵다.

箇箇突起光澤則無患 若痘色如血點且凹 漸至黑陷則 難救

괴질

[怪疾]

대개 몸의 병이 낮에는 가볍다가 밤에는 무거워지는 것은 치료하기가 어렵다. 각기 그 경맥을 따라서 병세가 점점 더 무겁게 되고, 가슴이 답답하고 괴롭고 아프며 괴질의 변화를 예측할 수 없는 것은 음양이 조섭을 잘못하여 음사가 함부로 날뛰는데서 비롯된 것이다. 급히 『신응경』111)의 귀사를 다스리는 법을 쓴다. 먼저 간사를 찌른 후에 13귀혈을 반드시 순서에 따라서 침을 놓아야 한다. 만약 순서를 잘못하면 효과가 없다. 앞에 말한 혈 등에 모두 침을 놓는다.

凡一身之病 晝輕夜重者難治 各隨其經而病勢漸至加重 胸亦煩悶痛 怪幻不測者 乃陰陽失攝陰邪妄動之致也 急用神應經治鬼邪法 先刺間使後十三穴必須其次第而行鍼 若失次則無效 幷鍼右等穴

다음에 으뜸 되는 주요 증상과 관련된 경락의 요혈에 침을 놓는다. 병이 중한 것이라도 침놓는 것이 열 번을 넘지 않아서 낫는다. 병이 가벼운 경우에는 침놓는 것이 네

次鍼元病之所管經要穴 病重者鍼不過十餘度而愈 病輕者 鍼不過四五度而效愈

111) 신응경(神應經): 침구서. 1권. 明代의 陳會가 편찬하고 劉瑾이 교정, 보충한 것으로 1425년에 간행되었다.

다섯 번을 넘지 않아서 효과가 있어서 낫게 된다.

또 음하봉혈[112]에 침을 놓는데 여러 번 시행해도 효과가 없는 후에서야 행한다. 또 신맥, 상성, 곡지혈에 화침 7정을 놓아야 한다. 혹 화침을 놓지 않으면 단지 원리침이나 삼릉침으로 여러 번 놓는데 그 순서를 잘못하지 않는다면 매번 신기한 효험이 있다.

且陰下縫穴 累施無效 然後行之 且夫申脈上星曲池穴 宜火鍼七鋥 而或不施火鍼 只以圓利鍼或三稜鍼 累施 不失其次第 則每有神效

7정이란 뜸 7장이라는 말과 같은 것이다. 화침은 또한 그 법에 따라서 침을 찔러 살 속으로 들어가게 하여 피부 밖으로 나오지 않게 하여서 침봉을 약간 뽑았다가 다시 넣기를 7이라는 수에 따른다는 것인데 그것이 바로 이것이다.

七鋥謂該若灸七壯之說也 火鍼亦依其法而鍼刺 入肉不出皮外 以鍼鋒稍拔 還納依其七數 是也

어른과 어린이의 괴질

[大人小兒怪疾]

앞의 방법과 같은 방법으로 치료한다.

침을 놓을 때는 반드시 정신이 남아있는 어른에게 치료해야 효과를 볼 수 있다.

同治此法 行鍼 必以盛年精神有餘者 乃能取效矣

저주를 받은 증세

[咀呪之症]

역시 반드시 귀사의 법을 사용하는데 먼저 간사에 침을 놓은 후에 십삼 혈에 화침을 쓰는데 그 방법을 따라 시행한다.

亦須用鬼邪之法 先鍼間使後 十三穴火鋥 一依其法行之

43. 잡병

雜 病

전갈에 쏘이고 뱀 개 지네에 물린 상처가 참을 수 없이 아픈 것

[蝎蜇蛇犬蜈蚣咬傷痛不可忍者]

각각 그 상처 난 곳의 경락을 따라서 침을 찌르는데 사법

各隨其所傷經絡鍼刺 用瀉法 使

112) 음하봉혈(陰下縫穴): 회음혈을 일컫는 것이라 생각된다.

을 쓴다. 숨을 쉬지 못하게 해서 독기가 그 경맥을 따라서 곧바로 사해지도록 해야 한다.

不欲呼吸者 使毒氣隨經而直瀉者也

개에게 물린 것

[犬咬]

첫날 7장 뜸을 뜨고 다음날에는 1장씩을 더하는데 매일 뜸을 뜬다.

初日七壯 翌日加一壯 逐日灸

미친개에게 물린 것

[狂犬咬]

처음에 7장 뜸을 뜨는데 하루에 한 장에서 100장까지 뜸을 뜬다.

初灸七壯 日灸一壯至百壯

뱀에게 물린 것

[蛇咬]

물린 곳이 왼쪽에 있으면 침은 오른쪽을 찔러서 상대되는 곳에 침을 찔러 피를 뺀다. 또 머리 위 가마 가운데에 침을 놓으면 신기한 효과가 있다. 또 경중을 논하지 말고 즉시 물리지 않은 쪽, 내태충과 음릉천혈에 침을 놓으면 큰 효과가 있다.

咬處在左 鍼刺右邊相對處 出血 又刺頭頂上旋毛中 神效 又 勿論輕重 卽鍼不咬邊內太冲及陰陵泉穴 大效

44. 침구택일(鍼灸擇日)

坤二兌七乾六

离九中五坎一

巽四震三艮八

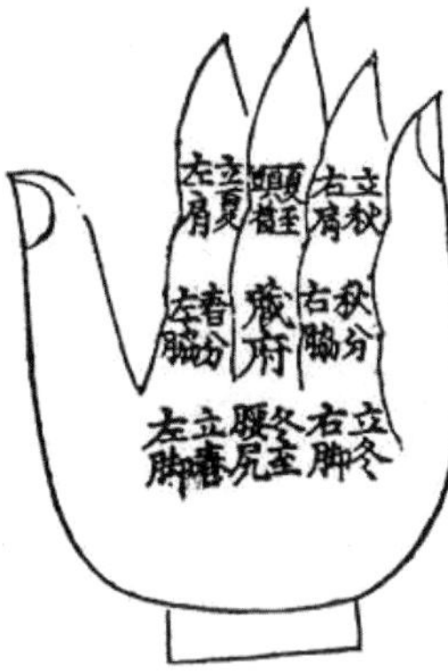

戴九履一左三右七二四爲肩六八爲足是九宮數

침놓고 뜸뜨는데 좋은 날

정묘일, 정해일, 경오일, 경자일, 갑술일, 갑신일, 병자일, 병오일 계축일, 병술일, 임오일, 임자일, 임술일, 신묘일, 무술일, 무신일, 기해일, 을사일, 정축일, 병신일.

[鍼灸吉日]

丁卯丁亥庚午庚子甲戌甲申丙子丙午癸丑丙戌壬午壬子壬戌辛卯戊戌戊申己亥乙巳丁丑丙申

침놓고 뜸뜨는 것을 꺼리는 날

매월 초 6일, 16일, 18일, 22일, 24일, 소진일. 또 오진일, 오유일, 오미일. 또 현일, 15일, 30일. 절기가 바뀌는 전날과 다음날은 흉하다. (소문에 이르기를 절기가 바뀌는 각각의 5일은 좋지 않다고 하였다.) 남자는 무일은 제외하고, 여자는 기일을 뺀다.

[鍼灸忌日]

每月初六十六十八二十二二十四小盡日及五辰五酉五未又忌弦望晦朔入節前後各一日凶 (素問云各五日)男忌除戊女忌破己

每月諸神直日避忌旁通圖

	正	二	三	四	五	六	七	八	九	十	十一	十二
月厭	戌	酉	申	未	午	巳	辰	卯	寅	丑	子	亥
月忌	戌	戌	戌	丑	丑	丑	辰	辰	辰	未	未	未
月殺	丑	戌	未	辰	丑	戌	未	辰	丑	戌	未	辰
月刑	巳	子	辰	申	午	丑	寅	酉	未	亥	卯	戌
大殺	戌	巳	午	未	寅	卯	辰	亥	子	丑	申	酉
六害	巳	辰	卯	寅	丑	子	亥	戌	酉	申	未	午
血忌	丑	未	寅	申	卯	酉	辰	戌	巳	亥	午	子
血支	丑	寅	卯	辰	巳	午	未	申	酉	戌	亥	子
天醫	卯	寅	丑	子	亥	戌	酉	申	未	午	巳	辰
天滅	丑	卯	申	酉	丑	卯	申	酉	丑	卯	申	酉
瘟㾮	羊	戌	居辰	寅	午	蛇行	酉	猴	任亥	子	丑中存	當居卯位
不向	東	西	北	南	東	西	北	南	東	西	北	南

※ 犯着瘟㾮必殺人

太乙遊入節日數

일(日)	立春	春分	立夏	夏至	立秋	秋分	立冬	冬至
1,10,19,28,37	左脚	左脇	左肩	頭首	右肩	右脇	右脚	腰尻
2,11,20,29,38	頭首	左肩	臟腑	腰尻	左脇	左脚	右脇	右肩
3,12,21,30,39	腰尻	臟腑	右脚	右肩	左肩	頭首	左脚	左脇
4,13,22,31,40	右肩	右脚	右脇	左脇	臟腑	腰尻	頭首	左肩
5,14,23,32,41	左脇	右脇	左脚	左肩	右脚	右肩	腰尻	臟腑
6,15,24,33,42	左肩	左脚	頭首	臟腑	右脇	左脇	右肩	右脚
7,16,25,34,43	臟腑	頭首	腰尻	右脚	左脚	左肩	左脇	右脇
8,17,26,35,44	右脚	腰尻	右肩	右脇	頭首	臟腑	左肩	左脚
9,18,27,36,45	右脇	右肩	左脇	左脚	腰尻	右脚	臟腑	頭首

※ 方云通人達士不拘此例云云

鍼灸經驗方終

이경석의 발문

이 침구경험방은 태의 허임이 지은 것이다. 화와 편작 이후로 의원으로 이름 있는 자가 세상에는 없지 않으나, 사람마다 제각각 저술이 있으며, 그 처방은 오래되었고 그 비결은 은밀하여 노사들도 알기 어렵다고 근심하였다. 하물며 저자거리의 보잘 것 없는 무리들에 있어서랴.

此方 卽許太醫任之所著者也 和扁以後 以醫名者 世不乏 人亦各有述 而其方古 其訣秘 自老師或病其難曉 况委巷晩出之輩乎

태의 허임은 평소에 신의 의술로 일컬어졌고 평생 동안 치료한 사람은 손으로 꼽을 수가 없다. 그중에서는 죽어가는 사람을 살려낸 경우도 많아 일세에 명성을 떨쳤으며 침의들에게서는 으뜸으로 추앙되었다. 지금 이 경험방의 글은 귀로 듣고 마음에 담아두었다가 손으로 시험해 본 것이다. 분명치 않은 것은 분명하게 하고, 번거로운 것은 요약하고, 틀린 것은 바로잡았다. 질병의 원인과 치료의 중요한 묘방이 한번 책을 열면 곧바로 눈앞에 선명하니 간략하면서도 쉽고 요약되었으면서도 상세하다고 할 수 있다.

許太醫 素稱神術 平生所救活指不勝屈 間多起死之效 名聲動一世刺家之流 推以爲宗 今此方文 乃其得乎耳 存乎心 而試諸手者也 微者顯之 煩者約之 訛者正之 凡疾病之源委 治療之要妙 一開卷而便瞭然於目前 可謂簡而易 略而詳矣

증세를 살펴 효과를 거두는 것은 약보다 나은 것이 없는데 우수마발이라도 평소에 모아두지 않으면 마련하기가 어려운 것이다. 하물며 금석단사의 귀한 약재를 궁벽한 곳에서 어찌 구할 수 있는 것이겠는가? 하물며 한번 복용하여 병이 낫기를 기약할 수 없음에랴.

夫按証收效 莫良於藥餌 而牛溲馬勃非素畜則 難辦 金石丹砂在僻鄕而何獲 况一服打疊 有不可期者耶

침놓는 것과 뜸뜨는 것은 그렇지 않다. 구비하기가 쉬우면서도 그 효과는 매우 빠르니 그 처방은 지침 중에도

鍼焫則不然 其具易備 其效甚速而其方尤爲指南之捷徑 苟得是

지름길이 되는 것이다. 이 경험방을 얻어서 증세에 따라 치료하면 집집마다 신의 의술을 만날 수 있으니 그 구제하는 바를 어찌 헤아릴 수 있겠는가? 이것은 마땅히 세상이 공유하여 널리 전하여야 할 것이며 없애거나 함부로 하지 않도록 해야 할 것이다.

方 隨證治之則 是家家户户 皆得遇其神手也 其所濟活 庸可量哉 是宜與世共之 以廣其傳 不可以時詘而有所靳也

지금 수상인 북저 김 류가 내국의 도제조를 맡고 있고 내가 마침 그 아래 있어 이 경험방을 호남관찰사 목성선 공에게 부탁하여 간행하게 하였으니 임금님께서 만백성을 건강하게 살도록 하려는 뜻을 받든 것이다. 훗날 이런 것을 보는 사람들은 이를 이어가야 할 것이다.

今首台 北渚 金相國 都提內局 不佞 適忝在下風 遂將此方 屬諸湖南觀察使睦公性善 而刊行之 亦所以體 聖上康濟萬姓之至意也 後之觀風者 宜有以繼之

갑신년 4월 내의원 제조 자헌대부 의정부 우참찬 겸지경연 춘추관사 오위도총부 도총관 이경석 삼가 발문을 쓰노라.

歲甲申四月 內醫院提調 資憲大夫 議政府右參贊 兼知經筵春秋館事 五衛都摠府都摠管李景奭 謹跋

역자 후기

허임 선생의 숨결을 느끼며

'一針二灸三藥'이라는 말처럼 우리 전통의료에는 침과 뜸 그리고 약, 이렇게 세 가지 치료 방법이 있다. 그런데 지금 사람들에게 널리 알려지고 이용되는 전통요법은 대부분 약물치료다. 최근에 와서 침술과 뜸요법 등이 사용되기는 하지만 아직 미진하고, 그나마 제대로 알려지지도 않고 있다. 선조들이 이용하던 가지가지 지혜로운 침뜸치료술은 제대로 계승되지 못한 채 거의 사라져가고 있는 실정이다.

허준이 어의로서 위의를 갖추고 임금의 건강을 돌보던 바로 그때 허준보다 나이는 젊지만 침구술에서는 뛰어난 기량을 가진 허임이라는 침구의원이 있었다. 조선왕조실록에 선조가 밤에 편두통이 발작하여 "침을 맞는 것이 어떻겠느냐"고 허준에게 물어보는 대목이 있다. 이때 허준은 "소신은 침놓는 법을 알지 못합니다. 허임도 평소에 말하기를 '경맥(經脉)을 이끌어낸 뒤에 아시혈(阿是穴)에 침을 놓을 수 있다'고 하는데, 이 말이 일리가 있는 것 같습니다."라고 말한다. 그리고 허임이 침을 놓아 선조의 편두통을 치료한다.

허임은 조선에서 최고의 솜씨를 가진 침구전문 어의였다. 실록의 기록으로 짐작컨대 마치 오늘날 '진료는 의사에게, 약은 약사에게'로 분담되어 있듯, 선조도 '약은 허준에게, 침은 허임에게' 하도록 했던 듯하다.

조선으로 유학을 왔다 간 일본인 야마가와쥰안(山川淳菴)은 허임 선생의 침구경험방 일본판 서문에서 "허임의 침구경험방은 간명하면서도 빠진 것이 없어 배우기만 하면 의술에 통달하여 신비한 경지에까지 이른다. 이른바 백가(百家)의 요체를 모았고 천고(千古)의 비술(秘術)을 열었다. 조선의 침구술은 모두 허임의 침구경험방에 근원을 두고 있다."라고 했다. 또 여러 종류의 필사본과 언해본이 많이 발견되는 것을 보면 침구경험방은 우리 선조들이 애용하던 지혜로운 침뜸치료술의 보물 창고였음이 분명하다.

번역을 하면서 여러 번 깨닫게 된 사실은 허임 선생이 환자를 사랑하는 의의(義醫)의 모습이다. 예를 들면 피풍창[겉바람증]은 피부가 가려운 증상을 말하는 것인데 어려운 한자 병명 대신 당시 일반의 저자에서 통용되넌 '것ᄇᆞᄅᆞᆷ증'이라는 병명을 언문으로 나란히 기록해서 누구나 쉽게 납득할 수 있도록 하였다. 그 외에도 액종마도협영[겯ᄀᆞ리증], 력절풍[ᄆᆞᄃᆡ마다브어알ᄂᆞᆫ증], 편독[가랫돗], 최목[밤눈못보ᄂᆞᆫ증], 요배구루[등구븐증] 등의 표현들이 나오는데 아마도 이 책의 실용도를 높여 더 많은 사람이 혜택을 누리게 하고자 의도한 것일 것이다.

지난해 봄, 우리 침뜸의 우수성과 필요성을 널리 알리기 위해 오랫동안 애쓰고 있는 정통침뜸연구소의 손중양 상임이사께서 허임 침구경험방의 17세기 언해 필사본을 구해 오셔서는 일반인들도 쉽고 편하게 읽을 수 있도록 현대어로 옮기는 작업을 해보자는 제안을 해오셨다. 그러나 검토하는 단계에서 그 언해 필사본이 한문본과 상이하거나 누락된 부분이 상당히 많다는 것을 발견하게 되었다. 결국 한문본(서울대학교 규장각 판본)을 언해본과 대조해가며 번역하게 되는 번거로운 과정을 거치게 되어 만 1년 동안 번역세미나를 하면서 공동번역으로 책을 내게 되었다.

이 책이 널리 읽혀서 허임 선생이 의도한 바대로 아픈 사람들에게 활용되어 치료에 도움이 된다면 부족한 역량의 부끄러움이 많이 탕감될 듯도 하다. 그동안 번역세미나에 함께 참여해주신 이은화 선생님과 원치만 선생님, 번역세미나 때마다 물심으로 힘을 실어주신 사단법인 허임기념사업회에 감사드린다.

2006년 5월
역자 강상숙

부록

부록 1

침구경험방 판본 영인[114]

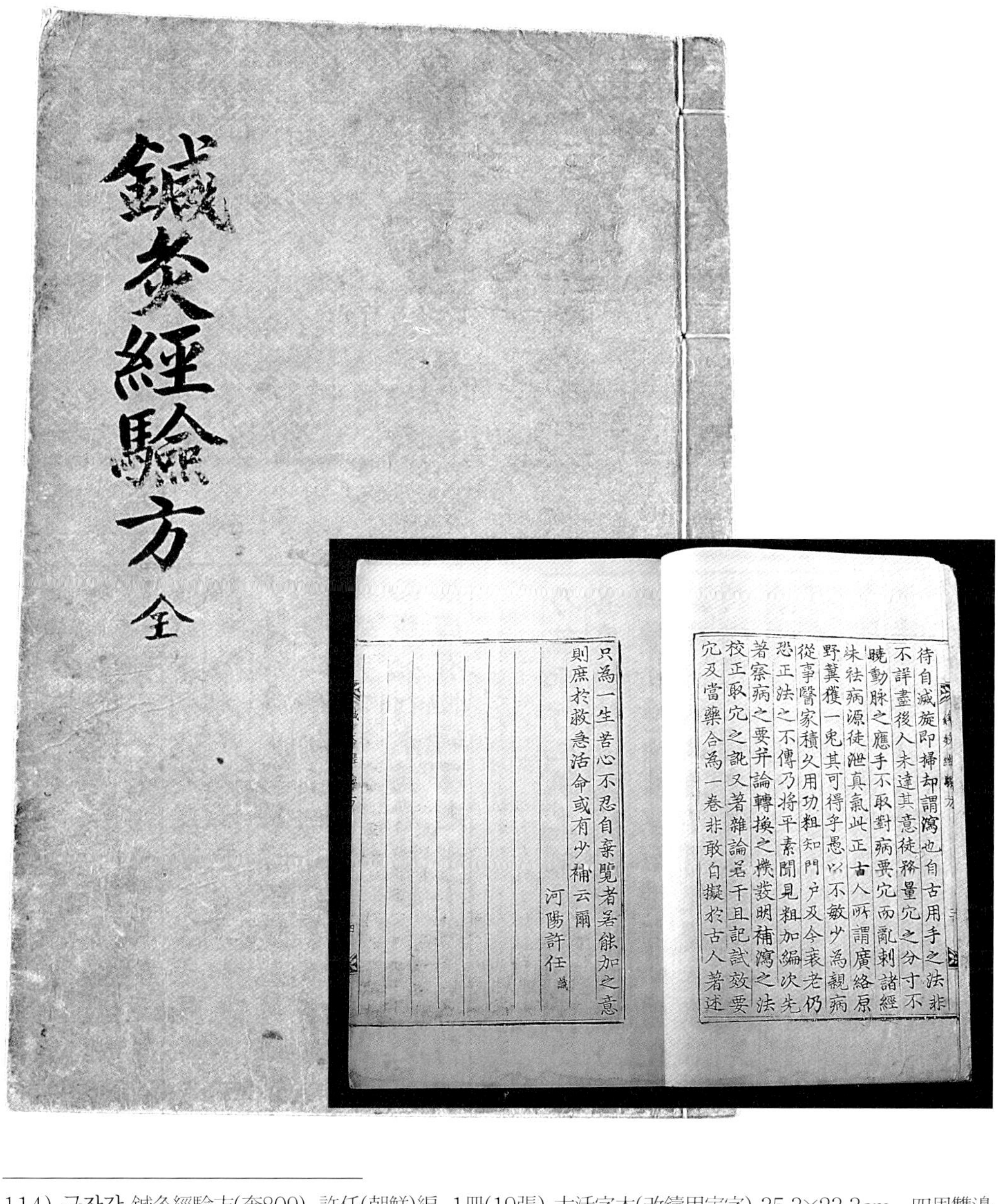

114) 규장각 鍼灸經驗方(奎809), 許任(朝鮮)編. 1冊(19張) 古活字本(改鑄甲寅字) 35.3×23.3cm. 四周雙邊 半郭:24.8×17cm. 10行 1行 17字 注雙行. 版心:上下花紋魚尾.

鍼灸經驗方目錄

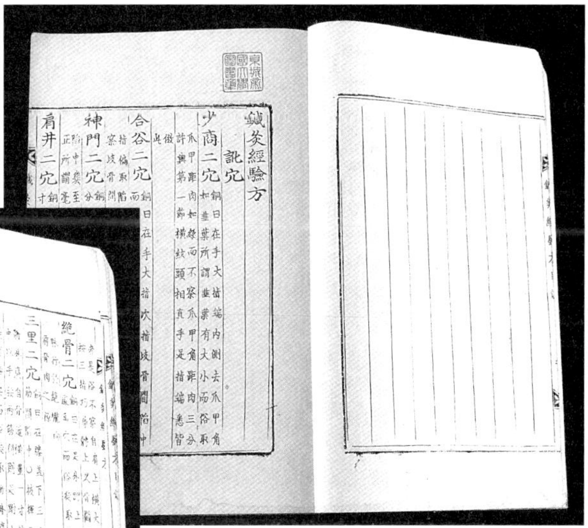

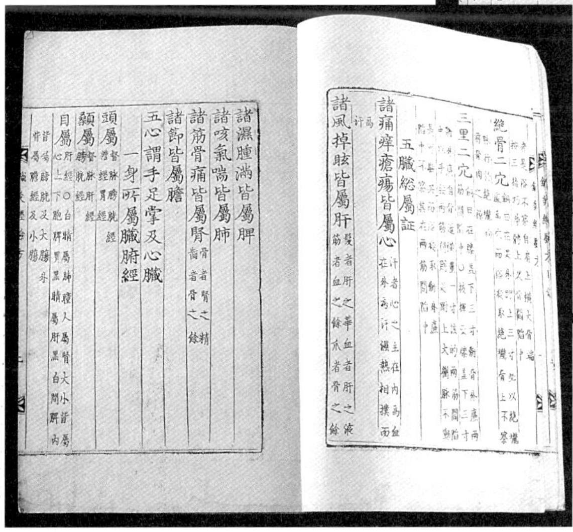

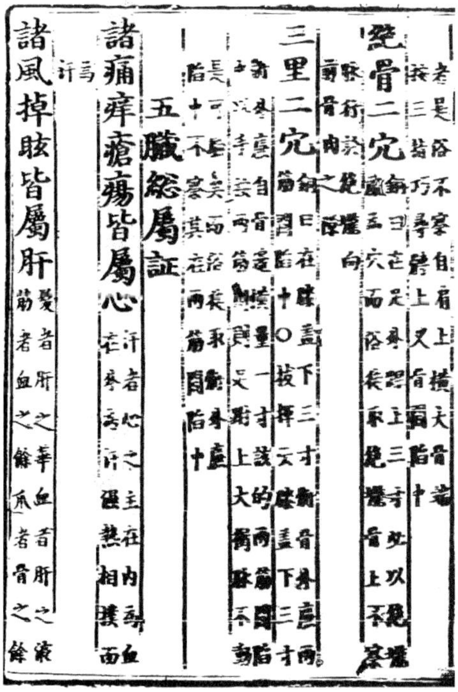

絶骨二穴

三里二穴

五臟総屬証

諸痛痒瘡瘍皆屬心 汗者心之主在內爲血在外爲汗

諸風掉眩皆屬肝 髮者肝之華血者肝之液

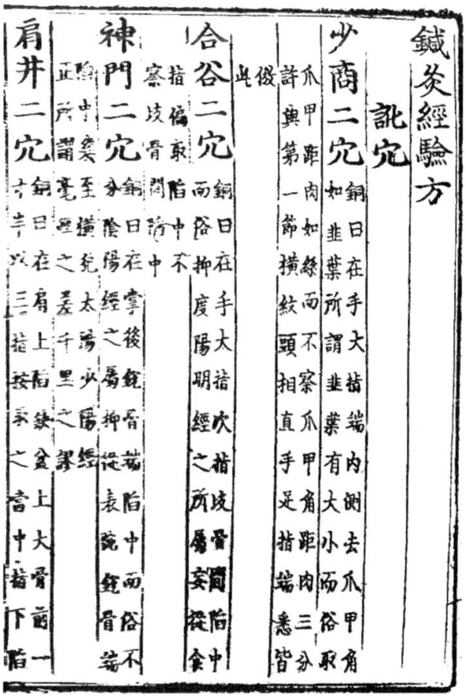

鍼灸經驗方

訛穴

少商二穴 銅曰在手大指端內側去爪甲角如韭葉

合谷二穴 銅曰在手大指次指歧骨間陷中

神門二穴 銅曰在掌後銳骨端陷中

肩井二穴 銅曰在肩上陷缺盆上大骨前一寸半

諸濕腫滿皆屬脾

諸咳氣喘皆屬肺

諸筋骨痛皆屬腎 骨者腎之精齒者骨之餘

諸節皆屬膽

五心謂手足掌及心臟

一身所屬臟腑經

頭屬 督脈膀胱經膽經胃經

顙屬 督脈肝經膀胱經

目屬 肝經○白睛屬肺瞳人屬腎大小眥屬心上下胞脾胃黑睛屬肝黑白間肝內

皆屬膀胱及大腸外眥屬膽經及小腸

面屬 心與大腸及胃經

耳屬 胃與小腸三焦經

鼻屬 肺與督脈

口屬 脾臟

齒屬 腎臟○上齗及唇屬胃下齗及唇屬大腸

上腭屬 胃

舌屬 心腎肝經

喉嚨屬 胃腎心經

胸屬 上焦肺心心包任脈

腹屬 中焦脾肝腎經任脈

小腹 下焦肝腎經

脅屬 肝經膽經

背屬 膀胱督脈

肩屬 大腸小腸三焦經

腰屬 腎與肝臟

四肢屬 脾胃

肌肉屬 主脾

皮毛屬 主肺

聲音 主肺

九竅屬 心臟

五臟六腑屬病 五臟病各治五臟腧

肺屬病 肺脹滿而喘咳缺盆中痛甚則交兩手而瞀是謂臂厥証也煩心胸滿臑臂內前廉痛掌中熱氣盛則肩背痛風汗出中風小便數而欠氣虛則肩背痛寒少氣不足而息尿色變遺失無度

大腸屬 齒痛頰腫是主津所生病目黃口乾鼽衄喉痺肩前臑痛手大指次指不用陽氣盛陰氣不足則當脉所過者熱腫陰氣盛陽不足則爲寒慄也

胃屬病 振寒善伸數欠顏黑惡人與火聞木音則驚惕心動欲獨閉戶牖而處甚則登高而歌棄衣而走腹脹溫瘧汗出鼽衄口喎頸腫喉痺大腹水腫氣盛則身以前皆熱膝臏腫痛消穀善飢尿色黃氣不足則身以前皆寒脹滿足中指不用謂骭厥是主血

脾屬病 舌本強痛食則嘔胃脘痛腹脹善噫得後與氣則快然如衰身體皆重不能動搖食不下煩心心痛寒瘧溏瘕泄水黃疸不能臥股膝內腫厥足大指不用

心屬病 嗌乾心痛渴而欲飲目黃脅痛謂臂厥証也臑臂內後廉痛掌中熱

小腸屬 嗌痛頷腫不能回顧肩似拔臑似折耳聾目黃頰頷腫頸肩臑肘外痛手小指不用

膀胱屬 衝頭痛目似脫項似拔脊痛腰似折髀不能曲膕如結腨如裂謂踝厥証也主筋痔瘧狂癲疾目黃淚出鼽衄項背腰尻膕腨脚皆痛足小指不用

腎屬病 飢不欲食面黑如炭色咳唾有血喉鳴而喘坐而欲起目䀮䀮如無所見心如懸若飢狀氣不足則善恐心惕惕若人將捕之是謂骨厥証也口熱舌乾咽腫上氣嗌乾及痛煩心心痛黃疸腸澼脊髂股內後廉痛痿厥嗜臥足下熱而痛

心包絡 肘臂攣急手掌中熱腋腫胸脅支滿心動面赤目黃善笑不休煩心心痛

三焦屬 耳聾嗌腫喉痺是主氣汗出目銳眥痛耳後肩臑肘臂外皆痛手小指次指不用

膽屬病 耳中及耳前耳後痛口苦善太息心脅痛面塵無膏澤謂陽厥証也偏頭角頷痛目銳眥缺盆中皆痛腋下腫瘤馬刀挾癭汗出振寒瘧胸脅肋髀膝外外踝前及諸節皆痛足小指次指不用○膽主謀慮亦主骨節

肝屬病 腰痛頹疝狐疝小腹腫痛嗌乾面塵脫色胸滿嘔逆洞泄癃閉遺尿

臟腑十二經脈氣血經絡盡言其處詳載銅人經

十二經抄穴

手太陰肺經 多氣少血

少商 井木也在手大指內側去爪甲角如韭葉 鍼一分出血 灸禁

魚際 榮火也在手大指本節後內側散脈中白肉際 鍼二分留三呼 灸禁

太淵 俞土也在掌後內側橫紋頭動脈陷中 鍼二分 灸三壯

經渠 經金也在寸口陷中動脈應手 鍼三分留三呼 灸禁傷神

列缺 在腕側上一寸半以手交叉頭指末筋骨罅中動脈 鍼三分留二呼瀉五吸 灸七壯

孔最 在腕上七寸治熱病汗不出灸三壯即出汗 鍼三分 灸三壯

尺澤 在肘中約上動脈中禁鍼深 鍼三分 灸五壯

中府 在雲門下一寸乳上三肋間動脈應手 鍼三分留五呼 灸五壯

手陽明大腸經 多氣多血

商陽 井金也在手大指次指內側去爪甲角如韭葉治青盲左取右右取左 鍼一分留一呼 灸三壯

二間 榮水也在手大指次指內側本節前陷中 鍼三分 灸三壯

三間 俞木也在手大指次指本節後內側陷中 鍼三分留三呼 灸三壯

合谷 一名虎口在手大指次指岐骨間陷中 鍼三分留六呼妊損胎 灸三壯

陽谿 經火也一名中魁在腕中上側兩筋陷中 鍼三分留七呼 灸三壯

曲池 合土也在肘外輔骨橫紋頭陷中拱胸取之 鍼七分先瀉後補 灸三壯

肩髃 在肩端兩骨間陷中舉臂取之 鍼五分 灸七壯至七七壯禁多

迎香 在挾鼻孔旁五分 鍼三分留三呼 灸禁

足陽明胃經 多氣多血

厲兌 井金也在足大指次指端去爪甲如韭葉 鍼一分 灸一壯

內庭 滎水也在足大指次指外間陷中 鍼三分 灸三壯

陷谷 腧木也在足大指次指外間本節後去內庭二寸陷中 鍼三分留七呼 灸三壯

衝陽 原也在足趺上五寸骨間動脈上去陷谷三寸 鍼五分 灸三壯

解谿 經火也在衝陽後一寸五分繫鞋帶處 鍼五分 灸三壯

三里 合土也在膝下三寸胻骨外廉兩筋肉間陷中 鍼八分 灸三壯

氣衝 在歸來下鼠鼷上一寸橫紋乳間之二寸許動脈中治陰丸蹇縮 鍼禁 灸七壯三七七壯立瘥

天樞 一名長谿魂魄之舍在挾臍傍二寸 鍼三分留七呼一云禁 灸百壯

大迎 在曲頷前一寸二分骨陷中動脈又以口下當兩肩是 鍼三分留七呼 灸三壯

頭維 神庭至曲差曲差至本神本神至頭維各寸半神庭至頭維共四寸半額角入髮際耳前上一寸五分是

足太陰脾經 多氣少血

隱白 井木也在足大指內側去爪甲角如韭葉婦人月事不止灸 鍼二分 灸三壯一云禁

大都 滎火也在足大指本節後內側白肉際陷中 鍼三分 灸三壯

太白 腧土也在足大指內側核骨下陷中 鍼三分 灸三壯

公孫 在足大指本節後一寸陷中 鍼三分 灸三壯

商丘 經金也在足內踝下微前陷中 鍼三分 灸三壯

三陰交 在足內踝上三寸骨下陷中 鍼三分婦人有孕禁 灸三壯

陰陵泉 合水也在膝下內側輔骨下陷中曲膝取之 鍼五分 灸禁

血海 在膝臏上內廉白肉際二寸 鍼五分 灸三壯

手少陰心經 多氣少血

少衝 井木也在手小指內側去爪甲角如韭葉 鍼一分 灸三壯

少府 滎火也在手小指本節後陷中直勞宮穴是 鍼二分 灸三壯

神門 腧土也在掌後銳骨端陷中治五癎 鍼三分留七呼 灸七壯如小麥炷

通里 在腕後一寸陷中 鍼三分 灸三壯

靈道 經金也在掌後一寸五分或一寸 鍼三分 灸三壯

少海 合水也在肘內廉節後陷中屈肘向頭取之頭痛禁灸 鍼三分 灸三壯

手太陽小腸經 多血少氣

少澤 井金也在手小指外側去爪甲角如韭葉 鍼一分 灸一壯

前谷 滎水也在手小指外側本節前陷中 鍼一分 灸一壯

後谿 腧木也在手小指外側本節後陷中 鍼一分 灸一壯

腕骨 原也在手外側腕前起骨下陷中有岐骨罅縫 鍼三分留三呼 灸三壯

陽谷 經火也在手外側腕中銳骨下陷中 鍼二分留二呼 灸三壯

小海 合土也在肘內尖骨筋外自尖端上去五分陷中與心經少海內外相對屈肘取之 鍼二分 灸三壯

天窓 在頸大筋前曲頰下動脈應手 鍼三分 灸三壯

聽宮 在耳中珠子窗動脈陷中 鍼三分 灸三壯

足太陽膀胱經 多血少氣

背部二行三行并挾脊骨兩肩

至陰 井金也在足小指外側去爪甲角如韭葉 鍼二分 灸三壯

通谷 滎水也在足小指外側本節前陷中 鍼二分 灸三壯

束骨 腧木也在足小指外側本節後陷中 鍼三分 灸三壯

京骨 在足外側大骨下白肉際 鍼三分 灸七壯

申脈 在足直外踝下陷中容爪甲白肉際 鍼三分

崑崙 經火也在足外踝後跟骨上五分陷中動脈 鍼三分 灸三壯炷如小麥

大

委中 合土也在膕中央約紋中動脈 鍼八分 灸三壯

譩譆 在肩髆內廉挾脊第六椎下兩傍相去各三寸半 鍼六分留三呼瀉五吸 灸二七壯至百壯

膏肓俞 在第四椎下兩傍相去各三寸半四肋三間去胛骨容側指許 灸百壯至五百壯

上髎 在第一空腰踝下挾脊陷中 鍼三分 灸七壯

次髎 在第二空挾脊陷中 鍼三分 灸七壯

中髎 在第三空挾脊陷中 鍼二分留十呼 灸三壯

下髎 在第四空挾脊陷中 鍼二分留十呼 灸三壯

大杼 在項後第一椎下兩傍相去各二寸陷中 鍼五分 灸七壯

風門 一名熱府在第二椎下兩傍相去各二寸陷中 鍼二分留七呼 灸五壯

肺俞 在第三椎下兩傍相去各二寸陷中 鍼五分留七呼刺中肺三日卒 灸百壯

心俞 在第五椎下兩傍相去各二寸陷中 鍼三分得氣即瀉 灸禁一云灸

膈俞 在第七椎下兩傍相去各二寸陷中 鍼三分留七呼 灸三壯至百壯

肝俞 在第九椎下兩傍相去各二寸陷中 鍼三分留六呼刺中肝五日卒 灸七壯

膽俞 在第十椎下兩傍相去各二寸陷中 鍼五分 灸三壯

脾俞 在第十一椎下兩傍相去各二寸陷中 鍼三分留七呼 灸三壯

胃俞 在第十二椎下兩傍相去各二寸陷中 鍼三分留七呼 灸三壯

三焦俞 在第十三椎下兩傍相去各二寸陷中 鍼五分留七呼 灸三壯

腎俞 在第十四椎下兩傍相去各二寸陷中 鍼三分留七呼刺中腎六日卒 灸隨年壯

大腸俞 在第十六椎下兩傍相去各二寸陷中 鍼三分留七呼 灸三壯

小腸俞 在第十八椎下兩傍相去各二寸陷中 鍼三分留六呼 灸三壯

膀胱俞 在第十九椎下兩傍相去各二寸陷中 鍼三分留六呼 灸三壯

曲差 在神庭傍一寸五分入髮際動脈中 鍼二分 灸三壯

攢竹 在眉頭陷中 鍼一分留三呼瀉三吸 灸禁

睛明 一名淚孔在目內眥 鍼一分留三呼瀉三吸 灸禁

足少陰腎經 少血多氣

涌泉 井木也在足心陷中屈足卷指取之穴在宛宛中 鍼五分 灸三壯

然谷 滎火也在足內踝前起大骨下陷中 鍼三分禁血 灸三壯

大谿 腧土也在足內踝後跟骨上動脈陷中 鍼三分 灸三壯

照海 在足內踝下白肉際治陰挺出 鍼三分 灸七壯

復溜 經金也在足內踝上二寸陷中 鍼三分留三呼 灸五壯

陰谷 合水也在膝內輔骨後大筋下小筋上按之應手屈膝取之治男子如蠱女子如娠之証 鍼四分留七呼 灸三壯

手厥陰心包經 多血少氣

中衝 井木也在手中指端去爪甲如韭葉 鍼一分

勞宮 滎火也在手掌中央兩骨間以屈無名指着處是穴 鍼二分 灸三壯

大陵 腧土也在掌後橫紋中兩筋間陷中是 鍼五分 灸三壯

內關 在手掌後橫紋上二寸兩筋間陷中 鍼五分 灸三壯

間使 經金也在手掌後橫紋上三寸兩筋間陷中 鍼三分 灸五壯

曲澤 合水也在肘內前廉陷中屈肘橫紋頭是 鍼三分留七呼 灸三壯

手少陽三焦經 少血多氣

關衝 井金也在手小指次指端去爪甲角如韭葉治翳膜証 鍼一分 灸一壯

液門 滎水也在手小指次指間本節前陷中屈拳取之 鍼二分 灸三壯

中渚 腧木也在手小指次指本節後間陷中 鍼一分 灸三壯

陽池 在手表腕上陷中 鍼二分留三呼 灸三壯

外關 在手表腕上二寸兩骨間陷中 鍼三分留七呼 灸三壯

支溝 經火也在手表腕後三寸兩筋間陷中 鍼二分 灸二七壯

天井 合土也在肘外大骨後兩筋間肘後一寸陷中屈肘取之 鍼三分 灸三壯

翳風 在耳後陷中按之引耳中 鍼七分 灸七壯

絲竹空 一名目髎在眉後陷中 鍼三分留三呼即瀉 灸禁

耳門 在耳前起肉當耳缺下陷中 鍼三分留三呼 灸三壯

足少陽膽經 少血多氣

竅陰 井金也在足小指次指端去爪甲角如韭葉 鍼一分 灸三壯

俠谿 滎水也在足小指次指本節前岐骨間陷中 鍼三分 灸三壯

臨泣 腧木也在足小指次指本節後間去俠谿一寸五分陷中 鍼二分 灸三壯

丘墟 在足外踝下如前去臨泣三寸 鍼五分留七呼 灸三壯

懸鍾 一名絶骨在足外踝上三寸絶骨端前動脈中 鍼六分留七呼 灸三壯

或七壯

陽輔 經火也在足外踝上四寸輔骨前絶骨端如前三分去丘墟七寸 鍼五分留七呼 灸三壯

陽陵泉 合土也在膝下一寸外廉尖骨前陷中 鍼六分久留得氣即瀉 灸七壯至七七壯

環跳 在髀樞中硯子骨下陷中側臥伸下足屈上足取之 鍼一寸留十呼 灸五十壯

京門 腎募在監骨腰中季肋本挾脊 鍼三分留七呼 灸三壯

日月 膽募在期門下五分 鍼七分 灸五壯

肩井 在肩上陷缺盆上大骨前一寸半以三指按取之當中指下陷中是 鍼五分

禁深 灸七壯

風池 在顳顬後髮際陷中去耳根一寸五分 鍼七分留七呼 灸七壯

目窓 去臨泣後一寸 鍼三分 灸五壯

臨泣 在目直上入髮際五分陷中 鍼三分留七呼得氣即瀉

本神 在曲差傍一寸五分目上入髮際四分 鍼三分 灸七壯

客主人 一名上關在耳前起骨上廉開口有空動脈宛宛中 鍼一分禁深 灸七壯

聽會 在耳前上關下一寸動脈宛宛中張口取之 鍼七分留三呼得氣即瀉不補 灸五壯至七七壯十日後更灸

瞳子髎 在目外眥五分陷中 鍼三分 灸三壯

風市 別穴在膝上外廉兩筋間正立舒兩手垂下着當中指頭盡處是自膝上五寸也 鍼五分 灸七壯

當陽 別穴在直目上髮際血絡 鍼出血

足厥陰肝經 多血少氣

大敦 井木也在足大指端去爪甲如韭葉如前三毛中 鍼三分留六呼 灸三壯

行間 滎火也在足大指外間動脈應手陷中 鍼六分留七呼 灸三壯

太衝 腧土也在足大指外間本節後二寸陷中男病診訣死生處也 鍼三分留十呼 灸三壯

中封 經金也在足內踝前一寸仰足取之筋前陷中是 鍼四分留七呼 灸三壯

曲泉 合水也在膝內輔骨下大筋下小筋上陷中屈膝取之 鍼六分留十呼 灸三壯

章門 脾募在季肋端臍上二寸兩傍六寸側臥屈上足伸下足取其動脈中用乳間寸 鍼六分 灸七壯至二七壯一云百壯

期門 肝募在乳傍一寸半直下又一寸半第二肋間縫中用乳間寸 鍼四分 灸三壯至七壯

督脈 起於長強穴終於人中穴

素髎 在鼻柱之端 鍼一分

水溝 一名人中在鼻柱下陷中 鍼四分留五呼得氣即瀉 灸七壯至三七壯

神庭 在鼻直上入髮際五分 鍼禁 灸七壯至三七壯一云七七壯

上星 在鼻直上入髮際一寸刺瀉諸陽熱氣 鍼一分 灸七壯不宜多

百會 在頂中央旋毛中自前髮際五寸後髮際七寸也 鍼二分得氣即瀉 灸七壯至七七壯不宜多

風府 一名舌本在項髮際二寸大筋內宛宛中疾言其肉立起言休其肉立下 鍼三分 灸禁

瘂門 在項後入髮際五分宛宛中仰頭取之 鍼三分 灸禁灸則瘂

大椎 在小骨下第一椎節下陷中 鍼五分 灸隨年壯

神道 在第五椎下間俛而取之治小兒風癎瘈瘲 灸七壯至百壯

腰兪 一名腰戶在二十一椎節下間宛宛中以挺腹地兩手相重支額縱四體後

乃取之 鍼八分留三呼瀉五吸 灸七壯至七七壯

任脈 起於會陰穴終於承漿穴

承漿 在頤前唇稜下宛宛中 鍼三分得氣即瀉 灸七壯至七七壯

亶中 在兩乳間陷中量乳間正中仰卧取之 鍼禁 灸七壯至七七壯

鳩尾 在臆前蔽骨下五分陷中人無蔽骨者從歧骨下行一寸至臍共九寸用 鍼三分

巨闕 心募在鳩尾下一寸 鍼六分留七呼得氣即瀉 灸七壯至七七壯

中脘 胃募在臍上四寸足陽明經所過 鍼八分留七呼瀉五吸速出鍼 灸三七壯至百壯

水分 在臍上一寸治水腫灸良 鍼八分留三呼瀉五吸 灸七壯至百壯

神闕 一名氣合當臍中是 鍼禁 灸百壯

陰交 在臍下一寸治女子月事不調 鍼八分得氣即瀉 灸百壯

氣海 在臍下一寸五分男子生氣之海也 鍼八分得氣即瀉後補 灸百壯

石門 三焦募一名丹田在臍下二寸 鍼禁鍼婦人則終身絶子 灸七壯至百壯

關元 小腸募在臍下三寸 鍼八分留三呼瀉五吸 灸百壯至三百壯

中極 膀胱募一名玉泉在關元下一寸婦人斷緖四度鍼即有子 鍼八分留十呼即瀉 灸百壯至三百壯止

曲骨 在橫骨上毛際陷中動脉應手 鍼二分 灸七壯至七七壯

鍼灸法

內經曰無刺大勞無刺大飢無刺大飽無刺大醉無刺大驚無刺大怒人又曰形氣不足者久病虛損者鍼刺則重竭其氣又曰鍼入如芒氣出如車軸是謂鍼之有瀉無補也凡灸平朝及午後則穀氣虛之須施於日午大槩脉絡有若細線以竹筋頭作炷但令當脉灸之亦能愈疾是以四肢則但去風邪不宜多灸故七壯至七七壯而止不得過隨年數臍下久冷疝瘕氣塊伏梁積氣之証則宜艾炷大故曰腹背宜灸五百壯如巨闕鳩尾雖是胷腹之穴灸不過七七壯而止若大炷多灸則令人永無心力頭項穴多灸則失精神臂脚穴多灸則血脉枯渴四肢細瘦無力又失精神盖穴有淺深淺穴多灸則必傷筋力故不過三壯五壯七壯而止可不慎哉

禁忌

生冷雞猪酒麵房勞炙煿等物

灸後治法

灸瘡無汗則未易發膿 用薄荷桃柳葉煎湯淋洗因用蔥湯和麥麥和泥形如豆子着瘡上付貼灸瘡若乾更用蔥湯水調其瘡上即膿俗名灸花

灸後有熱 取柳寄生煎服限差

灸瘡久未合痛甚者 用人糞燒灰細研作末先以塩湯洗瘡後摻當處即效又黃土細篩和塩湯水如泥厚貼當處效

禁鍼穴

神庭 腦戶 顖會 玉枕 絡却 承靈
顱息 角孫 承泣 神道 靈臺 雲門
肩井 膻中 缺盆 上關 鳩尾 五里
青靈 合谷 神闕 橫骨 氣衝 箕門
承筋 水分 會陰 石門 人迎 乳中
然谷 伏兎 三陰交 三陽絡

禁灸穴

瘂門 風府 天柱 承光 臨泣 頭維
攢竹 睛明 素髎 禾髎 迎香 顴髎
下關 人迎 天牖 天府 周榮 淵腋
乳中 鳩尾 腹哀 肩貞 陽池 中衝
少商 魚際 經渠 陽關 脊中 隱白
漏谷 條口 犢鼻 陰市 伏兎 髀關
申脈 委中 殷門 心兪 承泣 承扶
瘈脈 耳門 石門 腦戶 絲竹空 地五會
白環兪

別穴 雖不出銅人經而散載諸方故謂之別穴

神聰四穴 在百會前後左右各去一寸主頭風目眩風癎狂亂 鍼 三分

當陽二穴 在直目上入髮際一寸血絡主風眩不識人鼻塞症 鍼 三分

太陽二穴 在兩額角眉後青絡治偏頭痛 鍼 出血

明堂一穴 在鼻直上入髮際一寸主頭風鼻塞多涕上星穴是

眉衝二穴 在目外眥上鍼髮動脉主五癎頭痛鼻塞 鍼 二分

鼻準一穴 在鼻柱尖主鼻上酒齇 鍼 出血

耳尖二穴 在耳尖捲耳取之治目生白膜 灸 七壯不宜多灸

聚泉一穴 在舌以舌出口外使直有縫陷中治哮喘咳嗽久不愈用生薑切薄片搭舌上中灸七壯不宜多灸○熱喘用雄黃末少許和艾炷灸○冷喘用款冬花末少許和艾炷灸灸畢即用生薑湯微呷下若舌胎舌強少刺出血

海泉一穴 在舌下中央脉上治消渴

阿是穴 謂當處也又名天應穴也

崇骨一穴 在大椎上第一小椎是也

百勞二穴 在大椎向髮際二寸點記將其二寸中摺墨記橫布於先點上左右兩端盡處是治瘰癧 灸 七壯神效

精宮二穴 在第十四椎下各開三寸半治夢遺 灸 七壯神效

胛縫二穴 在肩胛端腋縫尖主治肩背痛連胛 鍼 三分

環岡二穴 在小腸兪下二寸橫紋間治大便不通 灸 七壯

腰眼二穴 令病人解去衣服直身正立於腰上脊骨兩傍有微陷處是謂腰眼

穴也先計癸亥日前一日預點至夜半子時交為癸亥日期便使病人伏床看面而臥以小艾炷炙七壯九壯至十一壯瘵虫吐出或瀉下即焚虫即安此法之名遇仙灸○治瘵之捷法也

下腰一穴 在八髎正中央脊骨上名三宗治泄痢下膿血 灸五十壯

回氣一穴 在脊窮骨上主五痔便血失屎 灸百壯

囊底一穴 在陰囊下十字紋主治腎臓風瘡及小腸疝氣一切腎病 灸七七壯

闌門二穴 在玉莖傍各二寸治疝氣衝心欲絶 鍼二分半 灸二七壯

腸遶二穴 在挾玉泉相去各二寸主大便閉塞 灸以年為壯

肩柱二穴 在肩端起骨尖主治瘰癧及手不舉 灸七壯

肘尖二穴 在屈肘骨尖治瘰癧又治腸癰灸則膿下肛門 灸百壯

龍玄二穴 在列缺之後青絡中治下牙痛一云在側腕上交叉脈 灸七壯

呂細二穴 在足內踝尖主治上牙痛 灸二七壯

中泉二穴 在手腕陽谿陽池之中兩筋間當中治心痛腹中諸氣塊 灸七壯

三白四穴 在掌後橫紋上四寸手厥陰脈兩脈相並而一穴在兩筋中又一也穴在大筋外主痔漏下血癢 鍼三分兩吸瀉 灸三壯

中魁二穴 在中指第二節尖上主五噎呑酸嘔吐 灸五壯吹火自滅

五虎四穴 在食指及無名指第二節尖屈拳取之治五指拘攣 灸五壯

大都二穴 在手大指次指間虎口赤白肉際屈掌取之治頭風牙疼痛 鍼一分 灸七壯

上都二穴 在食指中指本節歧骨間治手臂紅腫 鍼一分 灸七壯

中都二穴 在手中指無名指之間本節前歧骨間治手臂紅腫 鍼一分 灸三壯

下都二穴 在手小指無名指之間本節前歧骨間 鍼一分 灸三壯

已上四穴一名八邪又名八關治大熱眼痛睛欲出鍼出血立止

四縫左右十六穴 在手四指內中節橫紋紫脈是 鍼出血

十宣十穴 在手十指頭端去爪甲一分治乳蛾 鍼一分

大空骨二穴 在手大指第二節尖上治眼爛風眩 灸九壯以口吹火滅

小空骨二穴 在手小指本節尖治眼爛風眩 灸九壯以口吹火滅

旁廷二穴 在腋下四肋間高下正與乳相直乳後二寸陷中名注市舉臂取之主卒中惡飛尸遁疰胸脅支滿 鍼五分 灸五十壯

通關二穴 在中脘旁各五分主五噎○左捻能進飲食○右捻能和脾胃○此穴一鍼有四效○下鍼良久後覺脾磨食又覺鍼動為一效○次鍼覺病根腹中作聲為二效○次覺流入膀胱為三效○次覺氣流腰間為四效 鍼八分

直骨二穴 在乳下大約離一指頭看其低陷處與乳直對不偏者是○婦人按乳頭直向下乳頭所到處正穴也慎勿差誤主積年咳嗽艾炷如小豆大男左女右灸三壯○如不愈者不可治

陰都二穴 在臍下一寸五分兩傍相去各三寸 鍼五分

氣門二穴 在關元傍三寸主治婦人崩漏 鍼五分

胞門一穴 在關元左傍二寸治婦人無子 灸五十壯

子戶一穴 在關元右傍二寸治婦人無子 灸五十壯

子宮二穴在中極兩傍各五分
鶴頂二穴在膝蓋骨尖上主治兩足癱瘓無力灸七壯
膝眼二穴一名百虫窠又名血郄在膝蓋下兩傍陷中主治臂臟風瘡及膝膹
痠痛鍼五分留三呼灸禁一云二七壯
風市二穴使病人正立以兩手自然垂下當第三指之端是穴主治中風症
灸七壯
營衝二穴一名營池在足內踝前後兩邊池中脉主赤白帶下小便不通鍼
三分灸三寸壯
漏陰二穴在足內踝下五分有脉微微動主治赤白帶下鍼一分灸三十
壯

交儀二穴在足內踝上五寸主婦人漏下赤白灸三十壯
陰陽二穴在足大拇指下屈裏紋頭白肉際主婦人赤白帶下灸二七壯
陰獨八穴一名八風又名八邪在足四指間主治婦人月經不調須待經定為
度又治足背上紅腫鍼三分灸五壯
足內踝尖二穴在足內踝尖治下牙疼又治足內廉轉筋灸七壯
足外踝尖二穴在足外踝尖治脚外轉筋又治寒熱脚氣鍼出血灸
七壯
獨陰二穴在足大指次指內中節橫紋當中主胷腹痛及疝痛欲死男左女右
灸五壯神妙
內大衝二穴在足大冲穴對內傍隔大筋陷中舉足取之主治疝氣上衝呼

吸不還鍼一分灸三壯極妙
甲根四穴在足大拇指端爪甲角隱皮爪根左右廉內甲之隙治疝鍼一分
灸三壯極妙
募穴
肺募中府 心募巨闕 胃募中脘 肝募期門 膽募日月 脾募
章門 腎募京門 大腸募天樞 小腸募關元 三焦 包絡
膀胱此三經無募矣 五臟六腑之病必取門穴
海穴兪穴募穴而治之
原穴
膽原丘墟 肝原大冲 小腸原腕骨 心原神門 胃原衝陽 脾

原大白 大腸原合谷 肺原太淵 膀胱原京骨 腎原大谿 三
焦原陽池 包絡原大陵
會穴
血會膈兪 氣會亶中 脉會太淵 筋會陽陵 骨會大杼 髓會
絕骨 臟會章門 腑會中脘
十二經 井滎腧經合傍通
肺經 心經 心包絡 肝經 脾經 腎經
春刺井木 少商 少衝 中衝 大敦 隱白 湧泉
夏刺滎火 魚際 少府 勞宮 行間 大都 然谷
仲夏刺腧土 大淵 神門 大陵 大冲 太白 大谿

秋刺(經金)經渠 靈道 間使 中封 商丘 復溜
冬刺(合水)尺澤 少海 曲澤 曲泉 陰陵泉 陰谷
大腸經 小腸經 三焦經 膽經 胃經 膀胱經
所出(井金)商陽 小澤 關衝 竅陰 厲兌 至陰
所流(滎水)二間 前谷 液門 俠谿 內庭 通谷
所注(腧木)三間 後谿 中渚 臨泣 陷谷 束骨
所過(原)合谷 腕骨 陽池 丘墟 衝陽 京骨
所行(經火)陽谿 陽谷 支溝 陽輔 解谿 崑崙
所入(合土)曲池 小海 天井 陽陵泉 三里 委中

井者東方春也萬物始生故所出為井謂終日常汲而未嘗損終日泉注而未嘗溢今言井者不損不溢常如此焉故名
滎者水始出其原流之尚微故所流為滎
腧者水上而注下下復承流故為腧
原者三焦所行之原也三焦者元氣之別名故所過為原
經者水行經而過故所行為經
合者北方冬也陽氣入臟故為合謂其經脉自此而入臟與諸經相合也

折量法

頭有頭部尺寸 腹有腹部尺寸 橫直尺寸俱不同各有其要 惟背部手足部並以同身寸取之

頭部

前髮際至後髮際折作十二寸為一尺二寸
前髮際不明者取眉心上行三寸後髮際不明者取大顀上行三寸前後髮際不明者共折作一尺八寸用
頭部橫寸以眼內眥角比至外眥角為一寸用
神庭至曲差曲差至本神本神至頭維共四寸半

背部

自大椎下至尾骶共二十一椎通折作三尺
上七椎每椎一寸四分一厘共九寸八分七厘
中七椎每椎一寸六分一厘(十四椎與臍平共二尺一寸一分四厘)
下七椎每椎一寸二分六厘
第二行挾脊各一寸半除脊骨一寸共折

作四寸分兩傍

第三行挾脊各三寸除脊骨一寸共折作七寸分兩傍

膺部

自天突至亶中為准折作六寸八分下行一寸六分為中庭上取天突下至中庭共折作八寸四分

腹部中行

自心蔽骨下至臍共折作八寸人若無蔽骨者取歧骨下至臍心共折作九寸取之自臍中至毛際橫骨橫紋折作五寸用膺部腹部橫寸並用乳間橫折作八寸用

頭面部

頭者諸陽之會故曰頭無冷痛欲以鍼治宜刺手足諸陽經不宜頭部者何也鍼者能於引氣若刺頭部則諸陽之氣幷欝於頭其熱難可止抑或為不省人事者必須引瀉手足諸陽經故曰揚湯止沸莫如抽薪若氣不能引氣者或痰厥頭痛者必灸頭部穴乃能獲痊者何則艾之性熱者灸之則使其熱發散寒者灸之則使其寒温和入藥則上行艾灸則下行故也手之三陽從手走之頭足之三陽從頭走之足足陽明胃經面絡入上齒侠口下交承漿下順前至耳前循喉嚨手陽明大腸經入下齒侠口交人中左之右右之左上侠鼻孔上下陽明經皆侠鼻孔也欲瀉諸陽之氣先刺百會次引諸陽熱氣使之下行比之如開硯滴之上孔也若熱極不能下氣者以紬縶頸則頭頷太陽及當陽血絡自現即以三稜鍼貫刺其血絡棄血如糞神效○此法與惜血如金之言大不同然奇效良方之法也（老人不宜多出血然可以出血者施）

頭痛及眼疾赤目等症全用瀉法其他諸症宜（平補平瀉）

傷風為熱者乃風為木木生火故也

頭目癰腫留脅支满（肘內血絡及陷谷多出血立差）

偏頭痛目䀮䀮不可忍（風池頭維本神患左治右患右治左皆留鍼十呼引氣即差神效○兩眼外眥上鬢髮動脈各灸三壯立效）

面蒼黑（行間中封腎俞肝俞尺澤合谷下三里）

頭面風癉發作一二日赤腫形如火爛突起

如榛子或如潤太因漸廣大氣息奄奄急
以三稜鍼亂刺當處及四畔赤暈不計其
數多出惡血片時即蘇色變如常翌日更
觀未盡處及新暈鍼刺隨腫隨鍼則神效
宜臨機應變

耳部 耳屬腎左主氣右主血耳塞噪者九竅不通○又曰心主竅心氣通耳氣通於腎故心病則耳噪而鳴不能聽遠聲

耳鳴不能聽遠 心俞三十壯

耳痛耳鳴 以葦筒長五寸切斷一頭插耳孔以泥麵密封于筒之口畔而外出筒頭安艾灸七壯左取右右取左

又方 取薑長以四稜鍼鍼穿孔如葦筒一寸右葦筒插灸三七壯有大效

耳聾 先刺百會次刺合谷聽會中渚後谿下三里翳風聽宮竅陰久留針腎俞二七壯 至隨年爲壯

虛勞羸瘦耳聾 腎俞三七壯心俞三七壯

目部 目屬肝心生血肝藏之目得血而能視掌得血而能握足得血而能步

目睛屬五臟精氣 黑睛屬肝 白睛屬肺 白黑間屬肝胃 瞳子屬腎 眼胞屬脾 上弦屬膀胱 下弦屬肝胃 內眥屬膀胱及大腸 外眥屬與小腸 內外眥主屬心經 各隨其經治之無不神效

迎風冷淚 睛明竅陰風池頭維上星迎香

風目眶爛 太陽當陽尺澤皆鍼出血如囊神效

目生白瞖 先看瞖膜出處隨經逐日通氣刺無不神效

又方 肝俞七壯第九椎節上○七壯合谷外攢竹睛明二間久留鍼○大骨空壯灸大骨空手大指內側橫紋頭各三壯手小指本節尖各三壯○耳尖七壯不宜多灸

目睛痛無淚 中渚內庭皆又留鍼即瀉神效

眼眶上下有青黑色 尺澤鍼三分神效

瞳子突出 湧泉合谷太陽大骨空合谷百會上髎次髎中髎下髎風府腎俞

大人小兒雀目 肝俞七壯手大指甲後第一節橫紋頭白肉際各灸一壯

口部 口屬脾舌屬心上齒上齶屬胃下齒下齶及唇屬大腸○督脈任脈主中行各隨其經治之萬無一失

胃熱 則生口臭 肺熱 口辛 脾熱 口甘 膽熱 口苦舌苦 心熱 口苦

肝熱 口酸 腎熱 口鹹 胃熱 口淡

口中生瘡 承漿勞宮

脣腫 內關神門合谷下三里內庭三陰交

口中如膠 大谿

口中出血不止 上星五十壯風府鍼三分 口鼻并出血 上灸 上星

脣吻不收 合谷下三里

口苦 下三里絕骨陽谷神門

重舌舌裂舌強 舌者心之竅也神門隱白三陰交

口噤牙車不開 上關頰車阿是

鼻部 鼻屬肺主聲音

五臭 心 焦畔 肝 臊노리다 脾 香 肺 腥비리다 腎 腐구리다

鼻中瘜肉 上星百壯迎香合谷神門肺俞心俞尺澤顖會

鼻塞 百會上星顖會臨泣合谷厲兌幷皆灸之

鼽衄 水出曰鼽血出曰衄○風府迎香上星二七壯太冲絶骨合谷大陵尺澤神門

鼻不聞香臭 顖會天柱水溝幷灸

衄血不止瘖不能言 肝俞合谷間使大谿靈道風府太冲

咳嗽 凡痰喘因熱而上謂火氣炎上故也

咳逆不止 自大椎至五椎節上灸隨年壯 又方 期門三壯立止 又方 在乳下容一指許正與乳相直肋間陷中灸三壯女人則屈乳頭取之灸男左女右到肌立止

失音 魚際合谷間使神門然谷肺俞腎俞

唾喘 上星七壯合谷三壯太淵後谿然谷天突

嘔吐不下食 中脘鍼然谷鍼心俞二十壯

喘急 上星合谷大谿大陵列缺下三里久留鍼下其氣

哮喘 天突五壯又以細索套頸量鳩尾骨尖其兩端旋後脊骨上索盡處點記灸七壯或三七壯

飜胃酒及粥湯皆吐 間使三壯中脘鍼神效

痰喘 膏肓俞灸肺俞灸腎俞灸合谷鍼太淵鍼天突灸七壯神道三七壯亶中七七壯

乾嘔 期門三壯

肺癰咳嗽上氣 天突亶中膏肓俞肺俞皆灸騎竹馬穴七壯諸穴之效無適於此穴也

咳喘飲水 太淵神門支溝中渚合谷

喘嘔欠伸 太淵中脘下三里三陰交竝鍼

唾血內損 魚際瀉尺澤補間使神門太冲肺俞百壯肝俞百壯脾俞三壯下三里

痰涎 然谷復溜腎俞竝灸

喘脹不能行 期門五壯中脘下三里竝鍼合谷上星竝灸

結積留飲 膈俞五壯照海三壯中脘鍼留十呼而出

咽喉 前頸後咽○咽以嚥物喉以候氣○咽接三脘以通胃故以之嚥物喉通五臟以系肺故以之候氣數目是也○若腑寒則咽門破而聲嘶

噎者 皆由於陰陽不恒三焦膈絶津液不利故令人氣膈成噎也○足陽明胃經肺經心經小腸經皆絡於喉嚨凡治者各隨其經應手鍼之萬無一失

單蛾 목안ᄒᆡᄒᆞᆫ편도든즁天窓穴在頸大筋前曲頰端下陷中以鍼深刺患邊一二寸許至喉內當處而後即出旋使病人呑涎無碍神效

雙蛾 목안ᄒᆡ두편다도든즁天窓尺澤神門下三里大谿竝鍼少商及大拇指爪甲

後根排刺三鍼○如病急一日再鍼神效

咽喉不腫而熱塞呑飲從鼻還出 久不愈然谷合谷并久留鍼即瀉

喉腫胷脅支滿 尺澤大谿神門合谷內關中渚絕骨

頰頸 項屬胃經膽經凡病痛者為實痒者為虛醫者宜臨機應變

牙頰痛 合谷下三里神門列缺龍玄三壯在手側腕上交叉脈呂細二七壯在足內踝尖

項強 風門肩井風池崑崙天柱風府絕骨詳其經絡治之兼鍼阿是穴隨痛隨鍼之法詳在於手臂痠痛之部鍼行則無不神效

齒部 齒者骨之餘骨者腎之精○千金云凡人患齒者多由於日食夜飲食所致也

上齒痛 下三里灸七壯

下齒痛 合谷灸七壯

上下齒痛 幷灸手表腕上踝骨尖端三壯若不愈更灸七壯左痛灸右右痛灸左神效

又方 灸痛齒七壯慎勿加灸必患附骨疽

又方 取片尾畫人口形又明計病人上下齒之元數以墨筆盡記於畫口內仍察痛齒第幾而當於畫齒上灸三七壯不數日立差神效

齒䶦痛 버래먹ᄂᆞᆫ니 合谷列缺屬充中渚神門下三里

齒齗腐 合谷中脘下三里並鍼承漿七壯勞宮一壯

心胷 手三陰經主之○資云心邪實則心中暴痛虛則心煩惕然失智

心惕惕失智 內關百會神門

胷腹痛或痰厥胷痛 量三椎下近四椎上從脊骨上兩傍各五分灸三七壯至七七壯立差神效

卒心胷痛汗出 間使神門列缺大敦刺出血

胷滿逆氣悶熱 心俞二七壯膈俞三壯厥陰俞隨年壯

積年胷痛 足大指爪甲之本根爪甲之半當中灸七壯男左女右大冲三壯獨陰五壯章門七壯立愈若或不愈更灸

真心痛 爪甲俱青只得半日活朝發夕死夕發朝死不可治蓋心者一身君主故也

胷痛吐冷酸水 太冲三壯內關二壯獨陰五壯足大指內初節橫紋中三壯[illegible]灸五十壯

心熱不寐 解谿瀉湧泉補立愈

胷痛如刺手卒青 間使內關下三里支溝大谿少冲膈俞七壯

冷氣衝心痛 內關太冲三壯獨陰五壯臍下六寸兩傍各一寸灸三七壯○又以蠟繩量患人口兩角為一寸作三摺成三角以一角安臍心兩角在臍下兩傍盡處點記灸二七壯立差

驚恐心痛 神門少衝然谷陽陵泉內關

心恍惚 天井心俞百會神道

胷腹痛暴泄 大都陰陵泉太白中脘鍼

心痛嘔涎 有三虫則多涎上脘七壯

心痛面蒼黑欲死 尺澤鍼支溝瀉下三里留鍼合谷二七壯大陵三壯大冲

心悲恐煩熱 神門大陵魚際通里大淵公孫肺俞隱白三陰交陰陵泉

心風 心俞三十壯中脘曲澤並鍼

風眩 臨泣陽谷腕骨申脉

胸引兩脅痛 肝俞內關魚際絶骨

胸痛口噤 期門三壯大陵神門陰囊下十字紋三壯

胸連脅痛 期門章門絶骨神門行間湧泉

胸中瘀血 下三里內關神門大淵

胸噎不嗜食 閭使關衝中脘鍼期門三壯然谷

腹脅 直寸用中行寸橫寸用乳間寸

方曰 腹冷熱痛治在足三陰經及五臟俞穴若冷氣留住痛鍼刺付缸灸法在腹脅門求

胃脘痛 肝俞脾俞下三里膈俞太冲鍼陰兩乳下各一寸灸二十壯

飲食不下膈中雷鳴大便不節小便黃赤 中脘鍼大腸俞膀胱俞魂門在九椎下兩傍各三寸半可灸三壯

冷熱不調繞臍攻注疼痛 氣海三七壯天樞百壯大腸俞三壯大谿三壯

腹脹堅臍小腹亦堅 水分中極各百壯三焦俞脾俞各三壯腎俞以

辛粒大谿太冲三陰交脾俞中脘鍼

腸鳴痛 手陰交公孫

腹脅及諸處流注刺痛不可忍 用體長缸而缸口以手三指容入乃能吸毒也隨其痛每一處以三稜鍼刺四五穴並入缸口內付缸灸七次隨處隨鍼而付缸灸累次神效

腫脹

満身卒腫面浮洪大 內踝下白肉際三壯立效

水腫腹脹 水分三陰交並百壯主治三陰俞穴中脘鍼後於其孔多令出水陰谿七壯

四肢面目浮腫 照海人中合谷下三里絶骨偏歷中脘鍼腕骨脾俞胃俞

三陰交

浮腫及鼓脹 脾俞胃俞大腸俞膀胱俞水分中脘鍼下三里小腸俞三陰交

浮腫鼓脹乃脾胃不和水穀妄行皮膚大小便不利之致也方書云鍼水分水盡則斃然而水脹甚則不能飲食腹如抱鼓氣息奄奄心神悶亂死在頃刻當其時若不救急則終未免死亡愚自臆料以謂等死莫如救急鍼水分出水三分之二脹下至臍未至臍水急用血竭末或寒水石末塗付鍼穴即塞止水未鍼之前預備急用如無血竭即以槐花炒

黃不至過黑作末以熱手滿握付貼愼勿動手移時成痂乃塞止水且百草霜末付棲亦能止水出水三日後觀氣稍歇便治右諸穴效○且浮腫之人或有外腎及腎囊亦致腫者鍼刺腎皮及囊皮多出黃水則安如或出血則不吉之兆也盖鍼外腎出水者通利小便之義也吉鍼手足出水者妄行皮膚之義也凶凡病加於少愈都在愼攝而已

脉法 止脉雀啄脉蝦遊脉皆危也

鍼中脘穴手法

方書云中脘穴鍼入八分然而凡人之外皮內胞各有淺深銘念操心納鍼皮膚初似堅固徐徐納鍼已過皮膚鍼鋒如陷空中至其內胞忽覺似固病人亦致微動然後停鍼留十呼徐徐出鍼 凡諸穴之鍼則或間一日行鍼而中脘則每間七八日而行鍼鍼後雖頻數食之愼勿飽食不尒則有害

積聚 心之積伏梁肺之積息賁肝之積肥氣脾之積痞氣腎之積奔豚積主臟病聚主腑病積者飮食包結不消聚者痰伏膈上主頭目眩痛多自唾涎或致微熱

痰積成塊 肺俞百壯期門三壯

奔豚氣 小腹痛也氣海百壯期門三壯獨陰五壯章門百壯腎俞年壯太冲太谿三陰交甲根各三壯

小腹積聚腰脊周痺咳嗽大便難 腎俞以年壯肺俞大腸俞肝俞太冲各七壯中泉獨陰曲池

腹中積聚氣行上下 中極百壯懸樞三壯在第十三椎節下間伏而取之

又方 痛氣隨徃隨鍼付缸灸以三稜鍼○缸灸之法在腹部

痞塊 專治痞根穴在十二椎下兩傍各三寸半多灸左邊○若左右俱有塊并灸左右

又方 塊頭上一穴鍼入二寸半灸二七壯塊中一穴鍼入一二寸灸三七壯塊

尾一穴鍼入三寸半灸七壯

臍下結塊如盆 關元間使各三十壯太冲太谿三陰交各三壯腎俞以年壯獨陰五壯

伏梁及奔豚積聚 章門脾俞三焦俞中脘獨陰太冲

手臂 脾主四末四末即四肢也手足諸瘡腫痛皆屬脾胃凡痛痒瘡瘍皆屬心火也寒多則筋攣骨痛熱多則筋緩骨消治在三陰三陽之脉病在左治右在右治左在裏治表在表治裏在上治下在腹治背是謂從陽引陰從陰引陽之法也

手臂筋攣酸痛專廢食飮不省人事者 臂者以左手大拇指堅按筋結作痛處使不得動移即以鍼貫刺其筋結處鋒應於傷筋則痠

痛不可忍處是天應穴也隨痲隨鍼神效不然則再鍼○凡鍼經絡諸穴無逾於此法也鍼傷筋則即差鍼不傷筋則即蹇卽還刺其穴則必歇矣

手足指節蹉跌痠痛久不愈 屈其傷指限度骨內縮卽以圓利鍼深刺其約紋虛空而拔諸節傷同

肘節痠痛 使病人屈肘曲池穴至近橫紋空處以鍼深刺穿出肘下外皮愼勿犯筋不至十日自差神效

肩痛累月肩節如膠連接不能擧 取肩下腋上兩間空虛鍼刺鍼鋒幾至穿出皮外一如治肘之法愼勿犯骨兼刺筋結處神效

落傷打撲傷 各隨其經鍼刺又取天應穴鍼刺後多入炙氣使其瘀血和解

兩臂及胷轉筋 大陵七壯亶中巨闕尺澤并治手足筋急

臂細無力 肩髃曲池列缺尺澤支溝中渚

肘腕酸痛重 內關外關絕骨神門合谷中脘鍼善筋急刺天應穴無不即效

手臂善動 曲澤七壯大冲肝俞神門

手掌熱 內關列缺曲池通里神門後谿

臂內廉痛皮痒 曲池肺俞肝俞神門鍼中脘鍼

手五指不能屈伸 曲池下三里外關支溝合谷中脘鍼絕骨中渚手大指內廉第一節橫紋頭一壯

腕腫 太淵行間神門絕骨膽俞脘骨

左手足無力 神闕百壯如不愈加炙五百壯

兩手大熱如在火中 湧泉炙五壯立效

腰背 腰背痛者腎氣虛弱而當風坐臥觸冷之致也臟病不離其處腑病居處無常膀胱經及肝膽經主之宜用缸炙每處鍼刺每處缸炙七次神效

腰痛不能屈伸 腎俞委中尾窮骨上一寸七壯自處左右各一寸七壯○七又方白獄橫紋頭四處各三壯四穴并一時炙大倍之一紋時自鍼一處炙不到其疾不愈○又方令患人正立以竹柱地面堅量臍記之將其竹著後脊骨於其竹上炙隨年壯後即藏其竹勿令病人得知

腰脊疼痛溺濁 章門百壯膀胱俞腎俞委中次髎氣海百壯

腰痛腹鳴 胃俞年壯大腸俞三陰交太谿太冲神闕百壯

老人腰痛 命門三壯腎俞年壯

腰背傴僂 [illegible]肺俞[illegible]門各三七壯風池七壯

又方 脊骨傍左右突起處高處以鍼深刺炙五百壯至七八百壯若病既則不[illegible] 以立愈數矣

腰腫痛 崑崙委中十大冲通里章門

脚膝 [illegible]

腎[illegible]

脚酸不能屈伸難久立 陰[illegible]三壯中[illegible]鍼兩曲獄橫紋頭五壯兩人分左右同吹瀉大一處炙不到則其疾不瘳也

脚足轉筋不忍 內筋急內踝尖七壯外筋急外踝尖七壯○承山在兌腨腸分肉間陷中二七壯

脚足內外踝紅腫日久不膿不差 灸騎竹馬穴七壯若不愈更灸和介氏之法神效

脚氣 介듬다리 中脘鍼三陰交灸鍼後勿爲飽食經七日更鍼神效

又方 腹下股間必有結核以鍼貫刺灸鍼孔三七壯立效

手足筋攣蹇澁 以圓利鍼貫刺其筋四五處後令人強扶病人病處伸者屈之屈者伸之以差爲度神效

鶴膝風膝如大瓢而膝之上下皆細身熱痛 中脘委中風池并鍼神效

足掌疼 崐崙鍼

骨髓冷痛 大杼絶骨復溜申脉厲兌腎兪

脚足寒冷不可忍 以熱手久按冷徐于手則是痼冷也腎兪大杼下三里絶骨大冲太谿陰蹻各七壯至三七壯○或尻灸尻上安艾熨之

肌膚溫而病人自言寒冷不可忍者是氣不通也 即鍼十宣八邪穴立效○一身同然

膝上腫痛身屈不行 陰陵泉七壯至七七壯中脘鍼無不神效

諸節痛 陰陵泉膽兪陽池絶骨

便毒 가랫톳 太冲太谿照海僕叅并鍼

又方 當處以墨筆書其病人之父姓名則不數日不膿立差

又方 以圓鍼貫刺其核灸三七壯永差

四肢不收怠惰嗜卧 脾兪三陰交章門照海中脘鍼解谿

四肢轉筋 湧泉委中絶骨大杼太冲合谷下三里

風部 諸風掉眩皆屬肝木○正氣引斜爲喎僻乃酒色過度飮食失節之致也肥人多濕瘦人多火

凡人未中風之前足脛痠疼頑痺良久乃解此將中風之候也急灸三里絶骨左右四穴各三壯用薄荷桃柳葉煎水淋洗使灸瘡發膿若春好秋更灸秋好春更灸

灸忌 生冷雞猪酒麪房勞等物愼勿風又忌嗔怒若不愼攝則雖是莫能救

言語蹇澁半身不遂 百會耳前髮際肩井風市下三里絶骨曲池列缺合谷委中太冲照海肝兪支溝間使觀証勢加減患左灸右患右灸左

口眼喎斜 合谷地倉承漿大迎下三里間使灸三七壯

又方 以葦筒長五寸一頭插於耳孔以泥袖密封筒之四畔令不得泄氣其一頭上安艾灸七壯至二七壯一如右法換治

偏風口喎 間使左取右右取左灸三七壯立差神效灸後令患人吹火則乃知口正此其驗矣

卒惡風不語肉痺不知人 神道在第五推節下間俛而取之灸三百壯立差

遍身痒如蟲行不可忍 肘尖七壯曲池神門鍼合谷三陰交

歷節風 모디마다브○알논증 風池絶骨膽兪

中風口噤痰塞如引鋸聲 氣海關元各三壯又灸哮喘套頸法

在咳嗽部

角弓反張 天突先鍼亶中太沖肝俞委中崑崙大椎百會

中風眼戴上及不能語者 灸第二椎并五椎上各七壯同灸炷如半棗核大

夫中風有五不治者 開口合眼散手遺尿魚口氣喘喉中雷鳴直視摸衣皆惡症也

風者百病之長也至其變化各不同焉 或中臟或中腑或痰或氣或怒或喜逐其源而來害

中臟者 不省人事痰涎上壅喉中雷鳴四肢癱瘓不知疼痛言語蹇澁是也

中腑者 半身不遂口眼喎斜知疼痛言語不變是也先看形體及臟腑之症候詳察治之

肝中 多汗惡寒色青名曰怒中

心中 多汗驚怕色赤名曰思慮中

肺中 多汗惡風色白名曰氣中

腎中 多汗身冷色黑名曰氣勞中

脾中 多汗身熱色黃名曰喜中

膽中 眼目牽連鼾睡不醒色綠名曰驚中

胃中 飲食不下痰涎上壅色淡黃名曰食後中

五臟之病 亦灸三驗會穴

太息善悲 行間丘墟[illegible][illegible]下三里[illegible][illegible][illegible][illegible]門[illegible]三寸

癲癎

癲癎 百會鍼灸各七壯鬼眼三壯陽谿間使三十壯神門心俞百壯肺俞百壯中脘

尺澤太沖各灸曲池七壯

又方 陰莖頭尿孔上宛宛中三七壯看大哀乞即差不問男女童者七七壯痊

者三壯七壯

又 足大指本節內鼓及兩陰穴各七壯

狂言喜笑 陽谿下三里神門陽谷水溝列缺大陵支溝[illegible]庭間使百勞

鬼邪 間使仍鍼後十三穴

一鬼宮 人中穴

二鬼信 手大指甲下入肉三分

三鬼壘 足大指爪甲下入肉二分

四鬼心 大淵穴入半寸

若是邪蠱便自言說由來往驗有實求去與之男從左起鍼女從右起鍼若數穴不言便通下排穴

五申脉 火鍼七鋥二三下

六鬼枕 大椎上入髮際一寸

七鬼床 耳前髮際穴

八鬼市 承漿穴

九鬼營 勞宮穴

十鬼堂 上星穴火鍼七鋥

十一鬼莊 陰下縫灸三壯

十二鬼臣 曲池火鍼

十三鬼封 舌下一寸縫

見鬼 陽谷

夢壓 商丘三陰交

善哭 百會水溝

風癲及發狂欲走稱神自高悲泣呻吟謂邪崇也
先鍼間使後十三穴
罵詈不息身稱鬼語心俞百壯鬼眼後谿大陵勞宮湧泉各三壯風府
又灸唇吻頭白肉際一壯又灸唇裏中央肉弦上一壯
狐魅顚狂鬼眼三七壯神庭百壯
羊癎吐舌目瞪聲如羊鳴天井巨闕百會神庭湧泉大椎各灸又九椎節下間三壯
手大指爪甲合結四隅各三壯妙
牛癎直視腹脹鳩尾大椎各三壯
馬癎張口搖頭反張僕參風府臍中各三壯金門百會神庭并灸

犬癎勞宮申脈各三壯
雞癎善驚反折手掣自搖靈道三壯金門鍼足臨泣內庭各三壯
豬癎如尸厥吐沫崑崙僕參湧泉勞宮水溝各三壯百會率谷腕骨各三壯內踝尖三壯
五癎吐沫後谿神門心俞百壯鬼眼四穴各三壯間使
狀如鳥鳴心悶不喜問語鳩尾灸
目戴上不識人顖會行間巨闕皆灸

厥逆

瘚厥頭痛者必灸頭部能安之者乃瘚凝經絡氣不流行故也

吐瘚厥逆從男左女右以繩圍患人肘還至起端處截斷以其繩頭從大椎尖下行脊骨上繩頭盡處五十壯
尸厥謂急死也人中鍼合谷太冲皆灸下三里絕骨神闕百壯若脈微似絕灸間使鍼復溜久留神效
四肢轉筋厥逆內庭列缺竅陰至陰承山二七壯合谷太冲又內筋急灸內踝尖一壯外筋急灸外踝尖上一壯
善恐小氣厥逆章門少衝合谷大冲氣海百壯
傳尸骨蒸肺俞灸膏肓俞灸四花穴腰眼穴并灸
腎厥頭痛筋攣驚恐不嗜臥關元腎俞絕骨內關膽俞並灸

急死

中惡百會三七壯間使各壯承漿七壯心俞七壯人中五十壯隱白一壯囊下十字紋三壯諸穴中神闕百壯下三里七壯最神
溺水死即解死人衣服以其腹伏着于卜鞍之上使其水泄出後艾灸臍中百壯即活神效
縊死心下有微溫一日以上者猶可活徐解縊索及衣服安卧溫處厚裹緊塡肛門一人緊摩兩肩臂引頭髮勿令縱又一人摩捺胷肩令數屈伸無數又兩人分坐以竹管吹兩鼻中即活
中暑幾死急灸兩乳頭各七壯
痢疾中氣虛弱三焦不和之證若大便秘結取巴豆內作餅安臍中灸三壯

水痢不止 中脘灸神效

赤白痢 臍中百壯神效

泄痢小腹痛 大腸俞膀胱各三壯關元百壯丹田穴一名石門二七壯至三百壯止

冷痢食不化 脾俞年壯天樞五十壯胃俞三壯臍中一名神闕百壯

脫肛久不愈 臍中隨年壯百會三七壯膀胱俞三壯

溏泄 如鴨之溏泄曰溏泄中脘灸三陰交脾俞各三壯至三七壯

痔疾

五痔便血失屎尻痛 尾窮骨百壯三白三七壯在別穴十七椎邊在二十椎下兩傍各三寸半灸三壯

腸風下血痔 三白三七壯承山在足踝上兌腨腸下分肉間陷中五壯神效 又對臍脊骨上灸三七壯又其兩傍各一寸三七壯又十四椎下各開一寸半二七壯年深者最有效

痔乳頭 내민 含灸痔凸肉百壯即平神效

療痔昔人所傳曰 令患人脊足正立以竹柱地量臍折斷移其竹移後准脊骨以墨點記從點處下量一寸艾灸五十壯每行此法無不效

陰疝 腎氣虛弱常處冷地臥食冷物是謂如石投水之狀

疝氣上衝心腹急痛呼吸不通 太冲內太冲各三壯獨陰五壯甲根鍼一分灸三壯內太冲甲根穴在於別穴中鍼灸神效

奔豚氣繞臍上衝 照海太冲各三壯獨陰五壯石門七壯又臍下六寸

兩傍各一寸灸三七壯又量口吻如一字作三摺△如此撲以一角按臍心兩角在臍下兩傍盡處是穴二七壯兩丸騫縮亦灸左取右右取左氣衝七壯

疝氣衝心 以麵末和水作孔餅安臍上以炒鹽填厚五分灸大炷以徹溫為限百壯至五百壯每歲春秋灸畢連九日處密室慎勿出入酒色冷物神效

陰痿 然谷三壯陰谷三陰交各三壯氣衝曲骨各三七壯腎俞年壯膏肓俞百壯曲泉七壯在膝內橫紋頭

陰頭痛 大敦大冲腎俞陰交

陰腫挺出 曲泉大敦氣衝獨陰陰蹻崐崙

疝氣繞臍衝胷 氣海石門太冲獨陰并換治俱痛俱灸天樞百壯在挾臍傍各開二寸

癩疝 令患人騎碑軸以陽莖伸置軸上與陽莖頭齊點記灸軸木上隨年壯效

五淋 後溜絕骨太冲氣海中極百壯曲骨在横骨上毛際陷中七壯至七七壯

石淋 氣衝在挾臍傍二寸直下五寸之下鼠鼷之上一寸動永宛宛中七壯至三七壯止

又方 以禾稈量患人口吻如一字操一端按尾窮骨端向上稈盡脊上點記將其稈中摺墨記橫着於脊點左右稈兩端盡處三七壯

溺白濁 照海期門陰蹻腎俞三陰交皆灸

霍亂 脾胃及三焦不和上吐下泄胷腹痛悶是

關格者 不得吐瀉也四關穴主之四關謂合谷太冲是也

霍亂悶亂 即以柔物回縛男左女右之肩下臂上側卧壓縛臂入腿則即止效

又方臍中七壯下火即差又臍上三寸三壯三焦俞合谷太冲并鍼關衝刺出
血立差中脘鍼出能治霍亂吐瀉
轉筋霍亂委中鍼關衝皆刺出血至陰崑崙太冲
霍亂心胷滿痛吐食腸鳴中脘內關關衝出血列缺三陰交
暴泄大谿崐崙期門陰陵泉中脘鍼
乾嘔間使七壯若不差更灸
霍亂遺失下三里中脘鍼陰陵泉
霍亂頭痛胷痛呼吸喘鳴人迎內關關衝下三里三陰交
霍亂已死而有暖氣者承山在脚腨腸中央分肉間去脚根七寸
起死穴灸七壯

又方以塩填臍中灸二七壯仍灸氣海穴百壯大驗灸
瘧疾四節不攝榮衛不和之致或先寒後熱者或先熱後寒者或頭痛引
飲者或腰背先痛者或脚足先痛者察其病源治之
瘧病從頭項發者當痛日未發前一時預灸百會大椎尖頭各三壯
從手臂發者預灸三間間使各三壯
從腰背發者腎俞百壯委中
一日一發于午前者邪在陽分也或間日或三日或午後或夜間發者邪入陰分也
或間日或日夜亂發者氣血俱虛也
温瘧中脘鍼神效
痎瘧謂老瘧也作於子午卯酉者少陰瘧也神道七壯絶骨三壯作於辰戌丑未者

太陰瘧也後谿膽俞作於寅申巳亥者厥陰瘧也
諸瘧先鍼間使仍鍼鬼邪十三等穴而鉟勿用火鍉只用鍼刺累施神效
瘧母瘧水及瘀血成塊腹脅脹而痛每上下弦日章門鍼後即灸三七壯
虛勞五勞謂五臟之勞七傷謂憂愁思慮悲驚恐心腎受邪五內不足幾
急濕痺偏枯不仁四肢拘攣也邪實則痛虛則癢也
虛勞羸瘦耳聾尿血小便濁或出精陰中痛
足寒如冰崐崙腎俞年壯照海絶骨　身有四海氣海血海
照海髓海
臟氣虛憊真氣不足一切氣病氣海百壯
夢與人交泄精三陰交三七壯夢斷百日後更灸五十壯則無復泄精

夢遺失精曲泉百壯太冲照海腎俞三陰交關元膏肓俞精宮一名志室在十
四椎下橫量左右各三寸半灸七壯
患門穴主年少人陰陽俱虛體瘦面黃飲食
無味咳嗽遺精潮熱盜汗心胷背引痛五
勞七傷等証灸有效取穴之法用蠟繩或
禾稈一條以男左女右從足大拇指頭比
齊循足掌當心向後貼肉引繩上至曲瞅
大橫紋切斷令病人解髮勻分兩邊次將
以先量足繩子一頭按鼻尖引繩從頭上
正中貼肉至脊繩頭盡處墨記此非灸穴別用

稈心一條令患人自然開口橫量齊口吻
切斷中摺墨記將此稈壓於脊點處橫布
左右稈兩端盡處墨記灸隨年壯加灸一
壯一云百壯
勞瘵 腹中有虫惱人至死相停於族類而殺害是也
勞瘵症 灸腰眼穴穴法載別穴中其名還仙灸
人脈微細或時無者 以圓利鍼刺足少陰經復溜穴深刺以候回陽脈生方可出鍼
虛勞百損失精勞症 肩井大椎膏肓俞肝俞腎俞脾俞下三里氣海
四花穴 治勞瘵症

第一次二穴先令患人平身正立取一細蠟
繩勿令展縮以繩頭於男左女右足大拇
指端比齊循足掌向後至曲瞅大橫紋截
斷令患人解髮分兩邊要見頭縫至腦後
又令患人平身正坐將先比繩子一頭於
鼻尖上按定引繩向上循頭縫至腦後貼
肉垂下當脊骨至正中繩頭盡處以墨點
記之 是非灸穴 ○ 或婦人纏足不明者當於右肩髃穴點定以繩頭按其穴上伸手引繩向下至手中指盡處截斷而用男子之足不明者亦佳 却令患
人微合口以短蠟繩一頭自口左角按定

鉤起繩子向上至鼻根斜下至口右角作
入此㨾截斷將此繩展令摺中墨記將繩
墨點壓於脊骨上先點處而橫布左右取
平勿令高下繩兩頭盡處以墨圈記 此則灸穴
二次二穴令患人平身正坐稍縮肩膊取一
蠟繩繞項向前雙垂與鳩尾尖齊 鳩尾是心弊骨也人無心弊骨者從胸前岐骨下量取一寸是鳩尾穴也 即雙截斷將
其繩之中心着於喉嚨結骨上引繩兩端
向後會于脊骨正中繩頭盡處以墨記之
是則非灸穴也 却令患人合口以短蠟繩橫量口

兩吻如一字㨾截斷中摺墨記壓於脊骨
上先點處如前橫布繩子兩頭盡處以墨
記之 此是四花穴之橫二穴也
已上第二次點穴通共四穴同時灸各七壯三二七壯至百壯或一百五十壯爲妙
候灸瘡初養瘥依後法又灸二穴
三次二穴以第二次量口吻如一字㨾短繩
中摺之墨記壓於第二次脊點上正中上
下直放繩頭上下盡處以墨點記之 此四花穴之上下二穴也
已上第三次點穴謂之四花穴灸兩穴各百壯三次共六穴取火日灸之百日內

慎飲食房勞安心靜處將息一月後仍覺未差復於初灸穴上再灸

食不化 飢飽失時脾胃不和之致脾胃實則消穀善飢脾胃虛則痹食不消

飲食倍多身漸羸瘦痃癖腹痛 脾俞三壯至年壯章門期門太白中脘鍼

腹脹不嗜食食不化 中脘鍼肝俞七壯胃俞年壯脾俞三壯

飲食困憊四肢怠惰煩熱嗜臥 脾俞然谷胃俞腎俞解谿

嘔逆不得食 心俞百壯只鍼中脘穴神效

食積善渴 勞宮中渚支溝中脘

惡聞食氣 下三里中脘鍼

傷飽瘦黃 章門中脘鍼神效

翻胃 公孫中脘鍼

黃疸 多因脾胃不和通身面目悉黃或大便黑血小便黃 食疸者 頭眩心煩 酒疸者 目黃鼻塞心中及足下熱 女勞疸者 額黑身黃小腹滿急小便難難治也 大槩 諸疸口淡怔忡耳鳴脚軟 寒熱小便白濁 渴則 難治 不渴則 可治也

腎疸 風門五壯腎俞年壯少澤一壯三陰交三壯至三十壯合谷三壯

黃疸 百勞三七壯下三里中脘鍼神效

酒疸身目俱黃心痛面赤斑小便不利 公孫膽俞至陽委中腕骨中脘神門小腸俞

三十六黃疸方云 先灸脾俞心俞各三壯次灸合谷三壯次灸氣海百壯只鍼中脘穴神效

女勞疸 公孫關元腎俞然谷至陽在七椎下俛而取之三壯

食疸 下三里神門間使列缺中脘鍼

瘡腫 痛痒瘡瘍皆屬心火主治在各隨其經及心經

癰者 陽滯於陰爲腫有背高起皮肉光澤者是

疽者 陰滯於陽爲腫無背內暈廣大皮膚起紋不澤者是 欲知疽口 以濕紙付貼腫上先乾處是疽口也

癰疽疔癤之初出看其經絡部分各隨其經行鍼無間日如或鍼間日則無效矣勿論擇日諸忌逐日鍼刺或一日再刺以瀉其毒則不至十日自安若鍼間日或鍼五六度而病者爲苦半途而廢至於死亡如或不死腐惡肉生新肉延於累月艱苦萬狀連鍼十餘日之苦與其死亡或至辛苦孰輕孰重悔之無及若病人不欲鍼治者急灸騎竹馬穴七壯無不神效

又方 初出三日前用手第四指納口浸津涎塗腫上晝夜不輟使不乾不過四五日自安方藥無逾於此也

癰疽毒腫初出三日前急灸其腫背三七壯

自安(千方萬藥無適於此)其初發(至小如粟故人皆忽待至其發毒必至死域追悔莫及若已過三日即灸騎竹馬穴各七壯無不神效)

癰疽諸腫或不痒不痛色青黑者(肉先死終不救其初發急灸騎竹馬穴各七壯)

髮際腫唇腫面腫最難危症(慎勿輕破須各隨其經絡逐日行鍼以瀉其毒氣效)

若未能鍼治(付自腐藥以待膿潰兼用蟾膾五六箇連食已潰或未潰皆效)

背腫亦行逐日鍼經絡自安然而未能善治竟至熟膿以大鍼决破裂過赤暈之裔即取大蟾六七箇作膾用薑芥汁連食惡肉盡消而新肉已生可以起死回生

背腫當處狀如粟米者亂出於腫上自作穿孔以手指揉按則自其各孔膿汁現出按休則各其孔膿汁還入是為熟膿矣以大鍼裂破赤暈之裔

凡大小腫(不問日數即灸騎竹馬穴七壯無不效者)

騎竹馬穴法

以直杻先量患人尺澤穴橫紋比起循肉至中指端截斷令患人解衣裙露體騎坐於直竹之上(瘦人用細竹肥人用大竹)當尾窮骨可堪接坐然後將其先量杻從脊豎立於坐竹之上杻端盡處脊上點記(此則非灸穴也)更用禾稈量病人男左女右中指中節兩紋為一寸又加一寸合為二寸將其二寸中摺墨記着於先點脊上橫布稈兩端盡處(是灸穴也)各灸七壯止不可多灸以此法灸之則無不愈者盖此二穴心脉所過凡癰疽之疾皆由於心氣留滯故生此毒灸此則心脉流通即時安愈可以起死回生矣

諸危惡症(目直視撮衣魚口氣喘命難全痛入氣實則易治虛則難治凡腫不熱不[illegible]不高底陷破爛肉色紫黑至內潰肉先死必死之疾也)

五逆症察色

察眼目白睛黑眼胞約小(一逆)納藥嘔吐(二逆)腹痛渴甚(三逆)肩項不便(四逆)聲嘶色脫或痢疾(五逆)無此五逆者順也

肺癰胷脅引痛呼吸喘促身熱如火咳嗽唾痰不能飲食晝歇夜劇即灸(騎竹馬穴七壯尺澤太淵七壯)(內關神門并鍼刺通氣以泄毒氣若不愈更灸騎竹馬穴七壯)腫脉宜(洪緊數滑)欲知膿計自初痛日過四十五十日後

察病人眼目(白睛無精采亦微蒼黑細如絲赤血絡縱横亂鋪於白睛則已膿矣)即以邊刃大鍼刺破痛邊乳傍腋下向前肋間使之出膿後即揷紙撚揷與拔逐日行之使不塞孔無用石衣(白巖上青苔是)不拘多少濃煎連脤限差○脉(蝦遊脉雀啄脉皆危脉也危病則難治)

陰腫或腎腫或脚肉色如常而漸至浮大者或有微浮者苦痛於骨肉之間晝歇夜劇不省人事幾至四五十日而成膿然而夏月則易膿冬月則不易膿外見其痛處形如赤絲麄細血絡縱橫亂鋪於其上則是熟膿矣人或未詳其膿先以細鍼試刺未及膿境而抽鍼膿汁緣何而出乎自謂不膿抑曰此濕痰凝聚萬方治療終不見效遷延日月漸至回骨而死須鍼未危之前用手之法以邊刃大鍼先刺皮膚漸漸深揷至其膿境鍼鋒易入如陷虛空已入膿處然後仍擧鍼鋒裂破而出使之出膿膿汁既歇即以紙撚揷於鍼孔使不閉孔逐日拔揷使出惡汁惡肉自腐新肉自生則紙撚漸至減入自出黃汁然後獲瘥矣雖至蘇境愼勿發怒與酒色不然則更作腫痛○腫脉宜(滑數緊急)最危者(蝦遊脉雀啄脉)二動一止三動一止者不數日死

回骨症

回骨之後鍼破無益然與其必死莫若鍼破冀獲僥倖萬一當與病家商議僉曰諾然後鍼破出膿而使不快出不然則危矣故徐徐出汁出膿之後未滿十日而死者膿無一毫間隔者也過十日而生者肉有毫髮未膿處也

凡小癤腫有嘴銳者或無嘴者多發於耳下及臂或脚苦痛十餘日或至十五日後成膿然不可以一例論之大槩先以手指按探腫暈而當處堅固且有指痕成凹然不解者是不膿也按指漸至膿處忽覺指陷擧指復起正似執繭成凹捨則復起之狀是乃膿也

腸癰小腹連腰痛或蹇一脚身熱如火小便數而欠晝歇夜劇三十餘日後成膿(未膿前預)

灸騎竹馬穴各七壯神效
已膿後 附尖百壯膿汁注下一二鉢神效
疔腫生面上口角 合谷下三里神門
生手上 曲池穴三七壯
生背上 肩井七壯委中靈道 觀病之輕重重者倍數灸
之 并灸騎竹馬穴七壯
縷疔 狀如以萵草裏雞卵箇箇間結之形長而紅發於肘內而痛日久則成膿膿後
則鍼破出膿未膿前灸騎竹馬穴各七壯即愈手足同治 凡人手足及
一身之中骨節腫膿鍼破後膿雖盡出而
浮氣未消之前則病人悶其疼痛不忍屈

伸以待自差則膿汁與脂膜填滿於骨臼
筋膠於骨節伸者終不得屈屈者終不得
伸平生永爲病廢之人須及於膿汁未盡
出而黃汁不止之際即令傍人強扶屈伸
頻數限差則免廢

諸藥灸癰疽法

隔蒜灸法腫毒大痛或不痛麻木先以濕紙
覆其腫上候先乾處乃是腫頭也即用獨
頭蒜作片厚三分許安腫頭上以艾炷灸
之每行五炷改蒜片如瘡連十餘頭當一

處以蒜爛搗攤於患處鋪艾蒜上灸之初
灸痛灸至不痛不痛灸至痛此乃引發鬱
毒之法且有回生之功也若腫色白而不
作膿者不問日期宜多灸之

附子灸法腦瘻及諸癰腫堅牢者即削附子
厚如碁子正着腫上小唾濕附子以艾炷
着附子上灸之令熱徹附子欲乾更唾令
濕灸常令熱徹附子屢乾輒改又令艾氣
徹腫則無不愈者

黃土灸法腫發背兩胛間初似粟米大或痛

或痒人皆慢忽不治則不過十日遂至於
死急取淨黃土和水作泥捻作餠子厚二
分闊一寸半貼腫上以大艾炷安土餠上
灸一炷一易 腫如粟米大時灸七餠即差腫或如錢大許大炷日夜不輟以差爲度

諸瘡努肉 如蛇頭出數寸用硫黃研末於努肉上薄塗即縮

腫堅有根名曰石癰 灸當處上百壯如石子碎出

龍瘡 음청증尺澤五壯湧泉委中幷刺出血立愈肩竹馬穴各七壯又烟燻一如治白癜法覽治之治法見于白癜條下

手足或一身狀如挑栗不紅而痛三四日間

成膿鍼破出膿汁名走馬疳瘡
附骨疽무나븐즘三白穴在間使後一寸灸隨年壯立差
風丹及火丹毒以三稜鍼無間亂刺當處及暈畔多出惡血翌日更看赤
氣所在如初亂刺黍血如糞神效
諸處瘯腫不痒不痛久作成膿鍼破膿色與血相和
或有蒼色則吉也只有白色而不稠正似腐糊者死也
遍身疥瘡肺俞神門曲池大陵
腋腫馬刀挾癭겻ᄀ리즘絶骨神門神效
熱風癮疹曲池曲澤合谷列缺肺俞魚際神門內關
皮風瘡거브름즘自少搔痒不止如粟米者多發於臂及足脛外邊與背部而絶

不發胷腹及臂及脚內邊故名曰皮風瘡逢秋氣尤痒成瘡俗名年疥瘡曲池灸二
百壯神門合谷三七壯
白癩先鍼周匝當處四畔無間後即用熱艾發作長條繼作環圈數重於爐灰上吹
用信石비상作末塗其環艾之上發火于艾端又以穿孔大氣覆其上則烟出竅孔
所以白癩難差於其烟而初不急於初鍼後又鍼難如初鍼效
風癩一名大風瘡傷於隆冬心肺受邪鼻塞面熱夜寢自鼻
出血眉毛脫落一身搔痒成瘡以三稜鍼間一二日亂刺身上肉黑處至肉汗出百
日又鍼至骨如初汗出百日鬚眉還生後即止灸處隨宗肉黑處委佳調攝則一依
鍼灸法見多脚風案有大效治穴委中尺澤太冲皆鍼出血曲池絲門中諸合谷內
關中脘大谿血海絶骨崑崙心俞肺俞胃俞脾俞

癰疽疔癤瘰癧等瘡八穴灸法
頭部二穴諸瘡發于頭部用禾稈量自左耳
尖起端右旋經右耳尖還至起端處截斷
令患人男左女右用鍼經一夫之法以手四指橫握其
稈兩端之末截斷將稈中指中心墨點着
於結喉下左右兩端旋後會于脊骨上點
記是則非灸穴也別用禾稈男左女右量手中指中節
爲一寸又加一寸中摺量記壓於先點脊
骨上橫布左右稈兩端盡處是灸穴也瘡出左
灸左出右灸右出左右幷灸左右

手部二穴瘡發于手部用禾稈自肩髃穴至
第三指頭爪端截斷以其稈中心當於結
喉下至項後稈兩端會于脊骨點記如頭
部法
背部二穴自大椎上至尾窮骨爲背部自天突穴至陰毛際爲腹部兩腋
亦屬背腹部瘡發于背或腹用禾稈自左
乳頭起端周身經右乳還至起端處截斷
以稈中心當結喉下稈兩端旋後會于脊
骨上點記如頭部法
足部二穴瘡發于足部並立兩足亦令相着

齊立以稈從左足大拇指頭起端從足際右旋至右足大拇指端還至起端處斷之以其稈中心當結喉下旋背雙垂一如頭部法（初灸瘡灸到不痛不痛則灸到痛或五百壯或七八百壯大炷多灸尤妙）（癰疽等瘡始發而灸則不潰而自愈已潰而灸則生肌止痛亦無再發矣）

汞毒瘡（介은독用藥天疱瘡雖却年久後汞毒例出於足脛內廉骨上或胷或面形如桃栗如石如骨累月或累年而成瘡鍼刺出膿汁用殺虫當藥）

瘰癧

聯珠瘡（百勞三七壯至百壯肘尖百壯又先問審知初出核以鍼貫核正中即以石雄黃末和熱艾作炷灸核上鍼穴三七壯諸核從此亦消矣）

癭瘤（[illegible]不可鍼破鍼則肆毒）肉瘤（[illegible]鍼灸則皆殺人）血瘤（[illegible]鍼則出血不止而死）

瘰癧繞項起核名蟠蛇癧（天井風池肘尖百壯換治下三里百勞神門中渚外關大椎灸）

延生胷前連腋名瓜藤癧（肩井亶中大陵支溝陽陵泉外關）

左耳根生名惠袋癧（翳風後谿肘尖外關）

右耳根生名蜂窠癧（翳風頰車後谿合谷外關）

又方（取繩子繞項後垂兩端會于鳩尾骨尖截斷繩兩端從後會于脊骨上繩頭盡處點記又量患人口兩吻如一字様中摺墨記横着於脊點記左右兩端盡處各灸百壯又方以繩子周回病人項還至起端處截斷將此繩一頭從天突上垂下脊骨繩頭盡處点記又量患人口吻如一字樣中摺墨記横布脊點上兩端盡處灸百壯大效）

蠱毒

蠱毒（고독巨闕上脘足小指尖三壯令物因所食下出）

三虫痛胷多涎（上脘在鳩尾下二寸灸二七壯至百壯未差宜倍灸）

虫咬心痛或上或下時作時止善渴嘔吐惡心涎出面色白斑紅唇乍青白乍白赤痛定後能食是也（以手緊按堅持勿令得移以鍼刺虫久待虫不動乃出鍼）上半月（虫頭向上）下半（虫頭向下）每食前先嚼肉而不吞則虫頭向上然後用鍼藥

眠睡（不得安卧不能睡皆心熱也昏睡因膽胃脾虛熱之致也）治心脾腎（經穴）

多睡（肝俞七壯肺俞二間少商百會顖會又方解谿湧泉）

無睡（陰交在臍下一寸灸百壯譩譆在第六推下兩傍相去各三寸半以手按之則病者言譩譆二七壯至百壯）

內傷瘀血

胷中瘀血（巨闕下三里肺俞膏肓俞內關）

消渴（三焦不和五臟津液焦渴水火不能交濟之致也）

消渴飲水（人中兌端隱白承漿然谷神門內關三焦俞）

腎虛消渴（然谷腎俞腰俞肺俞中膂俞在弟二十推下兩傍各二寸挾脊起肉）

灸三壯

食渴 中脘鍼三焦俞胃俞 太淵列缺鍼皆瀉

汗部 表氣虛弱則自汗也 寒氣外束則無汗也 肺主皮毛 表虛

則自吐血衄血皆因肺熱心血妄 汗是行皮膚須瀉心肺熱氣也

轉筋汗不出 竅陰太淵孔最三壯陽陵泉膽 俞兩臂轉筋穴互相加減用

煩心汗不出 孔最三壯曲差心俞太淵 神門巨闕又手足指間鍼

骨寒熱汗注 復溜下三 里神門

汗出鼻衄 灸攢合谷崐崙 上星神門太冲

身熱如火汗不出 命門中脘膽俞孔最三 壯肺俞太谿合谷支溝

盜汗 肺俞三壯陰都挾巨闕傍一 寸五分直下又二寸灸二壯

虛汗 合谷瀉復溜下三里并補陰 部曲泉并三壯照海魚際

咳嗽汗不出 魚際竅陰膽俞商陽上星肺俞 心俞肝俞曲泉三壯孔最三壯

傷寒及瘟疫 冬傷於寒 春必病瘟

太陽經病 一日二日發熱惡 寒頭疼腰脊強痛 尺脉 俱浮屬 膀胱經

陽明經病 二日三日身熱目 痛鼻乾不得卧 尺脉 俱長屬 胃土

少陽經病 三日四日胷脅痛而耳聾或 口苦舌乾或往來寒熱而嘔 尺脉 俱弦屬 膽木

太陰經病 四日五日腹滿咽乾手足 自溫或自痢而渴或腹痛 尺脉 俱沉 細屬 脾土

少陰經病 五日六日口燥 舌乾而惡寒 尺脉 俱沉屬 腎水

厥陰經病 六日七日 煩懣囊縮 尺脉 俱微緩 屬肝木

是三陰三陽症也 方書云初起 只傳足 經不傳 手經

又云五行 順傳者生 逆傳者亡 順金生水水生木 木生火火生土土 生金逆金克木木克土 土克水水克火火克金

又云一日 治風 府穴 二日 治三 間穴 三日 治中渚 臨泣 四日 治少商 隱白 五日 治神門 太谿 六日 治靈道中 封間使穴

在表主腑陽谷支溝陽谿陽輔在 裏主臟商丘復溜經渠靈道間使

痓病似 中風症 中濕症 口噤反張又似癇症 以傷寒 逐日例 行鍼

傷寒流注 太冲內 庭穴鍼 此二穴總治能退寒熱

在手 太冲內庭手 三里并鍼 在足 太冲內 庭并鍼 在背 太冲 內庭

間使 并鍼 在腹 太冲內庭下 三里并鍼

傷寒犯色發熱飲食咽塞而還出鼻孔 然谷 鍼使 之飲食即 吞納效

陰症傷寒彌留不能退熱乃中氣不足之致

臍中百壯不愈加灸 五十壯或填鹽煉臍

傷寒過六日不解者 期門關元太冲 下三里內庭

餘熱未盡 曲池合谷太冲 下三里內庭

傷寒悲恐 太冲內庭 少衝通里

挾脊痛 太冲內庭委中崐崙

口乾 曲澤神門

項強目瞑 風門委中太冲內庭下三里三陰交

熱病煩心足寒多汗 先鍼然谷太谿行間皆補

熱病煩心汗不出 中衝勞宮少衝關衝大陵陽谿曲澤孔最三壯至五壯目汗

又方五日已上汗不出 太淵留鍼一時若未滿五日曲澤穴

禁鍼

熱病極熱頭痛引飲三日 以[illegible]索經肩下臂上[illegible]右尺澤穴上下青絡血貫刺多出血棄如糞汁綠效出血與汗出同故也

蝦蟆瘟 兵亂之後饑氣[illegible][illegible]傷人瘟熱大饑困瘟閉塞口噤不語不食頷下分腫形如蝦蟆之頭[illegible]患奄奄第三日而死或曰蝦蟆瘟矣熱傳染或作大頭瘟或此病傳染者亦必氣絶或有頸熱伏瘡天雖而人覺者急以三稜鍼亂刺頭額上害陽血絡及太陽血絡多出惡血以細繫其肩下節上即鍼刺左右尺澤大小血絡及委中血絡出素血如糞汁不日而飲水神效

大頭瘟 形如赤發之氣如女橫帶於頭額如一字揉仍纏滿面耳目口鼻頓無各體有目內起不聲不語氣息奄奄第六七日而死是熱氣心肺毛語法如右而并急治亦同之前

大小便 膀胱有寒三焦熱結小便不利 關格不通者 在腑六腑則陽脉盛在五臟則陰脉盛合谷太冲

大小便不通 膀胱俞三壯丹田二七壯胞門五十壯營衝在足內踝前後陷中三壯經中穴在臍下寸半兩傍各三寸灸百壯大腸俞三壯

大小便不利 大腸俞營衝三壯小腸俞三壯經中在臍下寸半兩傍各三寸灸百壯中髎

小便黃赤不禁 腕骨膀胱俞三焦俞承漿小腸俞

小便狀如散火 關元百壯復溜五壯

小便不通臍下冷 膀胱俞胞門丹田神闕營衝皆灸

小便難 灸對臍脊骨上三壯

小便色變 青取湧泉赤取然谷黃取太谿白取復溜列缺黑取陰谷

尻重 百會委中

尿血 胃俞關元曲泉勞宮三焦俞腎俞氣海年壯太冲三壯少府三壯膀胱俞小腸俞

腸鳴溏泄腹痛 神闕百壯三陰交三壯

身部 心腎受邪水火不能交齊積聚緩急周痺不仁偏枯四肢拘攣致令無子邪實則痛虛則痒

身有四海 氣海血海照海髓海謂絕骨穴也臟氣虛憊真氣不足一切氣疾宜灸氣海

身體不仁 先取京骨後取中封絕骨皆鍼瀉之

痺胷背 魚際 煩滿 商丘 反折 肝俞

癱瘓 合谷曲池下二里崐崙太冲

周痺 膈俞臨泣 振寒 足臨泣穴 如解 湧泉脾俞

嗜臥 太谿照海天井脾俞肫俞三陰交

腨痺 風市崐崙 須宜元穴及諸症穴參考加減

嘔吐 心腹痛而嘔者寒熱交疾飲客於腸胃也 凡嘔吐 陰氣上逆而陽不勝故也

上吐下閉 關格宜瀉四關穴謂合谷太沖是

嘔吐 中脘內關并鍼三陰交留鍼得效

乾嘔 尺澤章門間使關衝中諸隱白乳下一寸三壯

吐血 魚際天樞勞宮行間神門大陵尺澤上星灸壯

加症後録

煩心 少衝神門魚際 寒熱 心俞絶骨脾俞 上氣 肺俞天突即灸李宮

套頸法神效 氣膈 膈俞亶中間使 腸鳴 曲池大腸俞 霍亂 虎口三焦俞大陵

嗜臥 照海 不吐 心俞 嘔噎 陰交 虛者 補氣海穴

嘔吐作寒作熱心煩 中脘商丘大椎中衝膽俞絶骨

婦人 經水無期而來者血虛有熱也經水將來作痛者血實氣滯也

經候過多色瘀 黑甚呼吸小臍腹極寒汗出如雨任脈虛衰風令客乘

胞中不能固之致關元穴百壯

月事帶下惡露 肝俞氣海年壯中脘曲骨五十壯

陰挺出 陰蹻曲骨曲泉照海大敦太谿三壯

蒼汗陰痛 下髎中髎太冲獨陰

血塊月事不調 關元間使陰蹻天樞皆鍼石門禁鍼鍼之無子灸七壯至百壯

惡露成塊 石門七壯至百壯

血閉無子 曲泉

癥瘕腸鳴洩痢繞臍絞痛 天樞百壯章門大腸俞曲泉曲池對臍脊骨上三七壯灸宜先陽後陰

臍下冷疝 太冲氣海獨陰陰交在臍下一寸灸百壯

赤白帶下 曲骨七壯太冲關元復溜三陰交天樞百壯

轉胞小便難 關元二七壯

月經不通 合谷陰交血海氣衝

崩漏 太冲血海陰谷然谷三陰交肝俞支溝

漏白帶 三陰交曲骨七壯至七七壯

血淋 丹田七壯至百壯

胞衣不下 足小指尖三壯中極肩井

淋瀝 오좀ᄎᆞᆷ든ᄂᆞᆫ증 照海曲泉小腸俞

如妊 陰谷湧泉

催孕 下三里至陰合谷三陰交曲骨七壯至七七壯即有子

無子 胞門子户曲骨商丘中極灸百壯至三百壯或四度鍼即有子

遺尿 曲骨七七壯

胞中惡血痛 石門二七壯至百壯陰都挾巨關一寸五分直下二寸三壯禁鍼鍼之終身無子四滿在挾臍傍五分直下二寸三壯

難產 手先出曰橫生足先出曰逆生即用細鍼刺兒手心或足心一二分三四處即以鹽塗鍼穴然磨後輕輕入送則兒縮順生仍以鹽塗母腹上正產 又 足小指尖灸三壯即順生

墮胎後手足如冰厥逆 太冲合谷肩井鍼五分若鍼深則悶亂急以鍼刺三里穴下其氣

死胎 三陰交合谷崑崙太冲

產後諸疾 期門五壯

子上逼心悶亂 補合谷瀉三陰交巨闕鍼留七呼灸七壯至七七壯

欲斷產 足外踝上各一寸三壯即斷產石門一名丹田鍼刺

乳腫

乳癰 足臨泣神門太谿下三里內關膈俞灸病竹馬穴七壯

妬巖 年四十以前猶可治年四十以後則難治是早年寡婦及無產女患此則死

產後腹痛 氣海百壯

因產惡露不止 中極陰交百壯石門七壯至百壯

無乳汁 亶中七壯至七七壯禁鍼少澤補

數落胎每三日內即灸 三陰交七壯中極曲骨各五十壯臍中三百壯

陰中乾痛惡合陰陽 曲骨五十壯

血漏赤白 營衝五十壯

尿血 膈俞鍼三分留七呼灸三壯後谿腕骨

月事不斷 陰蹻三壯陰交百壯

小兒 小兒初產七日內臍中胞條自枯自落其日即以熟艾形如牛角內空灸臍中十壯其艾炷每火至半即去衆無腹痛

小兒胎癇妬癇驚癇 灸鬼眼四穴各三壯每次四處一時吹火盡燒

火丹毒謂遊風入胷腹則死 即用利鍼周匝紅處多出惡血翌日更觀紅赤處如右鍼刺效

脫肛 百會七壯臍中年壯或五十壯或百壯

雀目 밤눈못보는증手大指甲後第一節內橫紋頭白肉際各一壯肝俞九壯

顖門不合 숫구무어윈증灸臍中上下各三壯灸瘡未落顖門先合效

羸瘦食不化 胃俞長谷挾臍傍各二寸灸七壯

陰卵偏大入腹 太冲獨陰氣衝三陰交關元

驚風 神道在第五椎節間灸七壯至百壯即效

又危急難救 灸兩乳頭三壯男左女右

睡驚手掣目不合 手大指次指端各三壯間使合谷太冲太淵

胎癇 鬼眼各三壯間使三十壯百會九壯陽莖頭七壯

小便不通 百會七壯營衝各三壯丹田二七壯湧泉二壯胞門五十壯又用巴豆肉搗作餅或炒鹽安填臍中灸五十壯

口噤 然谷

驚癇 腕骨項中央旋毛中三壯耳後青絡脈三壯太冲三壯

痎瘧 神道在五椎節下間一名莊俞灸七壯

善驚 然谷
多哭 百會
卒疝 太冲
兩目眥赤 合谷崐崙神門風池絶骨
兩眼白翳每到春秋遮瞳 第九椎節上七壯又取肝俞穴七七壯
蝕齗穢臭衝人 勞宮各一壯
臍腫 灸對臍脊骨上灸三壯或七壯
卒財皮青黑 灸臍四邊各半寸幷鳩尾骨下一寸各灸三壯
風癎目戴上 灸第五椎節上七壯百會七壯崐崙三壯
四五歲不言 心俞足內踝尖上各灸三壯

陰腫 崐崙太冲太谿
赤白痢疾 臍中七壯至百壯三陰交七壯
遺尿 氣海百壯大敦三壯
吐乳 中庭在亶中下寸六分灸五壯
斑瘡入眼 大杼七壯至三七壯詳看紀處各治其經絡
達夜啼呼 使其兒父負其兒持刀潛研臍家籬帶勿使人知之兒啼即止然後潛還繫其研帶則永勿啼呼
浮腫 水分三壯三陰交三十壯脾俞三壯
久瘧 鬼眼三壯內庭七壯
吐沫尸厥 巨闕七壯中脘五十壯

兒生一七日內多啼客風中於臍至心脾 合谷太冲顖門列缺七壯承漿七壯
先驚後啼 百會七壯間使齗交
角弓反張 百會七壯天突七壯

五癎

食癎 先寒熱洒淅乃發者屈指如數物形鳩尾上五分三壯間使神庭三壯三陰交
猪癎 尸厥吐沫巨闕三壯太淵
犬癎 勞宮申脉各一壯
雞癎 善驚反折手掣自搖絶骨申脉內庭百會間使太冲太淵
羊癎 吐舌目瞪羊鳴大椎三壯解谿又第九椎下間三壯

牛癎 直視腹脹鳩尾三壯三陰交大椎三壯
馬癎 張目搖頭反折馬鳴僕參風府三壯神門金門臍中三壯
五癎 神門間使鬼眼申脉
驚癎瘈瘲 주리힐호는증崐崙前頂長強神門百會三壯神庭七壯本神
腹滿不食 中脘鍼絶骨下三里
吐血 魚際神門勞宮太冲尺澤心俞五十壯
急驚風者因風而作或聞禽獸雞犬聲而作
口生潮涎一身搐搦 뷔트는증 身口皆熱發作
暴烈過後惺惺如舊
慢驚風者作於大病之餘或大吐之餘脾胃

極虛身與口鼻氣出皆冷時時爽瘲주리힐호는증 昏曚露睛자며눈뜨는증 撮口입오그리혀다 右急驚 兩症氣絶者先診太衝脈不絶者可治百會三壯神庭七壯鬼眼三壯所俞七壯兩乳頭三壯男左女右第二椎幷五椎各七壯 或臍中百壯神效

瘟疹역질 箇箇突起光澤則無患若瘟色如血點且凹漸至黑陷則難救

怪疾凡一身之病晝輕夜重者難治各隨其經而病勢漸至加重胷亦煩悶痛怪勿不測者乃陰陽失攝陰邪妄動之致也 急用神應經治鬼邪法先刺間使後十三穴必須其次第而行鍼若失次則無效幷鍼右等穴 次鍼元病之所管經要穴 病重者鍼不過十餘度而愈 病輕者鍼不過四五度而效愈 且陰下縫穴累施無效然後行之 且夫申脈上星曲池穴宜火鍼七鋥而或不施火鍼只以圓利鍼或三稜鍼累施不失其次第則每有神效 七程謂該若灸七壯之說也火鍼亦依其法而鍼刺入肉不出皮外以鍼鋒稍拔還納依其七數是也

大人小兒怪疾同治此法 行鍼必以盛年精神有餘者乃能取效矣

咀呪之症亦須用鬼邪之法先鍼間使後十三穴火鋥一依其法行之

雜病

蝎蜥蛇犬蜈蚣咬傷痛不可忍者各隨其所傷經絡鍼刺用瀉法使不欲呼吸者使毒氣隨經而直瀉者也

犬咬初日七壯翌日加一壯逐日灸

狂犬咬初灸七壯日灸一壯至百壯

蛇咬咬處在左鍼刺右邊相對處出血又刺頭頂上旋毛中神效

又勿論輕重即鍼不咬邊內太沖及陰陵泉穴大效

坤二兌七乾六
离九中五坎一
巽四震三艮八

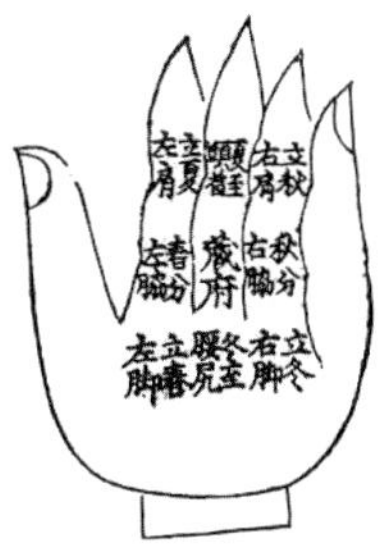

戴九履一左三右七二四為肩六八為足是九宮數

鍼灸吉日 丁卯丁亥庚午庚子甲戌甲申丙子丙午癸丑丙戌壬午壬子壬戌辛卯戊戌戊申己亥乙巳丁丑丙申

鍼灸忌日 每月初六十六十八二十二二十四小盡日及五辰五酉五未

又忌弦望晦朔入節前後各一日凶素問云各五日

男忌除戊 女忌破己

每月諸神直日避忌旁通圖

正	二	三	四	五	六	七	八	九	十	十一	十二

月厭	戌	酉	申	未	午	巳	辰	卯	寅	丑	子	亥

月忌	戌	戌	戌	丑	丑	丑	辰	辰	辰	未	未	未
月殺	丑	戌	未	辰	丑	戌	未	辰	丑	戌	未	辰
月刑	巳	子	辰	申	午	丑	寅	酉	未	亥	卯	戌
大殺	戌	巳	午	未	寅	卯	辰	亥	子	丑	申	酉
六害	巳	辰	卯	寅	丑	子	亥	戌	酉	申	未	午
血忌	丑	未	寅	申	卯	酉	辰	戌	巳	亥	午	子
血支	丑	寅	卯	辰	巳	午	未	申	酉	戌	亥	子
天醫	卯	寅	丑	子	亥	戌	酉	申	未	午	巳	辰
天滅	丑	卯	申	酉	丑	卯	申	酉	丑	卯	申	酉

瘟瘇 正羊二戌三居辰 四寅五午六蛇行 七酉八猴九在亥 十子十一丑中存 十二月當居卯位 犯着瘟瘇必殺人

不向 正五九月東 二六十月西 三七十一北 四八十二南

太乙遊入節日數

日數	立春	春分	立夏	夏至	立秋	秋分	立冬	冬至
一日 十日 十九日 二十八日 三十七日	左脚	左脅	左肩	頭首	右肩	右脅	右脚	腰尻
二日 十一日 二十日 二十九日 三十八日	頭首	左肩	臟腑	腰尻	左脅	左脚	右脅	右肩
三日 十二日 二十一日 三十日 三十九日	腰尻	臟腑	右脚	右肩	左肩	頭首	左脚	左脅
四日 十三日 二十二日 三十一日 四十日	右肩	右脚	右脅	左脅	臟腑	腰尻	頭首	左肩
五日 十四日 二十三日 三十二日 四十一日	左脅	右脅	左脚	左肩	右脚	右肩	腰尻	臟腑
六日 十五日 二十四日 三十三日 四十二日	左肩	左脚	頭首	臟腑	右脅	左脅	右肩	右脚
七日 十六日 二十五日 三十四日 四十三日	臟腑	頭首	腰尻	右脚	左脚	左肩	左脅	右脅
八日 十七日 二十六日 三十五日 四十四日	右脚	腰尻	右肩	右脅	頭首	臟腑	左肩	左脚
九日 十八日 二十七日 三十六日 四十五日	右脅	右肩	左脅	左脚	腰尻	右脚	臟腑	頭首

方云通人達士不拘此例云云

鍼灸經驗方終

此方卽許大醫任之所著者也和扁以後以醫名者世不乏人亦各有述而其方古其訣秘自老師或病其難曉况委巷晚出之輩乎許太醫素稱神術平生所救活指不勝屈間多起死之效名聲動一世刺家之流推以爲宗今此方文乃其得乎耳存乎心而試諸手者也微者顯之煩者約之訛者正之凡疾病之源委治療之要妙一開卷而便瞭然於目前可謂簡而易略而詳矣夫按証收效莫良於藥餌而牛溲馬勃非素畜則難辨金石丹砂在僻鄉而何獲況一服打疊有不可期者耶鍼焫則不然其具易備其效甚速而其方尤爲指南之捷徑苟得是方隨証治之則是家家戶戶皆得遇其神手也其所濟活庸可量哉是宜與世共之以廣其傳不可以時詘而有所靳也今首台北渚金相國都提內局不佞適忝在下風遂將此方屬諸湖南觀察使睦公性善而刊行之亦所以體

聖上康濟萬姓之至意也後之觀風者宜有以繼之

歲甲申四月內醫院提調資憲大夫議政府右參贊兼知　經筵春秋館事五衛都摠府都摠管李景奭謹跋

부록 2

침구경험방 일본판본 서문115)

조선의 침구경험방 서

침구경험방은 조선의 명의인 허임이 저술한 책이다. 그 나라 재상인 김씨가 출판을 명하여 사방에 퍼지게 하여 나라 사람들로 하여금 침구의 요체를 알게 하였으니 인제(仁濟)의 도(道)를 돕고자 한 것이다.

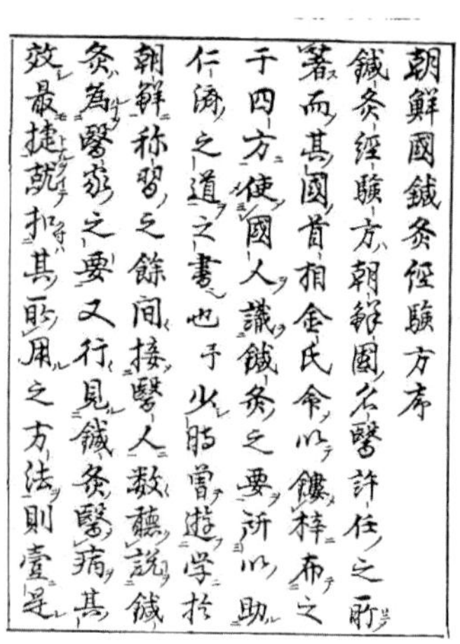
朝鮮國鍼灸經驗方序
鍼灸經驗方朝鮮國名醫許任之所著而其國首相金氏命以鏤梓布之于四方使國人識鍼灸之要所以助仁濟之道之書也予少時嘗遊学於朝鮮称習之餘間接醫人數聽說鍼灸為醫家之要又行見鍼灸醫病其效最捷就撿其所用之方法則壹是

나는 젊은 시절에 조선에서 유학을 한 적이 있었다. 학습이 한가할 때에는 의인(醫人)을 자주 접했는데 침구가 의가의 요체라는 설명을 들었다. 또 실제로 병을 고치는데 그 효험이 가장 빠른 것을 목격하였다. 그리고 치료방법은 한결같이 모두 허씨의 경험방을 배워서 하는 것이었다.

그 저술된 책을 보니 핵심적이면서도 번거롭지 아니하고 간단하면서도 누락되는 것이 없었으니 이른바 백가(百家)의 요체를 뽑고 천고(千古)의 비법(秘法)을 연 것이었다. 그것을 배우는 자는 누구나 각각 그 술(術)에 통달하고 묘한 경지에 이를 수 있었다. 유독 조선을 침자(鍼刺)의 최고라고 하고, 평소 중국에까지 그 명성이 자자하다는 말이 실로 거짓이 아니었다.

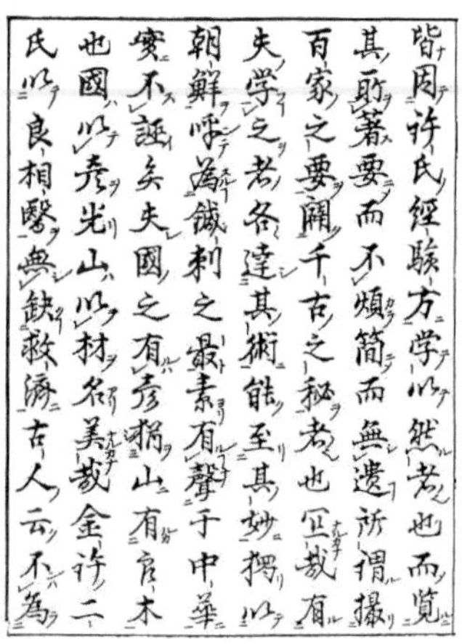
皆因許氏經驗方学以然者也而覧其所著要而不煩簡而無遺所謂撮百家之要闢千古之秘者也宜哉有夫学之者各達其術能至其妙獨以朝鮮呼為鍼刺之最素有聲于中華実不誣矣夫國之有彥猶山有良木也國以彥光山以材名美哉金許二氏以良相醫無缺救濟古人云不為

나라에 뛰어난 선비가 있다는 것은 산에 좋은 나무가 있는 것과 같다. 나라는 선비로써 빛나고 산은 재목으로써 이름나니 아름답도다! 김씨와 허씨여! 두 사람은 훌륭한 재상과 의인으로서 구제하는 데에 결함이 없도다. 옛

115) 일본 교또대학 의학도서관에 소장되어 있는 침구경험방 일본어 판본의 영인본을 토대로 번역함.

사람이 이르기를 좋은 재상이 되지 못하면 훌륭한 의원(醫員)이 되기를 바란다고 하였으니 지금 그들이 했던 것을 보니 각기 한결같이 고인이 하고자 하는 것이었다. 길이 어진 사람이 나라를 고치는 본보기가 되니 고쳐서 살려낸 이가 몇 억조이겠는가? 아, 덕이 누가 이보다 더 하겠는가? 지금 내가 가지고 있던 허씨의 경험방을 가지고 출판을 해서 사방에 펴서 '호생(好生)의 덕'을 가진 모든 군자들과 함께 하니, 김씨와 허씨 두 현자의 아름다움이 이역에까지 멀리 넘치는 것을 볼 수 있게 됐다. 아름다운 이름은 초목과 더불어 썩지 않고 남겨진 은택(恩澤)은 천지와 같이 오랠 것이니 어찌 의술을 다 하지 않을 수 있겠는가?

보는 사람들은 일취월장하여 그 요체를 통달 할 수 있고, 그 묘한 이치를 파고들 수 있을 것이니, 그것을 자랑하는 데에 급급하지 아니하고 구제하는데 부지런히 노력한다면 아마도 지사(志士)와 인인(仁人)의 용심(用心)에 가까이 이른다 할 것이다.

향보(享保) 10년(1725년) 乙巳년 늦은 봄 3월 야마가와쥰안(山川淳庵)[116]이 쓰다.

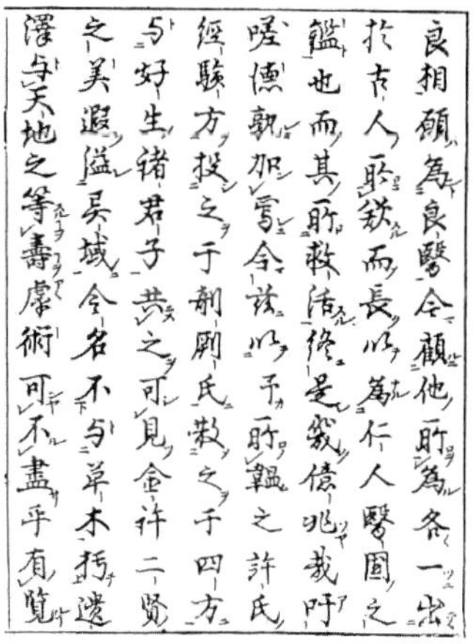
良相願為良醫令顧他所為各一出於古人所欲而長以為仁人醫國之鑑也而其所救活纔是幾億兆哉吁嗟德孰加焉今試以予所臨之許氏經驗方授之于剞劂氏散之于四方與好生諸君子共之可見金許二賢之美溢異域令名不與草木朽遺澤与天地之等壽醫術可不盡乎有覧

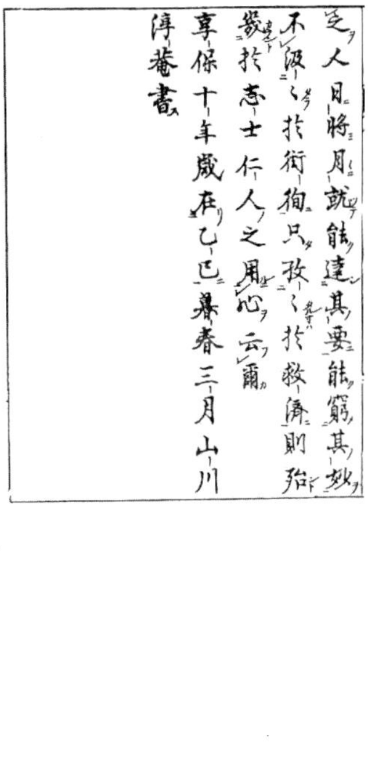
之人日將月就能達其要能窮其妙不汲汲於衒徇只孜孜於救濟則殆幾於志士仁人之用心云爾

享保十年歲在乙巳暮春三月山川淳菴書

116) 山川淳菴이 의사였다는 사실은 三木榮이 조선의서지(p.340)에서 언급하고 있다. 이로 보아 그는 의학을 공부하기 위해 조선에 유학 왔을 가능성이 많으며, 그 시기는 대략 17세기 말 18세기 초엽으로 추측된다.

부록 3

세부목차

침구경험방

침구경험방 초판 인쇄 2006년 6월12일
9 쇄 발행 2022년12월23일

저자 허임
감수 김남수 김만일
역자 강상숙 원치만 이은화
펴낸곳 **사단법인 허임기념사업회**
신고번호 제 300-2006-0072 호 (2006. 6. 2.)
주소 서울특별시 종로구 권농동 187-8
전화 02-742-7924
홈페이지 www.heoim.net

ISBN 89-958253-0-8 03510

값 35,000원
(판매 수익금은 생명건강문화 전승사업에 쓰입니다.)

총판 한국출판협동조합
서울특별시 마포구 신수동 448-6 / 전화 02-716-5616